AF474756

Te 38 28

TRAITÉ

D'ANATOMIE TOPOGRAPHIQUE

TOME PREMIER

PARIS. — IMPRIMERIE DE E. MARTINET, RUE MIGNON, 2.

TRAITÉ

D'ANATOMIE TOPOGRAPHIQUE

COMPRENANT

LES PRINCIPALES APPLICATIONS A LA PATHOLOGIE

ET A LA MÉDECINE OPÉRATOIRE

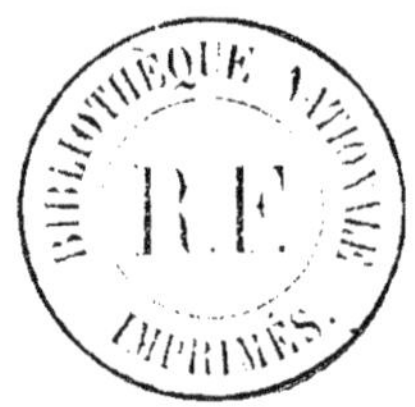

ATLAS

PAR

V. PAULET
Professeur agrégé,
Chef des travaux anatomiques
à l'École du Val-de-Grâce,

J. SARAZIN
Médecin-major
à l'escadron des Cent-Gardes
de l'Empereur.

TOME PREMIER

TÊTE. — TRONC.

PARIS

VICTOR MASSON ET FILS

PLACE DE L'ÉCOLE-DE-MÉDECINE

M DCCC LXVII

TABLE DES PLANCHES

CONTENUES DANS LE PREMIER VOLUME.

PLANCHE 1. — Voûte du crâne et cavité crânienne.

FIG. 1. — Région occipito-frontale.

FIG. 2. — Face supérieure des méninges et du cerveau.

PLANCHE 2. — Voûte du crâne et cavité crânienne.

FIG. 1. — Cavité crânienne (cerveau).

FIG. 2. — Voûte du crâne chez le fœtus à terme.

PLANCHE 3. — Région temporale.

FIG. 1. — 1er plan.

FIG. 2. — 2e plan.

PLANCHE 4. — Région temporale.

FIG. 1. — 3e plan.

FIG. 2. — 4e plan.

PLANCHE 5. — Régions supérieures de la face.

FIG. 1. — 1er plan; médecine opératoire.

FIG. 2. — 2e plan.

PLANCHE 6. — Régions supérieures de la face.

FIG. 1. — 3e plan.

FIG. 2. — 4e plan.

PLANCHE 7. — Région orbitaire interne.

FIG. 1. — Face externe de l'orbite (1er plan).

FIG. 2. — Face externe de l'orbite (2e plan).

FIG. 3. — Face interne de l'orbite.

PLANCHE 8. — Région orbitaire interne.

FIG. 1. — Face supérieure de l'orbite et base du crâne.

FIG. 2. — Coupe antéro-postérieure de l'orbite.

PLANCHE 9. — Région orbitaire interne.

FIG. 1. — Face antérieure de l'aponévrose orbito-oculaire.

FIG. 2. — Face postérieure de l'aponévrose orbito-oculaire; insertions orbitaires des muscles de l'œil.

PLANCHE 10. — Profil de la face.

FIG. 1. — 1er plan; médecine opératoire.

FIG. 2. — 2e plan.

Planche 11. — Profil de la face et région olfactive interne.

Fig. 1. — Profil de la face; 3e plan.

Fig. 1. — Coupe transversale des fosses nasales.

Planche 12. — Région buccale.

Fig. 1. — Face supérieure; 1er et 2e plans.

Fig. 2. — Face supérieure ; plan profond.

Fig. 3. — Face inférieure.

Planche 13. — Région buccale.

Fig. 1. — Face latérale ; 1er plan.

Fig. 2. — Face latérale ; 2e plan.

Planche 14. — Région pharyngienne (face postérieure).

Planche 15. — Région pharyngienne (face interne du pharynx).

Planche 16. — Coupe verticale médiane de la tête et du cou.

Fig. 1. — 1er plan.

Fig. 2. — 2e plan.

Planche 17. — Régions latérales de la face; 1er plan; médecine opératoire.

Planche 18. — — — 2e plan.

Planche 19. — — — 3e plan.

Planche 20. — — — 4e plan.

Planche 21. — — — 5e plan.

Planche 22. — — — 6e plan.

Planche 23. — — — 7e plan.

Planche 24. — — — 8e plan.

Planche 25. — Régions antérieures du cou; 1er plan; médecine opératoire.

Planche 26. — Région sus-hyoïdienne.

Fig. 1. — 2e et 3e plans.

Fig. 2. — 4e et 5e plans.

Planche 27. — Région sous-hyoïdienne; 2e et 3e plans.

Planche 28. — — — 4e et 5e plans.

Planche 29. — Région sterno-cléido-mastoïdienne ou carotidienne; 1er plan; médecine opératoire.

Planche 30. — Région sterno-cléido-mastoïdienne ou carotidienne; 2e plan.

Planche 31. — — — — — 3e plan.

Planche 32. — — — — — 4e plan.

Planche 33. — — — — — 5e plan.

Planche 34. — — — — — 6e plan.

Planche 35. — — — — — 7e plan.

Planche 36. — — — — — 8e plan.

Planche 37. — Région sus-claviculaire; 1er plan; médecine opératoire.

PLANCHE 38. — Région sus-claviculaire; 2e plan.

PLANCHE 39. — — — 3e plan.

PLANCHE 40. — — — 4e plan.

PLANCHE 41. — — — 5e plan.

PLANCHE 42. — — — 6e plan.

PLANCHE 43. — Région de la nuque.

FIG. 1. — 1er et 2e plans; médecine opératoire.

FIG. 2. — 3e et 4e plans.

PLANCHE 44. — Région de la nuque.

FIG. 1. — 5e et 6e plans.

FIG. 2. — Plan profond.

PLANCHE 45. — Coupes transversales du cou.

FIG. 1. — Coupe transversale du cou au milieu du corps de la quatrième vertèbre cervicale.

FIG. 2. — Coupe transversale du cou entre la quatrième et la cinquième vertèbres cervicales.

PLANCHE 46. — Coupes transversales du cou.

FIG. 1. — Coupe transversale du cou à la hauteur de la cinquième vertèbre cervicale.

FIG. 2. — Coupe transversale du cou à la hauteur de la sixième vertèbre cervicale.

PLANCHE 47. — Région sterno-mammaire; 1er et 2e plans; médecine opératoire.

PLANCHE 48. — — — 3e et 4e plans.

PLANCHE 49. — — — plan profond.

PLANCHE 50. — Cavité thoracique; 1er plan.

PLANCHE 51. — — — 2e plan.

PLANCHE 52. — — — plan profond (médiastin postérieur).

PLANCHE 53. — Région costale; 1er plan (médecine opératoire).

PLANCHE 54. — Région costale; 2e plan.

PLANCHE 55. — — — 3e plan.

PLANCHE 56. — Cavité thoracique (face latérale).

PLANCHE 57. — Face inférieure du thorax (face supérieure du diaphragme).

PLANCHE 58. — Région dorso-lombaire; 1er et 2e plans.

PLANCHE 59. — — — plan profond.

PLANCHE 60. — Coupes du thorax; coupe verticale antéro-postérieure du thorax sur la ligne médiane.

PLANCHE 61. — Coupes du thorax; coupe transversale du thorax à la hauteur du corps de la cinquième vertèbre dorsale.

PLANCHE 62. — Coupes du thorax.

FIG. 1. — Coupe transversale du thorax au niveau du mamelon.

FIG. 2. — Coupe transversale menée à 6 centimètres au-dessous du mamelon.

PLANCHE 63. — Face antérieure de l'abdomen; 1er et 2e plans; médecine opératoire.

Planche 64. — Face antérieure de l'abdomen; 3e et 4e plans.

Planche 65. — Cavité abdominale; 1er plan.

Planche 66. — — — plan profond.

Planche 67. — Paroi postérieure de l'abdomen (région lumbo-iliaque).

Planche 68. — Paroi latérale de l'abdomen (région costo-iliaque); 1er plan; médecine opératoire.

Planche 69. — Paroi latérale de l'abdomen (région costo-iliaque); 2e plan.

Planche 70. — — — — — 3e plan.

Planche 71. — — — — — 4e plan.

Planche 72. — Paroi supérieure de l'abdomen (face inférieure du diaphragme).

Planche 73. — Coupe transversale de l'abdomen immédiatement au-dessus de l'ombilic.

Planche 74. — Région périnéale chez l'homme; 1er plan; médecine opératoire,

Planche 75. — — — 2e et 3e plans.

Planche 76. — — — 4e plan.

Planche 77. — — — 5e et 6e plans.

Planche 78. — — — 7e et 8e plans.

Planche 79. — Cavité du bassin chez l'homme.

Planche 80. — Coupe verticale médiane du bassin chez l'homme.

Planche 81. — Région périnéale chez la femme; 1er plan.

Planche 82. — — — 2e plan.

Planche 83. — — — 3e plan.

Planche 84. — — — 4e et 5e plans.

Planche 85. — Coupe verticale médiane du bassin chez la femme.

Planche 86. — Coupe transversale du bassin chez la femme.

Planche 87. — Régions pénienne et scrotale.

Fig. 1. — 1er et 2e plans.

Fig. 2. — Coupe transversale de la verge.

Planche 88. — Régions pénienne et scrotale; 3e et 4e plans.

Paris. — Imprimerie de E. Martinet, rue Mignon, 2.

Fig. 1. — Région occipito-frontale.

Préparation. — Faire à la peau une incision horizontale allant de la bosse nasale à la protubérance occipitale externe et passant au-dessus des arcades sourcilières et zygomatiques. On aura soin de ne pas faire pénétrer le scalpel trop profondément pour ménager les vaisseaux et les nerfs qui rampent dans l'épaisseur de la couche sous-cutanée. Pour isoler les branches vasculaires et nerveuses, il est nécessaire de les débarrasser d'un tissu conjonctif adipeux très-dense qui les entoure de toute part, et les sépare de l'aponévrose épicrânienne; cette dissection est toujours très-pénible. On dirigera le tranchant de l'instrument des bords de la région vers le sommet de la tête, en suivant autant que possible la direction des muscles frontal, occipital et auriculaire supérieur; c'est la meilleure marche à suivre pour disséquer en même temps les vaisseaux et les nerfs. Quant à l'étude des os et des sutures, une tête sèche préparée à l'avance suffira pour en donner une idée exacte; cependant, si l'on tient à voir les sinus veineux du diploé, il est préférable de les étudier sur des os frais. On les mettra à nu en usant à la lime la face externe de l'un des os du crâne, du pariétal, par exemple, jusqu'à ce que l'on ait partout découvert le tissu spongieux. Cette petite opération se fait en peu de temps et ne présente pas la moindre difficulté.

EXPLICATION.

1er Plan. — *Côté gauche de la figure.*

- A,A. Coupe de la peau.
- a Portion frontale du muscle occipito-frontal.
- b. Portion occipitale du même muscle.
- c,c. Aponévrose épicrânienne.
- d. Muscle auriculaire supérieur.
- 1. Artère sus-orbitaire.
- 2. Artère frontale.
- 3. Branche antérieure de l'artère temporale superficielle.
- 4. Sa branche moyenne.
- 5. Sa branche postérieure.
- 6,6. Branches de l'artère auriculaire postérieure.
- 7,7. Branches de l'artère occipitale.
- 8,8. Veines frontales externes.
- 9. Veine préparate.
- 10,10. Veines temporales.
- 11. Veine occipitale.
- 12. Veine mastoïdienne.
- 13. Nerf frontal interne.
- 14. Nerf frontal externe.
- 15. Nerf auriculo-temporal.
- 16. Branche mastoïdienne du plexus cervical.
- 17. Rameaux du nerf sous-occipital.

2e Plan. — *Côté droit de la figure.*

- A. Coupe de la peau.
- B. Suture sagittale.
- C. Suture lambdoïde.
- D. Trou pariétal.

Fig. 2. — Face supérieure des méninges et du cerveau.

Préparation. — Scier horizontalement les os du crâne le long de l'incision faite à la peau en se rappelant que ces os sont très-épais au niveau de la protubérance occipitale externe, tandis qu'ils sont très-minces sur les côtés; d'ailleurs, lorsque la scie pénètre dans l'intérieur du crâne, le son qu'elle rend devient aussitôt plus grave, et l'on éprouve une sensation de résistance vaincue qui indique que l'on doit s'arrêter. On peut, au lieu de la scie, employer le marteau-hachette, mais on n'obtient alors qu'une cassure en esquilles dont les pointes irrégulières peuvent donner lieu à des accidents. Une fois la voûte du crâne enlevée, on pourra étudier sur place et sans rien toucher la distribution des artères méningées; toutefois, il est rare que les méningées antérieures et postérieures soient remplies par les injections générales que l'on pratique ordinairement dans les amphithéâtres, cette lacune sera du reste sans grand inconvénient à cause du peu d'importance de ces artères. Quant aux méningées moyennes et aux cérébrales, à moins d'accident, on les trouvera suffisamment remplies pour l'étude. Pour voir le cerveau et son système sanguin périphérique, on pratiquera avec les ciseaux deux incisions à la dure-mère, l'une dirigée longitudinalement d'arrière en avant sur le côté du sinus longitudinal supérieur, l'autre perpendiculaire à la première et partant à peu près de son milieu; on rabattra les deux lambeaux en dehors.

Les sinus de la dure-mère et les veines cérébrales manquent de valvules, il sera donc aisé de les injecter par les veines jugulaires internes, on devra seulement s'assurer au préalable qu'il n'existe pas de valvules dans la jugulaire au-dessus du point où l'on introduit la canule. J'ai été plusieurs fois arrêté par des obstacles de cette nature dont je ne soupçonnais pas l'existence, et forcé de recommencer mes injections.

EXPLICATION.

- A,A. Coupe de la peau.
- B,B. Coupe des os montrant le diploé au milieu des deux lames de tissu compacte.
- C,C. Sinus frontaux.
- D,D. Coupe de l'aponévrose temporale.
- E. Coupe du muscle temporal.
- a,a. Dure-mère.
- b,b. Glandes de Pacchioni.
- 1,1. Sinus longitudinal supérieur.
- 2. Artère méningée antérieure fournie par les ethmoïdales.
- 3,3,3. Artère méningée moyenne venant de la maxillaire interne.
- 4. Artère méningée postérieure fournie par la pharyngienne inférieure ou l'occipitale.
- 5,5,5. Branches de l'artère cérébrale antérieure.
- 6,6. Branches de l'artère cérébrale moyenne ou artère de la scissure de Sylvius.
- 7,7,7. Veines de la face supérieure des hémisphères cérébraux allant s'aboucher dans le sinus longitudinal supérieur.

PLANCHE 2.

VOUTE DU CRANE ET CAVITÉ CRANIENNE.

Fig. 1. — **Cavité crânienne, cerveau.**

Préparation. — Après avoir enlevé la dure-mère, faire au niveau de la face supérieure du corps calleux une coupe horizontale qui mette à découvert le *centre ovale de Vieussens.* Inciser longitudinalement le corps calleux sur la ligne médiane et en enlever une moitié en respectant la voûte à trois piliers qui lui est immédiatement sous-jacente. On aura sous les yeux le ventricule latéral de ce côté.

EXPLICATION.

Parties accessoires.

A,A. Coupe de la peau.
B,B. Coupe des os du crâne.
C,C. Sinus frontaux.
D,D. Coupe de l'aponévrose temporale.
E,E. Coupe du muscle temporal.

Parties contenues dans la cavité crânienne.

a. Corps calleux.
b. Septum lucidum.
c. Voûte à trois piliers.
d. Corps strié.
e. Couche optique.
f. Trou de Monro.
g. Plexus choroïde.
h. Lame cornée et bandelette semi-circulaire.
i. Cavité ancyroïde.
k. Ergot de Morand.

Fig. 2. — **Voûte du crâne chez le fœtus à terme.**

A,A. Diamètre fronto-occipital (108 mill.)
B,B. Diamètre bi-pariétal (90 mill.)
a. Suture médio-frontale.
b,b. Suture fronto-pariétale.
c,c. Suture bi-pariétale.
d. Fontanelle antérieure (grande fontanelle ou fontanelle bregmatique).
e. Fontanelle postérieure ou petite fontanelle.
f, f. Suture occipito-pariétale.

PLANCHE 3.

RÉGION TEMPORALE.

FIG. 1. — 1er plan.

Préparation. — Inciser le long du bord supérieur de l'arcade zygomatique depuis l'apophyse orbitaire externe jusqu'à la partie postérieure du conduit auditif, et prolonger l'incision en suivant autant que possible la ligne courbe temporale de manière à revenir au point de départ. Disséquer avec soin la peau et le fascia superficialis en ménageant les muscles auriculaires supérieur et antérieur; ces deux muscles manquent quelquefois, et lorsqu'ils existent, leurs fibres sont toujours très-pâles; en même temps qu'on les préparera, on cherchera à conserver le petit filet que chacun d'eux reçoit du nerf facial. La dissection des vaisseaux et des nerfs superficiels ne présentera pas de difficulté si l'on a soin de suivre les différents troncs de bas en haut. On trouvera au voisinage de l'artère temporale superficielle les branches du nerf auriculo-temporal et quelques filets du facial, ces nerfs sont en nombre variable, mais ils sont ordinairement assez gros pour être facilement visibles. La branche mastoïdienne du plexus cervical donne, en arrière du pavillon de l'oreille, des rameaux qu'il est plus difficile d'apercevoir; on devra les chercher avec attention. L'aponévrose occipito-frontale forme, au-dessous des vaisseaux et des nerfs, une toile celluleuse qu'il est très-facile d'entamer si l'on n'y prend garde. Pour bien voir l'aponévrose temporale on enlèvera toutes les parties précédemment disséquées après les avoir étudiées; on aura le soin de couper l'artère et la veine temporales superficielles au-dessus du point d'origine de l'artère temporale moyenne, et l'on disséquera cette dernière artère dans son trajet à travers l'aponévrose. Enfin, détachant le feuillet superficiel de l'artère temporale de son insertion au bord supérieur de l'arcade zygomatique et le renversant en haut, on verra comment l'aponévrose temporale se dédouble à sa partie inférieure et comment ses deux feuillets sont séparés par un coussinet adipeux situé au-dessus de l'arcade zygomatique.

EXPLICATION.

Parties accessoires.

A,A. Coupe de la peau.
B. Arcade zygomatique.
C. Muscle orbiculaire des paupières.
D,D. Branches du nerf frontal externe.

Parties contenues dans le 1er plan.

a. Muscle auriculaire supérieur.
b. Muscle auriculaire antérieur.
1. Tronc de l'artère temporale superficielle.
2. Sa branche antérieure.
3. Sa branche postérieure.
4. Artère temporale moyenne.
5. Branche de l'artère auriculaire postérieure.
6,6. Veines temporales superficielles.
7. Veine mastoïdienne.
8,8. Branches du nerf auriculo-temporal.
9. Rameau du nerf facial.
10. Rameau de la branche mastoïdienne du plexus cervical.

FIG. 2. — 2e plan.

Préparation. — Enlever la moitié supérieure du pavillon de l'oreille en suivant la coupe de la peau. Détacher l'aponévrose temporale de ses insertions : 1° le long de la ligne courbe temporale; 2° au bord supéro-externe du malaire; 3° au bord supérieur de l'arcade zygomatique; l'enlever en disséquant toujours de bas en haut et dans le sens des fibres du muscle temporal pour éviter de déchirer ce muscle qui s'insère dans une assez grande étendue à la face profonde de l'aponévrose. Si l'on veut bien voir le tendon du crotaphyte, il conviendra de scier l'arcade zygomatique comme nous l'avons fait, on enlèvera ensuite le tissu conjonctif mollasse et comme gélatineux interposé entre ce tendon et l'aponévrose temporale. On terminera en poursuivant les ramifications de l'artère temporale moyenne aussi loin qu'on le pourra dans l'épaisseur du crotaphyte.

EXPLICATION.

Parties accessoires.

A,A. Coupe de la peau.
B,B. Coupe de l'arcade zygomatique.
C. Tronc de l'artère temporale superficielle.
D. Coupe du muscle masséter.

Parties contenues dans le 2e plan.

a. Muscle temporal ou crotaphyte.
1,1. Rameaux des artères temporales profondes qui traversent le muscle crotaphyte.
2. Artère temporale moyenne.

PLANCHE 4

RÉGION TEMPORALE.

FIG. 1. — 3e plan.

Préparation. — On peut étudier les vaisseaux et les nerfs de ce plan par deux procédés de préparation différents; le premier et le plus facile consiste à détacher le muscle temporal de ses insertions osseuses et à le renverser en dehors en procédant de haut en bas, et en rasant les os avec le tranchant du scalpel. On rabattra ainsi, en même temps que le muscle, les deux artères et les trois nerfs temporaux qui resteront accolés à sa face profonde où l'on pourra les suivre. L'autre procédé est un peu plus long et plus minutieux, c'est celui que j'ai suivi; il consiste à enlever par petites portions le muscle crotaphyte jusqu'à ce que l'on ait complétement isolé les vaisseaux et nerfs temporaux profonds; on devra, dans ce cas, attaquer le muscle par la partie inférieure et conduire la dissection de bas en haut. Il importe de ménager la double insertion du muscle ptérygoïdien externe que l'on rencontrera au fond de la fosse zygomatique.

EXPLICATION.

Parties accessoires.

A,A. Coupe de la peau.
B,B. Coupes de l'arcade zygomatique.
C. Insertion supérieure du masséter.
D. Artère temporale superficielle.
E. Artère temporale moyenne.
F. Veine temporale superficielle.
G. Veine temporale moyenne.

Parties contenues dans le 3e plan.

a. Os pariétal.
b. Portion écailleuse du temporal.
c. Grande aile du sphénoïde.
d. Os frontal.
e. Os malaire.
f. Suture fronto-pariétale.
g. Suture sphéno-frontale.
h. Suture sphéno-pariétale.
i. Suture fronto-malaire.
j. Suture sphéno-malaire.
k. Suture sphéno-temporale.
l. Suture temporo-pariétale.
m. Muscle ptérygoïdien externe.
1. Artère temporale profonde antérieure.
2. Artère temporale profonde postérieure.
3. Nerf temporal profond antérieur.
4. Nerf buccal émané du précédent.
5. Nerf temporal profond moyen.
6. Nerf temporal profond postérieur.

FIG. 2. — 4e plan.

Préparation. — L'exécution de cette préparation ne me paraît pas avoir une bien grande importance au point de vue de l'étude, elle est longue, fatigante, et les résultats qu'elle donne pourront aussi bien être atteints en étudiant par la face interne une tête ouverte comme pour une autopsie. Si, cependant, on tenait à la réaliser, il faudrait enlever par fragments, avec le ciseau-burin et le maillet, les os qui forment le squelette de la région temporale, en procédant de haut en bas, jusqu'à ce que l'on fût arrivé au plancher de la fosse cérébrale moyenne. Comme la dure-mère est très-adhérente aux os, surtout en bas, on aura soin de ne pas la déchirer en tirant sur les esquilles que l'on voudra détacher.

EXPLICATION.

Parties accessoires.

A,A. Coupe de la peau.
B,B. Coupes de l'arcade zygomatique.
C. Muscle ptérygoïdien externe.
D. Vaisseaux temporaux superficiels.
E,E. Coupe des os.

Parties contenues dans le 4e plan.

a. Portion du sphénoïde qui sépare la fosse cérébrale antérieure de la fosse cérébrale moyenne.
1. Tronc de l'artère méningée moyenne.
2. Sa branche antérieure.
3. Sa branche postérieure.
4. Branche transversale fournie par la précédente.

PLANCHE 5

RÉGIONS SUPÉRIEURES DE LA FACE.

Fig. 1. — 1er plan.

MÉDECINE OPÉRATOIRE.

A. Incision pour la résection du nerf frontal externe.

B. Point d'émergence du nerf sous-orbitaire; à 6 ou 7 millimètres au-dessous du bord inférieur de l'orbite et sur le trajet d'une ligne verticale aboutissant entre les deux premières molaires.

C. Point où l'on doit enfoncer la pointe du bistouri pour l'opération de la fistule lacrymale. — Au-dessous du tendon de l'orbiculaire et immédiatement en arrière du rebord antérieur de la gouttière lacrymale. On doit, avant de ponctionner, faire saillir le tendon de l'orbiculaire en tirant en dehors la commissure palpébrale.

D,E,F,G,H. Incisions pour pratiquer la résection du maxillaire supérieur par le procédé de Gensoul.— D,E, première incision partant du grand angle de l'œil et allant diviser la lèvre supérieure au devant de la dent canine. — F,G, seconde incision menée horizontalement de la base du nez à 9 millimètres en avant du lobule de l'oreille. — H, G, troisième incision; son point de départ est à 11 ou 12 millimètres en dehors de l'angle externe de l'orbite, son point d'arrivée sur l'extrémité de l'incision précédente.

Ces trois incisions circonscrivent un lambeau quadrangulaire à base supérieure.

I, K. Résection du maxillaire supérieur par le procédé de Velpeau. Incision unique, légèrement concave en haut, allant de la commissure labiale à la fosse temporale.

L,M,N,O. Lambeau emprunté à la peau du front dans l'opération de la rhinoplastie par la méthode indienne.

Fig. 2. — 2e plan.

Préparation. — Les dissections de la face sont généralement regardées comme très-difficiles, c'est une erreur, car avec une adresse médiocre on en vient aisément à bout, mais la patience est indispensable pour les mener à bonne fin.

Il importe aussi de ne pas les essayer sur des sujets émaciés ou trop avancés. Toutes celles que j'ai exécutées pour la confection de ces planches l'ont été sur des hommes morts accidentellement en état de santé; c'est là une excellente condition qu'il n'est malheureusement pas toujours facile de réaliser, mais devant laquelle on ne devra cependant pas s'arrêter. Avant de commencer à disséquer, il faut toujours s'assurer de bonnes injections si l'on veut bien se rendre compte de la richesse vasculaire de la face et des ressources de la nature pour la nutrition des lambeaux autoplastiques. Les veines n'ont pas de valvules, on les injectera de bas en haut en plaçant la canule dans la jugulaire interne.

Inciser verticalement la peau : 1° sur la ligne médiane; 2° en dehors de l'apophyse orbitaire externe; réunir ces deux traits verticaux par deux incisions horizontales, menées l'une au-dessus du sourcil, l'autre à la base du nez. On disséquera en rasant, avec le tranchant de l'instrument, la face profonde du derme sur laquelle beaucoup de muscles de la face prennent des insertions. La peau adhère très-fortement au cartilage de l'aile du nez. Le muscle petit zygomatique n'est pas constant. On enlèvera avec soin le tissu adipeux qui recouvre la préparation et au milieu duquel sont compris les vaisseaux et les nerfs.

EXPLICATION.

Parties accessoires.

A,A. Coupe de la peau.
B. Muscle masséter.

Parties contenues dans le 2e plan.

a. Muscle frontal.
b, b. Orbiculaire des paupières.
c. Muscle pyramidal.
d. Muscle transverse du nez.
e. Muscle myrtiforme.
f. Élévateur superficiel de l'aile du nez et de la lèvre supérieure.
g. Petit zygomatique.
h. Grand zygomatique.
1. Artère faciale.
2. Artère transversale de la face.
3. Artère frontale externe ou sus-orbitaire.
4. Artère frontale interne.
5,5. Veine faciale.
6. Veine préparate.
7,7,7. Veines frontales externes.
8. Nerf frontal externe.
9. Nerf frontal interne.
10. Nerf nasal.
11. Branches du nerf sous-orbitaire.
12,12. Branches du nerf facial.

PLANCHE 6.

RÉGIONS SUPÉRIEURES DE LA FACE.

FIG. 1. — 3e plan.

Préparation. — Enlever avec soin les muscles frontal, sourcilier, orbiculaire, pyramidal, transverse, zygomatiques et élévateur commun. Je n'ai point de recommandations spéciales à faire pour cette dissection qui n'offre pas de bien grandes difficultés, il faudra cependant user de quelques précautions si l'on veut conserver tous les vaisseaux et les nerfs comme je l'ai fait. On trouvera l'artère faciale au-dessous de l'élévateur superficiel et l'on en suivra aisément toutes les branches si l'injection est suffisante. Le meilleur moyen de bien voir le tendon réfléchi de l'orbiculaire des paupières et le muscle de Horner, c'est de renverser l'orbiculaire de dehors en dedans, la préparation est achevée lorsqu'on a découvert l'apophyse orbitaire interne.

EXPLICATION.

Parties accessoires.

A,A. Coupe de la peau.
B. Muscle masséter.

Parties contenues dans le 3e plan.

a. Muscle élévateur profond de la lèvre supérieure et de l'aile du nez.
b. Portion du muscle canin qui déborde en dehors le muscle précédent.
c. Cartilage tarse supérieur.
d. Cartilage tarse inférieur.
e. Sac et canaux lacrymaux.
1. Artère sus-orbitaire ou frontale externe.
2. Artère frontale interne.
3. Artère nasale.
4. Artère faciale.
5. Artères palpébrales.
6. Branche de l'artère sous-orbitaire.
7. Veine préparate.
8. Veine frontale externe.
9. Veine faciale.
10. Veine nasale.
11,11. Branches externes d'origine de la veine faciale.
12. Veine sous-orbitaire se jetant dans une des branches d'origine de la veine faciale.
13. Nerf frontal externe.
14. Nerf frontal interne.
15. Nerf nasal.
16. Nerf naso-lobaire (filet ethmoïdal du rameau nasal.)
17. Branches du nerf sous-orbitaire.
18,18. Branches du nerf facial.

FIG. 2. — 4e plan.

Préparation. — Enlever l'élévateur profond pour mettre à découvert le muscle canin qui lui est sous-jacent; on ménagera le tronc des vaisseaux et du nerf sous-orbitaire qui rampent entre ces deux muscles. Couper tous les vaisseaux et les nerfs du plan précédent au niveau des points où ils se montrent dans la région, on découvrira ainsi complétement le squelette du sourcil, du nez et de la pommette. Détacher l'aponévrose palpébrale de ses insertions orbitaires et l'enlever avec précaution pour mettre à nu le muscle releveur de la paupière supérieure, la glande lacrymale accessoire et le muscle petit oblique. Enlever avec le ciseau et le maillet la paroi antérieure du canal lacrymo-nasal formée par l'apophyse montante du maxillaire supérieur. Ouvrir les voies lacrymales pour voir la disposition intérieure de la muqueuse.

EXPLICATION.

Parties accessoires.

A,A. Coupe de la peau.
B. Muscle masséter.
C. Boule graisseuse de la face.
D. Trou sus-orbitaire.
E. Artère nasale.
F. Artère faciale.
G. Veine faciale.

Parties contenues dans le 4e plan.

a. Muscle canin.
b. Os frontal.
c. Apophyse orbitaire externe.
d. Os malaire.
e. Maxillaire supérieur.
f. Os propre du nez.
g. Cartilage médian.
h. Cartilage latéral.
i. Cartilage de l'aile du nez.
k. Partie de ce cartilage où l'on a laissé de la graisse adhérente.
l. l. Cartilages tarses.
m. Muscle releveur de la paupière supérieure.
n Glande lacrymale accessoire.
o. Tendon du grand oblique de l'œil.
p. Muscle petit oblique.
q. Sac lacrymal et canaux lacrymaux ouverts.
r. Canal nasal.
s. Orifice inférieur du canal nasal dans le méat inférieur.
1. Artère sous-orbitaire.
2. Veine sous-orbitaire.
3. Nerf sous-orbitaire.

RÉGION ORBITAIRE INTERNE.

Pour exécuter les trois préparations représentées dans cette planche, il faudra d'abord enlever le cerveau de manière à découvrir la face orbitaire du frontal, afin de bien voir l'endroit précis où l'on devra faire porter les traits de scie.

FIG. 1. — **Face externe de l'orbite. 1er plan.**

Préparation. — Diriger la scie verticalement, de façon à enlever toute la paroi externe de l'orbite sans intéresser les parties molles contenues dans cette cavité, et prolonger le trait en bas jusqu'à l'apophyse palatine. Les muscles et les nerfs contenus dans ce plan se présenteront immédiatement au-dessous de l'aponévrose orbito-oculaire. On trouvera le ganglion sphéno-palatin au fond de la fente ptérygo-maxillaire et au-dessous du nerf maxillaire supérieur, mais la dissection de ce ganglion et de ses rameaux ne sera possible que lorsqu'on se sera débarrassé des branches artérielles que fournit en ce point la maxillaire interne.

EXPLICATION.

Parties accessoires.

A,A. Coupe de la peau.
B. Coupe du muscle canin.
C. Coupe de l'orbiculaire des lèvres.
D. Coupe du voile du palais à ses insertions à la voûte palatine.
E. Cloison des fosses nasales.
F. Ouverture gutturale de la trompe, d'Eustache du côté droit.
G. Coupe du sphénoïde.

Parties contenues dans le 1er plan.

a. Frontal.
b,b. Maxillaire supérieur.
c. Muscle releveur de la paupière supérieure.
d. Muscle droit supérieur.
e. Muscle droit externe.
f. Muscle droit inférieur.
g. Muscle petit oblique.
h. Glande lacrymale.
i. Ouverture faisant communiquer l'antre d'Highmore avec le méat moyen.

1. Artère carotide interne.
2. Artère lacrymale.
3. Artère sus-orbitaire.
4. Nerf moteur oculaire commun.
5. Nerf pathétique.
6. Nerf moteur oculaire externe.
7. Branche ophthalmique de Willis.
8. Nerf frontal.
9. Nerf lacrymal.
10. Nerf maxillaire supérieur.
11. Nerf sous-orbitaire.
12. Filet orbitaire du maxillaire supérieur.
13. Ganglion de Meckel ou ganglion sphéno-palatin.

FIG. 2. — **Face externe de l'orbite. 2e plan.**

Préparation. — Couper, sur la préparation précédente, le muscle droit externe près de ses deux insertions. Disséquer avec soin, au milieu des graisses du fond de l'orbite, l'artère ophthalmique et les nerfs qui proviennent du ganglion ophthalmique. On trouvera ce ganglion appliqué sur le côté externe du nerf optique.

EXPLICATION.

a. Muscle releveur de la paupière supérieure.
b. Muscle droit supérieur.
c. Coupe du droit externe.
d. Muscle droit inférieur.
e. Muscle petit oblique.
f. Glande lacrymale.
1. Artère ophthalmique.
2. Artère sus-orbitaire.
3. Nerf moteur oculaire commun.
4. Branche supérieure du même nerf.
5. Sa branche inférieure.
6. Nerf pathétique.
7. Nerf moteur oculaire externe.
8. Branche ophthalmique.
9. Nerf lacrymal.
10. Nerf frontal.
11. Nerf nasal.
12. Nerf maxillaire supérieur.
13. Ganglion ophthalmique.

FIG. 3. — **Face interne de l'orbite.**

Préparation. — Faire sauter la paroi interne de l'orbite par un trait de scie vertical qui descendra jusqu'à la voûte palatine. Le muscle droit interne, le grand oblique, l'artère lacrymale et le nerf nasal se trouveront immédiatement au-dessous de l'aponévrose orbito-oculaire.

EXPLICATION.

Parties accessoires.

A,A. Coupe de la peau.
B. Sphénoïde.
C. Apophyse palatine.
D. Ouverture gutturale de la trompe d'Eustache du côté droit.

Parties contenues dans ce plan.

a. Muscle grand oblique.
b. Muscle droit interne.
c. Sinus frontal.
d. Crête sur laquelle vient s'articuler le cornet inférieur.
e. Ouverture inférieure du canal nasal.
1. Artère carotide interne.
2. Artère sus-orbitaire.
3. Artère lacrymale se subdivisant en frontale et nasale.
4. Nerf moteur oculaire commun.
5. Nerf moteur oculaire externe.
6. Nerf nasal.
7. Coupe du nerf optique.

PLANCHE 8

RÉGION ORBITAIRE INTERNE.

FIG. 1. — **Face supérieure de l'orbite et base du crâne.**

Préparation. — Enlever la voûte du crâne par un trait de scie horizontal mené de la bosse nasale à la protubérance occipitale externe. Couper la dure-mère au niveau de la section des os ; extraire le cerveau et le cervelet en conservant le plus de longueur possible aux nerfs crâniens qu'on laissera en place et en ménageant les artères carotides internes, le tronc basilaire et l'origine des artères cérébrales et cérébelleuses. Couper le bulbe au niveau du trou occipital. Enlever avec le ciseau et le maillet la face supérieure des deux orbites. Du côté gauche de la figure la petite aile du sphénoïde a été conservée pour ménager le trou optique et la fente sphénoïdale ; du côté droit la moitié interne de cette apophyse a été enlevée, et l'orbite se trouve largement ouverte en arrière. Disséquer avec soin les parties contenues dans la région orbitaire ; à gauche, la dissection n'a porté que sur les organes superficiels, à droite on l'a poursuivie jusqu'au globe de l'œil et aux vaisseaux ophthalmiques après avoir coupé le releveur de la paupière et le droit supérieur au niveau de leurs insertions. Respecter le nerf nasal et son filet ethmoïdal, ce dernier s'engage dans le conduit orbitaire interne antérieur. On terminera la dissection en poursuivant dans l'épaisseur de la paroi externe du sinus caverneux les nerfs qui se portent à la fente sphénoïdale.

EXPLICATION.

Parties accessoires.
Vaisseaux. — Côté droit de la figure.

A,A. Coupes du sinus longitudinal supérieur.
B. Coupe du sinus droit au point où il s'abouche dans le pressoir d'Hérophile.
C. Sinus latéral.
D. Sinus occipital.
E. Sinus pétreux supérieur.
F. Sinus pétreux inférieur.
G. Veine ophthalmique.
H. Artère carotide interne au point où elle fournit la cérébrale antérieure et la cérébrale moyenne.
I. Artère ophthalmique.
J. Artère communicante postérieure.
K. Artère vertébrale.
L. Tronc basilaire, il fournit les artères cérébelleuses et se termine en avant par les deux cérébrales postérieures.
M. Artère méningée moyenne.

Nerfs. — Côté gauche de la figure.

N. Nerf olfactif.
O. Chiasma des nerfs optiques.
P. Nerf moteur oculaire commun.
Q. Nerf pathétique.
R. Nerf trijumeau.
S. Nerf moteur oculaire externe.
T. Nerf facial.
U. Nerf acoustique.
V. Glosso-pharyngien.
W. Pneumogastrique.
X. Spinal.
Y. Grand hypoglosse (côté droit).
Z. Coupe du bulbe.

Parties contenues dans l'orbite.
Côté gauche.

a. Muscle releveur de la paupière supérieure.
b. Muscle droit supérieur.
c. Muscle droit externe.
d. Muscle grand oblique.
1. Nerf lacrymal.
2. Nerf frontal.
3. Nerf nasal.
4. Nerf pathétique.

Côté droit.

a. Muscle grand oblique.
b. Globe de l'œil.
1. Artère lacrymale.
2. Veine ophthalmique.
3. Nerf lacrymal.
4. Nerf frontal.
5. Nerf pathétique.
6. Nerf nasal.
7. Filet ethmoïdal du rameau nasal.

FIG. 2. — **Coupe antéro-postérieure de l'orbite.**

Préparation. — Les parties contenues dans la cavité orbitaire sont d'une texture trop molle pour que leur section à la scie puisse donner, dans les circonstances ordinaires, un résultat de quelque netteté, c'est seulement sur des pièces congelées que l'on pourra réaliser cette préparation.

EXPLICATION.

Parties accessoires.

A. Sinus frontal.
B. Sinus maxillaire.
C. Coupe du sphénoïde.
D. Coupe de l'orbiculaire des paupières.
E. Coupe du releveur profond de la lèvre supérieure.
F. Coupe du muscle canin.
G. Coupe de l'orbiculaire des lèvres.
H. Nerf maxillaire supérieur.
K. Ganglion sphéno-palatin.

Parties contenues dans l'orbite.

a. Aponévrose orbito-oculaire.
b. Muscle releveur de la paupière supérieure.
c. Muscle droit supérieur.
d. Muscle droit inférieur.
e. Coupe du petit oblique.
g. Sclérotique.
h. Cornée.
i. Choroïde.
j. Rétine.
k. Iris.
l. Cristallin.
m. Corps vitré.
1. Artère carotide interne.

PLANCHE 9.

RÉGION ORBITAIRE INTERNE.

FIG. 1. — Face antérieure de l'aponévrose orbito-oculaire.

Préparation. — La préparation de la loge antérieure de l'orbite exige quelque soin, mais ne présente pas de difficulté sérieuse. On incisera circulairement la conjonctive, avec la pointe des ciseaux, à 2 ou 3 millimètres de la circonférence de la cornée ; on détachera ensuite la muqueuse, en la décollant doucement sans employer le tranchant du scalpel, pour ne pas endommager l'aponévrose orbito-oculaire qu'il s'agit de conserver. Pour se donner du jour, on agrandira l'angle externe de l'œil par une incision horizontale étendue jusqu'à l'apophyse orbitaire externe. On coupera avec des ciseaux les muscles de l'œil un peu au delà de leur insertion à la sclérotique, on sectionnera de même le nerf optique et l'on enlèvera le globe oculaire. On détachera ensuite toutes les parties molles de la face, et l'on abaissera verticalement un trait de scie transversal partant de la racine du nez. Le ciseau et le maillet compléteront l'ouverture du canal nasal et du sinus maxillaire.

EXPLICATION.

Parties accessoires.

A. Coupe de la peau.
B. Os frontal.
C. Os propre du nez.
D. Os malaire.
E. Portion alvéolaire du maxillaire supérieur.
F. Cloison des fosses nasales.
G. Cornet supérieur.
H. Cornet moyen.
I. Cornet inférieur.
K. Canal nasal.
L. Trou sus-orbitaire.
M. Trou sous-orbitaire.
N. Sinus maxillaire.
O. Muscle masséter.
P. Aponévrose temporale.

Parties contenues dans l'orbite.

a. Coupe du droit supérieur.
b. Coupe du droit inférieur.
c. Coupe du droit externe.
d. Coupe du droit interne.
e. Coupe du grand oblique.
f. Coupe du petit oblique.
g. Coupe du nerf optique.

FIG. 2. — Face postérieure de l'aponévrose orbito-oculaire. — Insertions orbitaires des muscles de l'œil.

Préparation. — Enlever la voûte du crâne et abattre par un trait de scie vertical les deux tiers postérieurs de l'orbite ; on obtiendra du même coup une coupe transversale des fosses nasales que l'on pourra utiliser pour l'étude. Disséquer d'arrière en avant les muscles de l'œil en ménageant leurs tendons orbitaires, ainsi que les prolongements des muscles droit supérieur et droit inférieur dans la paupière correspondante.

EXPLICATION.

Parties accessoires.

A. Coupe de la peau.
B. Coupe verticale du muscle temporal.
C. Coupe verticale du masséter.
D. Os frontal.
E. Apophyse crista-galli et faux du cerveau.
F. Coupe de l'ethmoïde.
G. Cloison des fosses nasales.
H. Cornet moyen.
I. Cornet inférieur.
K. Voûte palatine.
L. Sinus maxillaire.
M. Coupe du canal sous-orbitaire.

Parties contenues dans l'orbite.

a. Muscle releveur de la paupière supérieure.
b. Muscle droit supérieur.
c. Muscle droit inférieur.
d. Muscle droit externe.
e. Muscle droit interne.
f. Muscle grand oblique.
g. Muscle petit oblique.
h. Loge de la glande lacrymale.
i. Coupe du nerf optique.

PLANCHE **10.**

PROFIL DE LA FACE.

FIG. 1. — **1er plan.**

MÉDECINE OPÉRATOIRE.

A. Ligature de l'artère faciale. — Incision le long du bord du maxillaire inférieur. L'artère se trouve immédiatement en avant du muscle masséter.

B. Point d'émergence du nerf mentonnier à 15 millimètres au-dessus du bord inférieur du maxillaire et directement au-dessous de la seconde petite molaire.

C. Saignée de l'artère temporale superficielle (artériotomie).

D,E. Incision pour la résection du maxillaire supérieur. Procédé de Velpeau (voy. *pl.* 5, *fig.* 1).

FIG. 2. — **2e plan.**

Préparation. — Inciser la peau : 1° sur la ligne médiane, depuis le haut de la bosse nasale jusqu'au bas de la symphyse du menton, 2° horizontalement au-dessus de l'arcade sourcilière depuis la ligne médiane jusqu'à la région temporale, 3° horizontalement le long du bord du maxillaire inférieur depuis la symphyse jusqu'au muscle masséter; 4° réunir par une incision verticale les extrémités postérieures des deux incisions précédentes. Si l'on veut ménager les vaisseaux et les nerfs qui rampent dans l'épaisseur de la couche sous-cutanée, il conviendra de disséquer d'abord la peau en rasant la face profonde du derme. Il faudra ensuite nettoyer, dans la couche restée en place, les parties qui doivent constituer le fond de la préparation. Le muscle de la houppe du menton, le risorius de Sanctorini et le petit zygomatique, manquent quelquefois. La dissection du myrtiforme et de l'orbiculaire des lèvres est assez difficile à cause de l'adhérence de ces muscles à la face profonde du derme.

EXPLICATION.

A,A. Coupe de la peau.
a. Muscle frontal.
b. Muscle orbiculaire des paupières.
c. Transverse du nez.
d. Élévateur superficiel de l'aile du nez et de la lèvre supérieure.
e. Myrtiforme.
f. Petit zygomatique.
g. Grand zygomatique.
h. Faisceau du grand zygomatique qui va renforcer le risorius de Sanctorini.
i. Risorius de Sanctorini.
k, k. Orbiculaire des lèvres.
l. Houppe du menton.
m. Carré du menton.
n. Triangulaire des lèvres.
o. Peaucier.
p. Masséter.
q. Glande parotide.
r. Tissu adipeux profond de la joue.
1. Branche antérieure de l'artère temporale superficielle.
2. Artère sus-orbitaire.
3. Artère nasale.
4. Branche de l'artère transversale de la face.
5. Branche de l'artère mentonnière.
6. Veine faciale.
7. Nerf frontal externe.
8. Nerf nasal.
9. Rameau qui se porte à la peau après avoir perforé l'orbiculaire des paupières.
10. Branches du nerf facial.
11. Rameau fourni par le plexus cervical superficiel.
12. Rameau du nerf mentonnier.

FIG. 1. — **Profil de la face, 3e plan.**

Préparation. — Enlever les muscles frontal, sourcilier, pyramidal, orbiculaire des paupières et peaucier. Couper au niveau de leurs insertions osseuses et de leur continuation dans les lèvres les deux muscles zygomatiques, l'élévateur superficiel, le triangulaire et le carré du menton. Disséquer avec précaution tout ce qui se trouve au-dessous de ce plan musculaire superficiel, c'est-à-dire les muscles buccinateur et élévateur profond de la lèvre supérieure, l'artère faciale et ses branches, les rameaux du nerf facial, les vaisseaux et nerfs mentonniers et sous-orbitaires, enfin le canal de Sténon. En disséquant ce conduit, on aura soin de ménager les glandules salivaires qui l'entourent au point où il perfore le muscle buccinateur. Le meilleur moyen de faire cette préparation, c'est de conduire la dissection horizontalement dans la moitié postérieure de la face et verticalement dans sa moitié antérieure ; mais cette règle n'a rien d'absolu et sur plus d'un point on devra la modifier pour diriger autant que possible l'instrument dans le sens des vaisseaux et des nerfs à préparer.

EXPLICATION.

A. Coupe de la peau.
a,a. Attaches du muscle grand zygomatique.
b. Releveur profond de l'aile du nez et de la lèvre supérieure.
c. Myrtiforme.
d. Muscle canin.
e. Muscle buccinateur.
f,f. Orbiculaire des lèvres.
g. Attaches du muscle triangulaire à la commissure labiale.
h. Attaches du muscle carré à l'orbiculaire des lèvres.
i. Muscle masséter.
j. Glande parotide et canal de Sténon.
1. Artère faciale
2,2. Artères coronaires labiales.
3. Artère nasale.
4. Artère transversale de la face.
5. Branche antérieure de l'artère temporale superficielle.
6. Vaisseaux et nerfs frontaux externes.
7. Vaisseaux et nerfs sous-orbitaires.
8. Vaisseaux et nerfs mentonniers.
9. Veine faciale.
10. Veine angulaire.
11. Veine temporale superficielle.
12. Nerf nasal.
13. Nerf buccal.
14,14. Branches du nerf auriculo-temporal.
15,15,15. Branches du nerf facial.

FIG. 2. — **Coupe transversale des fosses nasales.**

Préparation. — Toutes les coupes figurées dans cet ouvrage ont été faites sur des cadavres préalablement congelés. Il est rare que la température de nos hivers devienne assez basse pour nous permettre d'obtenir un degré de congélation suffisant sans le secours de moyens artificiels ; on y suppléera en plongeant les pièces dans un mélange réfrigérant composé de glace pilée ou de neige et de sel marin, et on les y maintiendra de quatre à douze heures selon la grosseur de la pièce et la température extérieure. Lorsque la congélation est complète, les muscles et la graisse sont devenus durs comme du bois, et rien n'est plus aisé que d'y faire, dans tous les sens, des coupes à la scie, auxquelles on peut donner toutes les épaisseurs possibles. Après avoir terminé le trait de scie, on trouvera la surface des sections recouverte d'une sciure grasse et adhérente qu'on enlèvera en la raclant avec le tranchant d'un scalpel ou d'un couteau. On portera ensuite la coupe, pendant une minute environ, sous un mince filet d'eau, et pendant ce temps on en frottera la surface avec le doigt ; on la verra devenir immédiatement très-nette. Pour étudier dans un endroit chauffé et éviter que les pièces ne se déforment en dégelant, j'ai l'habitude de recouvrir la surface de la préparation d'un verre à vitres bien propre qui maintient le tout en place pendant le temps nécessaire.

Pour exécuter la coupe de la figure 2, on abaissera verticalement un trait de scie transversal passant en arrière des deux apophyses orbitaires externes.

EXPLICATION.

Orbites.

A. Coupe de la face orbitaire du frontal.
B. Coupe de l'os malaire.
C. Coupe de la face orbitaire du maxillaire supérieur et du canal sous-orbitaire.
D. Coupe de l'os planum.
a. Coupe du muscle releveur de la paupière supérieure.
b. Coupe du droit supérieur.
c. Coupe du droit externe.
d. Coupe du droit inférieur.
e. Coupe du droit interne.
f. Coupe du grand oblique.
g. Coupe du nerf optique.

La coupe ayant porté en arrière du globe oculaire, le muscle petit oblique n'est pas visible.

Fosses nasales.

F. Apophyse crista-galli.
G. Lame verticale de l'ethmoïde.
H. Coupe de la cloison.
I. Cellules ethmoïdales.
K. Cornet supérieur.
L. Méat supérieur.
M. Cornet moyen.
N. Méat moyen.
O. Cornet inférieur.
P. Méat inférieur.
Q. Coupe de la voûte palatine.
R. Sinus maxillaire.

Cavité buccale.

S. Bord alvéolaire du maxillaire supérieur.
T. Première grosse molaire.
U. Coupe de la langue.
V. Vestibule de la bouche.

Fosse zygomatique.

h. Coupe du muscle temporal.
i. Coupe du muscle masséter.
j. Coupe du muscle buccinateur.

PLANCHE 12.

RÉGION BUCCALE.

Fig. 1. — **Face supérieure, 1er et 2e plans.**

Préparation. — Prolonger les commissures labiales par une double incision horizontale comprenant toute l'épaisseur des tissus de la joue. Scier les deux branches du maxillaire inférieur au niveau de la section des parties molles. Enlever la muqueuse sur une des moitiés de la voûte palatine et du voile du palais pour mettre à découvert les glandules palatines.

EXPLICATION.

A,A. Coupe de la peau.
B,B. Boule graisseuse de Bichat.
C,C. Coupe de la branche du maxillaire inférieur.
a,a. Coupe de l'orbiculaire des lèvres.
b,b. Coupe du buccinateur.
c,c. Coupe du masséter.
d,d. Coupe du ptérygoïdien interne.
e. Muqueuse de la voûte palatine.
f. Petit tubercule médian qui correspond au canal naso-palatin.
g. Luette.
h,h. Piliers antérieurs du voile du palais.
i,i. Piliers postérieurs.
k,k. Amygdale.
l. Glandes palatines.

Fig. 2. — **Face supérieure, plan profond.**

Préparation. — Enlever les glandes de la voûte palatine en conservant les artères et les nerfs palatins qui pénètrent dans la région par les trous palatins postérieurs ; la résistance du tissu de la voûte rend cette dissection un peu difficile. Enlever de même la couche glanduleuse sur le voile du palais en disséquant les muscles à mesure qu'ils se présenteront. Le palato-staphylin ne pourra être découvert qu'après que l'on aura préparé et étudié tous les autres.

EXPLICATION.

n,n. Portion horizontale du muscle péristaphylin externe.
o,o. Muscle glosso-staphylin.
p,p. Muscle pharyngo-staphylin.
1,1. Artères palatines postérieures et nerfs palatins inférieurs.

Toutes les autres lettres ont la même signification que dans la figure précédente.

Fig. 3. — **Face inférieure.**

Préparation. — Faire aux parties molles et aux os les mêmes incisions que pour la préparation des deux figures précédentes.

EXPLICATION.

A,A. Coupe de la peau.
B,B. Graisses de la joue.
C,C. Coupe de la branche du maxillaire inférieur.
D. Glande parotide droite.
E. Amygdale droite.
F. Point où le vestibule communique avec la cavité buccale.
G. Foramen cæcum, V lingual.
H. Épiglotte.
I,I. Cartilages aryténoïdes.
K. Ouverture de la glotte.
a,a. Coupe du muscle orbiculaire des lèvres.
b,b. Coupe du muscle buccinateur.
c. Coupe du masséter gauche.
d. Coupe du ptérygoïdien interne du côté droit.
e. Coupe du digastrique gauche.
f. Coupe du stylo-hyoïdien gauche.
g. Coupe du stylo-glosse gauche.
h. Coupe du stylo-pharyngien gauche.
j,j. Coupe des sterno-cléido-mastoïdiens.
k,k. Coupe de la paroi musculaire du pharynx.
1. Artère carotide externe droite.
2. Artère carotide interne gauche.
3,3. Veine jugulaire interne.
4. Nerf grand hypoglosse gauche.
5. Nerf pneumogastrique droit.
6. Nerf glosso-pharyngien droit.

PLANCHE 13.

RÉGION BUCCALE.

Fig. 1. — Face latérale, 1er plan.

Préparation. — Faire à la peau : 1° une incision horizontale menée de la commissure labiale à un centimètre au devant du lobule de l'oreille ; 2° une incision verticale abaissée de l'extrémité postérieure de la première à l'angle de la mâchoire ; 3° une seconde incision verticale sur la ligne médiane depuis le bas de la symphyse du menton jusqu'au bord libre de la lèvre inférieure ; 4° une dernière incision horizontale le long du bord du maxillaire inférieur, depuis la ligne médiane jusqu'à l'angle de la mâchoire. Scier le maxillaire inférieur verticalement au milieu de la symphyse et horizontalement au-dessous des dents molaires supérieures. Enlever toutes les parties molles de la joue, ainsi que la portion détachée du maxillaire inférieur, en rasant avec le scalpel la face interne de l'os pour conserver le plus de longueur possible au muscle mylo-hyoïdien et ménager le nerf lingual qui rampe sous la muqueuse buccale. Couper nettement le muscle ptérygoïdien interne un peu au-dessous de la section horizontale de la branche du maxillaire, sans intéresser le nerf lingual qui passe entre l'os et le muscle. La dissection ne présentera pas de difficultés, car le tissu conjonctif est très-lâche et peu chargé de graisse ; il sera bon de n'enlever que la portion de ce tissu qui recouvre les différents organes à préparer, et de conserver celui qui leur est interposé, de façon à respecter autant que possible les rapports. On trouvera le canal de Sténon dans la lèvre supérieure de l'incision ou un peu au-dessus.

EXPLICATION.

A,A. Coupe de la peau.
B. Coupe du corps du maxillaire inférieur.
C. Coupe de la branche du même os.
D. Coupe de la glande parotide.
E. Canal de Sténon.
F. Glande sous-maxillaire.
G. Glandes sublinguales.
H,H. Glandes molaires.
K. Frein de la langue.
a. Coupe du masséter.
b. Coupe du ptérygoïdien interne.
c. Muscle mylo-hyoïdien.
d. Ventre antérieur du digastrique.
e. Muscle stylo-glosse.
f. Aponévrose qui recouvre le stylo-hyoïdien.
1. Artère faciale.
2. Vaisseaux sous-mentaux.
3. Veine faciale.
4. Nerf lingual.

Fig. 2. — Face latérale, 2e plan.

Préparation. — Enlever la glande sous-maxillaire, couper l'artère faciale à son passage entre les muscles stylo-glosse et stylo-hyoïdien, et la veine faciale au niveau de la section de la peau. Disséquer l'aponévrose qui recouvre le muscle stylo-hyoïdien ; on préparera du même coup le tendon du digastrique qui traverse ce muscle ; couper le muscle mylo-hyoïdien entre le génio-hyoïdien et le ventre antérieur du digastrique ; enfin, enlever les glandes sublinguales. Les muscles génio-glosse, hyo-glosse et génio-hyoïdien, les nerfs lingual et grand hypoglosse seront ainsi mis à découvert, et il restera très-peu de chose à faire pour en achever la préparation.

EXPLICATION.

Parties accessoires.

A. Coupe de la peau.
B. Coupe du corps du maxillaire inférieur.
C. Coupe de la branche du même os.
D. Coupe de la glande parotide.
E. Canal de Sténon.
F,F. Glandes molaires.
G. Coupe du masséter.
H. Coupe du ptérygoïdien interne.

Parties contenues dans le 2e plan.

a. Muscle stylo-glosse.
b. Muscle stylo-hyoïdien.
c. Ventre antérieur du digastrique.
d. Tendon médian de ce muscle.
e. Coupe du muscle mylo-hyoïdien.
f. Muscle génio-hyoïdien.
g. Muscle génio-glosse.
h. Muscle hyo-glosse.
1. Artère linguale.
2. Artère sublinguale.
3. Artère faciale.
4. Veines linguales superficielles.
5. Veines linguales profondes.
6. Nerf lingual.
7. Nerf grand hypoglosse.

PLANCHE 14.

RÉGION PHARYNGIENNE.

Face postérieure.

Préparation. — Faire une incision verticale qui, partant du vertex, descende de chaque côté jusqu'à la partie inférieure du cou en passant derrière les apophyses mastoïdes; séparer toute la partie postérieure du crâne par deux traits de scie obliques menés de la suture occipito-mastoïdienne à l'apophyse basilaire, en suivant le bord postérieur des deux rochers. Un coup de ciseau horizontal réunira les deux traits de scie sur la ligne médiane et achèvera la section de l'apophyse basilaire. Si l'on veut rendre la préparation plus facile, au lieu de conserver la tête entière comme je l'ai fait, on devra d'abord faire sauter la voûte du crâne et enlever le cerveau; par ce moyen, la scie sera bien plus sûrement dirigée le long du bord postérieur des rochers. On enlèvera ensuite la partie postérieure du crâne et la colonne vertébrale, en rasant la face antérieure des os pour conserver tous les organes situés au devant des vertèbres. On donne à cette préparation le nom de *coupe du pharynx.*

La dissection qui reste à faire exige, pour être menée à bonne fin, un peu d'adresse et beaucoup de patience. En bourrant le pharynx de crin ou d'étoupe, on tendra les muscles constricteurs, et l'on éprouvera moins de difficulté à les préparer, mais il faut se garder de porter la distension trop loin, car elle déforme les organes et détruit l'exactitude des rapports. L'injection du plexus veineux pharyngien se fait parfaitement de bas en haut. Le ganglion cervical moyen du grand sympathique n'est pas constant; lorsqu'il existe, il est toujours situé sur l'artère thyroïdienne inférieure.

EXPLICATION.

A,A. Coupe de la peau.
B,B. Coupe des os du crâne.
C. Coupe de l'apophyse mastoïde et cellules mastoïdiennes.
D. Coupe de l'apophyse basilaire.
E. Rocher.
F. Gouttière latérale ouverte.
G. Golfe de la veine jugulaire.
H. Trou déchiré postérieur.
K. Faux du cerveau.
L. Coupe du sinus longitudinal supérieur.
M. Aponévrose occipito-pharyngienne.
N. Ganglions lymphatiques du cou.
O,O. Glande thyroïde.
P. Œsophage.
a. Muscle sterno-mastoïdien coupé.
b. Ventre postérieur du digastrique.
c. Muscle constricteur supérieur du pharynx.
d. Muscle constricteur moyen.
e. Muscle constricteur inférieur.
1. Artère carotide primitive.
2. Artère carotide interne.
3. Artère carotide externe.
4. Artère occipitale.
5,5. Artère pharyngienne inférieure.
6. Artère thyroïdienne inférieure.
7. Veine jugulaire interne.
8. Veine thyroïdienne supérieure.
9. Nerf spinal.
10. Branche du plexus cervical qui s'anastomose avec le nerf spinal.
11. Nerf pneumogastrique.
12. Nerf laryngé supérieur.
13. Ganglion cervical supérieur du grand sympathique.
14,14. Ganglion cervical moyen.
15,15. Cordon de communication entre les deux ganglions.
16. Nerf grand hypoglosse.
17. Rameau du nerf glosso-pharyngien.
18. Nerf moteur oculaire commun.
19. Nerf trijumeau.
20. Nerf moteur oculaire externe.
21. Nerfs facial et acoustique.

PLANCHE 15.

RÉGION PHARYNGIENNE.

Face interne du pharynx.

Préparation. — Faire d'abord la coupe indiquée pl. 14. Inciser verticalement la paroi postérieure du pharynx sur la ligne médiane. Détacher l'aponévrose céphalo-pharyngienne de ses insertions à l'apophyse basilaire. Renverser les deux lambeaux en dehors, et disséquer les muscles sur un des côtés de la pièce en enlevant la muqueuse et les glandes qui la doublent; on poursuivra la dissection sur la face postérieure du larynx et sur le voile du palais jusqu'à la ligne médiane.

EXPLICATION.

Parties accessoires.

A,A. Coupe de la peau.
B,B. Coupe des os du crâne.
C. Coupe de l'apophyse mastoïde et cellules mastoïdiennes.
D. Coupe de l'apophyse basilaire.
E. Rocher.
F. Gouttière latérale ouverte.
G. Trou déchiré postérieur.
H. Faux du cerveau.
K. Coupe du sinus longitudinal supérieur.
L. Ganglions lymphatiques du cou.
M. Portion du muscle sterno-cléido-mastoïdien coupé.
N. Ventre postérieur du digastrique.
1,1. Artère carotide primitive.
2. Artère occipitale.
3,3. Veine jugulaire interne.
4,4. Nerf spinal.
5. Branche du plexus cervical qui s'anastomose avec le nerf spinal.
6,6. Nerf pneumogastrique.
7. Nerf moteur oculaire commun.
8. Nerf trijumeau.
9. Nerf moteur oculaire externe.
10. Nerfs facial et acoustique.
11. Ganglion cervical moyen du grand sympathique.

Pharynx.

O. Cloison des fosses nasales.
P. Trompe d'Eustache.
Q. Cornet inférieur.
R. Luette.
S. Base de la langue.
T. Épiglotte.
U. Cartilage aryténoïde.
a. Muscle constricteur supérieur du pharynx.
b. Muscle constricteur moyen.
c. Muscle constricteur inférieur.
d. Fibres circulaires de l'œsophage.
e. Muscle palato-staphylin (*azygos uvulæ*).
f. Muscle péristaphylin interne.
g. Muscle pharyngo-staphylin.
h. Muscle aryténoïdien.
j. Muscle crico-aryténoïdien postérieur.
12. Rameau laryngé de l'artère thyroïdienne supérieure.
13. Nerf laryngé supérieur.
14. Nerf laryngé inférieur ou récurrent.

PLANCHE 16.

COUPE VERTICALE MÉDIANE DE LA TÊTE ET DU COU.

Fig. 1. — 1er plan.

Préparation. — Cette préparation ne peut être exécutée nettement que sur une pièce congelée. Un simple trait de scie vertical divisera la tête et le cou en deux moitiés qui toutes deux pourront être utilisées pour l'étude. Je me suis servi pour cette figure du côté sur lequel était restée la cloison des fosses nasales, et j'ai disséqué les vaisseaux et les nerfs de cette cloison après avoir laissé dégeler la pièce.

EXPLICATION.

A,A. Coupe de la peau.
B. Cloison des sinus frontaux.
C. Coupe du pariétal.
D. Protubérance occipitale externe.
E,E,E. Apophyses épineuses des vertèbres cervicales.
F. Coupe des sinus sphénoïdaux.
G. Coupe de l'apophyse basilaire.
H. Coupe de l'arc antérieur de l'atlas.
I. Coupe du corps de l'axis.
K,K,K. Corps des vertèbres cervicales.
L. Coupe de l'apophyse palatine.
M. Coupe de la symphyse du menton.
N. Coupe de l'os hyoïde.
O. Faux du cerveau.
P. Tente du cervelet.
Q. Faux du cervelet.
R. Cloison des fosses nasales.
S. Coupe du voile du palais, muscle palato-staphylin.
T. Pilier antérieur du voile du palais.
T'. Pilier postérieur.
U. Amygdale.
V. Ouverture de la trompe d'Eustache.
W. Coupe de l'épiglotte.
X. Coupe du cartilage thyroïde.
Y,Y. Coupes du cartilage cricoïde.
Z. Ventricule du larynx.
a. Coupe longitudinale des muscles de la nuque.
b. Ligament cervical postérieur.
c. Coupe des muscles du pharynx.
d. Muscle lingual longitudinal supérieur.
e. Muscle génio-glosse.
f. Muscle mylo-hyoïdien.
g. Muscle génio-hyoïdien.
h. Muscle sterno-hyoïdien.
1. Branches de l'artère méningée moyenne.
2,2. Artères ethmoïdales.
3. Artères et veines de la cloison.
4. Sinus longitudinal supérieur.
5. Sinus longitudinal inférieur.
6. Sinus droit.
7. Pressoir d'Hérophile (*torcular*).
8. Branches du nerf olfactif.
9. Nerf naso-palatin.
10. Nerfs facial et acoustique (trou auditif).
11. Nerfs glosso-pharyngien, pneumogastrique et spinal (trou déchiré postérieur).
12. Nerf grand hypoglosse (trou condylien antérieur).
13. Trous de conjugaison.

Fig. 2. — 2e plan.

Préparation. — Après avoir enlevé la cloison des fosses nasales sur la préparation précédente, on disséquera la muqueuse du larynx et du pharynx, ce qui se fera sans beaucoup de difficulté, si l'on a soin de bien fixer les bords de la coupe par un nombre suffisant d'érignes.

EXPLICATION.

Parties accessoires.

A. Cloison des sinus frontaux.
B. Faux du cerveau.
C. Sinus sphénoïdaux.
D. Apophyse basilaire.
E. Arc antérieur de l'atlas.
F. Corps de l'axis.
G,G,G. Corps des vertèbres cervicales.
H. Cartilage thyroïde.
K. Os hyoïde.
L. Symphyse du menton.
M. Muscle mylo-hyoïdien.
N. Muscle génio-hyoïdien.
O. Muscle génio-glosse.
P. Muscle lingual longitudinal supérieur.

Parties contenues dans le 2e plan.

Q. Cornet supérieur.
R. Cornet moyen.
S. Cornet inférieur.
T. Cartilage de la trompe d'Eustache.
U. Épiglotte.
V. Cartilage cricoïde.
X. Cartilage aryténoïde.
a. Muscle glosso-staphylin.
b. Muscle pharyngo-staphylin.
c. Muscle constricteur supérieur du pharynx.
d. Muscle thyro-aryténoïdien.
e. Muscle palato-staphylin.
1. Branches du nerf olfactif.
2. Nerfs palatins.
3. Nerf glosso-pharyngien.
4. Nerf laryngé supérieur.

PLANCHE 17.

RÉGIONS LATÉRALES DE LA FACE.

1er Plan.

MÉDECINE OPÉRATOIRE.

A. Résection du nerf dentaire inférieur. — Procédé de Warren. — Point où l'on doit trépaner le maxillaire inférieur pour aller sectionner le nerf à son entrée dans le canal dentaire.

B. Ligature de l'artère occipitale. — Procédé ordinaire. — Inciser à 2 ou 3 millimètres au-dessous de l'apophyse mastoïde, parallèlement au bord postérieur de cette apophyse.

C. Ligature de l'artère occipitale près de son origine. — Procédé de Valette. — Incision sur le trajet d'une ligne qui partirait du milieu du cartilage thyroïde et irait aboutir au milieu de la distance qui sépare l'angle de la mâchoire du point où le lobule de l'oreille s'attache à la peau de la joue. — La même incision permet d'arriver sur la carotide externe ou sur la carotide interne.

D. Ligature de l'artère linguale. — Procédé de Malgaigne. — Incision d'environ 3 centimètres longeant le bord supérieur de la grande corne de l'os hyoïde.

EXPLICATION.

a,a. Helix. — *b.* Anthelix. — *c.* Fossette scaphoïdienne. — *d.* Tragus. — *e.* Antitragus. — *f.* Conque.

PLANCHE 18.

RÉGIONS LATÉRALES DE LA FACE.

2e Plan.

Préparation. — 1o Incision verticale depuis la saillie de la pommette jusqu'au bord inférieur de la mâchoire; 2o incision horizontale étendue depuis l'extrémité inférieure de la précédente jusqu'au bord postérieur de l'apophyse mastoïde, suivant la direction du bord inférieur du maxillaire ; 3o incision, d'abord rectiligne, sur l'arcade zygomatique, puis décrivant une demi-circonférence, à 1 ou 2 centimètres en dehors du pavillon de l'oreille, pour aller aboutir au bord postérieur de l'apophyse mastoïde. Enlever la peau et le fascia superficialis, en laissant en place le peaucier ainsi que les vaisseaux et nerfs superficiels. La dissection du pavillon de l'oreille et des muscles auriculaires présentera seule quelque difficulté. Les muscles intrinsèques du pavillon ne sont pas visibles sur tous les sujets.

EXPLICATION.

A,A. Coupe de la peau.
B. Aponévrose superficielle de la loge parotidienne.
C,C. Ganglions lymphatiques superficiels.
a. Muscle peaucier.
b. Muscle auriculaire antérieur.
c. Muscle auriculaire supérieur.
d. Muscle auriculaire postérieur.
e. Fibres externes du muscle occipital.
f. Grand muscle de l'helix.
g. Petit muscle de l'helix.
h. Muscle du tragus.
j. Muscle de l'antitragus.

1. Artère temporale superficielle.
2. Branche de l'auriculaire postérieure qui se distribue au pavillon de l'oreille.
3,3,3. Rameaux cutanés des artères parotidiennes.
4,4. Veines temporales superficielles.
5. Nerf fourni par la branche transverse du plexus cervical superficiel.
6. Rameaux de la branche auriculaire du plexus cervical.
7. Branche mastoïdienne du même plexus.
8. Rameau du nerf facial.
9,9. Branches du nerf auriculo-temporal.

PLANCHE 19.

RÉGIONS LATÉRALES DE LA FACE.

3e Plan.

Préparation. — Couper verticalement le conduit auditif externe, enlever le pavillon de l'oreille, les muscles auriculaires et le peaucier. Disséquer l'aponévrose superficielle en préparant à mesure les branches vasculaires et nerveuses qu'on devra laisser en place. L'aponévrose est extrêmement adhérente à la partie supérieure du muscle sterno-cléido-mastoïdien; sur la parotide elle envoie entre les lobules de la glande une foule de prolongements qui en rendent la dissection très-laborieuse; enfin dans toute la région massétérine, ce n'est qu'une simple toile celluleuse dont il est facile de se débarrasser. On dirigera le scalpel horizontalement dans la moitié antérieure de la préparation, et verticalement dans la moitié postérieure.

EXPLICATION.

A,A. Coupe de la peau.
B. Conduit auditif externe.
C. Glande parotide.
D. Canal de Sténon.
E,E. Ganglions lymphatiques sous-aponévrotiques.
a. Muscle masséter.
b. Muscle sterno-cléido-mastoïdien.
1. Artère faciale.
2. Vaisseaux temporaux superficiels.
3. Vaisseaux auriculaires postérieurs.
4. Artère transversale de la face.
5,5. Artères sterno-cléido-mastoïdiennes.
6. Veine faciale.
7. Branche auriculaire du plexus cervical.
8. Branche mastoïdienne du même plexus.
9,9,9. Branches du nerf facial.
10,10. Branches du nerf auriculo-temporal.

PLANCHE 20.

RÉGIONS LATÉRALES DE LA FACE.

4e Plan.

Préparation. — Enlever la glande parotide par petites portions et avec précaution, de façon à conserver les vaisseaux et les nerfs qui cheminent au milieu des lobules glanduleux.

EXPLICATION.

A,A. Coupe de la peau.
B. Conduit auditif externe.
C. Canal de Sténon.
D. Ganglion lymphatique sous-aponévrotique.
a. Muscle masséter.
b. Muscle sterno-cléido-mastoïdien.
1. Artère faciale.
2. Artère carotide externe.
3,3. Artère temporale superficielle.
4. Artère auriculaire postérieure.
5,5. Artères sterno-cléido-mastoïdiennes.
6. Artère transversale de la face.
7. Veine faciale.
8. Veine temporale superficielle.
9. Branche auriculaire du plexus cervical.
10. Branche mastoïdienne du même plexus.
11. Nerf auriculo-temporal.
12. Tronc du nerf facial.
13. Sa branche temporo-faciale.
14. Sa branche cervico-faciale.

PLANCHE 21.

RÉGIONS LATÉRALES DE LA FACE.

5e Plan.

Préparation. — Cette préparation est surtout destinée à montrer la loge parotidienne et l'aponévrose qui la tapisse. Après avoir fait à la peau les mêmes incisions que pour les préparations précédentes, on enlèvera la glande parotide ainsi que les vaisseaux et les nerfs qu'elle renferme ; on ménagera l'aponévrose qui recouvre le muscle sterno-cléido-mastoïdien, et qui, après avoir tapissé le fond de l'excavation parotidienne, se porte sur le muscle masséter. On se rappellera que les lobules de la glande sont très-adhérents au niveau de l'apophyse mastoïde et du conduit auditif externe. On terminera la préparation en enlevant le pavillon de l'oreille et en disséquant le muscle masséter ainsi que le ligament latéral externe de l'articulation temporo-maxillaire.

EXPLICATION.

A, A. Coupe de la peau.
B. Conduit auditif externe.
C. Saillie formée par l'apophyse styloïde.
D. Ouverture conduisant dans l'arrière-fond de la loge parotidienne.
E. Saillie formée par le ventre postérieur du muscle digastrique.
F. Gaîne aponévrotique du muscle sterno-cléido-mastoïdien.
G. Ligament latéral externe de l'articulation temporo-maxillaire.
H. Glande sous-maxillaire.
a. Faisceau superficiel du muscle masséter.
b. Faisceau profond du même muscle.
1. Artère faciale.
2. Coupe de l'artère carotide externe.
3. Coupe de l'artère maxillaire interne.
4. Veine faciale.

PLANCHE 22.

RÉGIONS LATÉRALES DE LA FACE.

6e Plan.

Préparation. — Enlever complétement le feuillet aponévrotique qui forme le fond du creux parotidien ; on mettra ainsi à découvert l'apophyse styloïde, le muscle stylo-hyoïdien, le ventre postérieur du digastrique et les grosses veines profondes du cou. Couper transversalement le muscle masséter au-dessous de ses insertions à l'apophyse zygomatique, et disséquer avec soin, sur sa face profonde, les vaisseaux et le nerf massétérin qui sortent par l'échancrure sigmoïde. On enlèvera le masséter lorsqu'on sera arrivé au niveau de ses attaches inférieures.

EXPLICATION.

A,A. Coupe de la peau.
B. Conduit auditif externe.
C. Apophyse styloïde.
D. Branche du maxillaire inférieur.
E. Ligament latéral externe de l'articulation temporo-maxillaire.
F. Glande sous-maxillaire.
G. Boule graisseuse de la joue.
a. Insertions supérieures du muscle masséter.
b. Insertions inférieures du même muscle.
c. Tendon du muscle crotaphyte.
d. Muscle stylo-hyoïdien.
e. Ventre postérieur du muscle digastrique.
f. Muscle sterno-cléido-mastoïdien.
1. Artère faciale.
2. Coupe de l'artère carotide externe.
3. Coupe de l'artère maxillaire interne.
4. Vaisseaux massétérins.
5. Veine faciale.
6. Veine jugulaire interne.
7. Veine mastoïdienne inférieure.
8. Nerf massétérin.
9. Nerf spinal.

PLANCHE 23.

RÉGIONS LATÉRALES DE LA FACE.

7e Plan.

Préparation. — Exécuter préalablement la préparation indiquée en regard de la planche 22. Porter deux traits de scie horizontaux sur la branche du maxillaire inférieur : le premier au-dessous du col du condyle, le second immédiatement au-dessus de la section inférieure du muscle masséter. Couper le tendon du muscle temporal au-dessus de ses insertions à l'apophyse coronoïde, et enlever toute la branche du maxillaire inférieur dont on aura ainsi détruit les attaches; on aura soin de raser, avec le scalpel, la face profonde de l'os pour ménager et conserver en place tous les organes qu'il recouvre. On disséquera, au-dessous des graisses de la joue, le muscle buccinateur sur la face externe duquel descendent l'artère buccale et le nerf buccal. Les muscles ptérygoïdiens, les branches de l'artère maxillaire interne ainsi que les nerfs buccal et dentaire inférieur sont recouverts d'un tissu conjonctif lâche, dont il est très-facile de se débarrasser. On n'oubliera pas de ménager le ligament sphéno-maxillaire, et l'on terminera la préparation en enlevant l'extrémité supérieure du muscle sterno-cléido-mastoïdien pour mettre à découvert les insertions mastoïdiennes du splénius de la tête.

EXPLICATION.

A,A. Coupe de la peau.
B. Conduit auditif externe.
C. Col du condyle de la mâchoire inférieure.
D. Apophyse styloïde.
E. Ligament latéral externe de l'articulation temporo-maxillaire.
F. Ligament sphéno-maxillaire.
G. Ganglions lymphatiques sous-mastoïdiens.
H. Glande sous-maxillaire.
a,a. Coupes du muscle masséter.
b. Muscle buccinateur.
c. Muscle ptérygoïdien externe.
d. Muscle ptérygoïdien interne.
e. Muscle stylo-glosse.
f. Muscle stylo-hyoïdien.
g. Ventre postérieur du digastrique.
h. Splénius de la tête.
1. Artère carotide externe.
2. Artère maxillaire interne.
3. Artère dentaire inférieure.
4. Tronc commun fournissant les artères temporales profondes antérieure et postérieure.
5. Artère buccale.
6. Artère faciale.
7. Veine jugulaire interne.
8. Veine faciale.
9. Nerf buccal.
10. Nerf lingual.
11. Nerf dentaire inférieur.
12. Nerf spinal.

PLANCHE 24.

RÉGIONS LATÉRALES DE LA FACE.

8e Plan.

Préparation. — Désarticuler le condyle de la mâchoire ; abattre, par un trait de scie vertical, toute la portion du maxillaire inférieur sur laquelle s'insère le masséter. Enlever complétement les deux muscles ptérygoïdiens en les détachant de leurs insertions à l'apophyse ptérygoïde et à la grande aile du sphénoïde. Couper les nerfs lingual et dentaire inférieur un peu au-dessous du trou ovale. Disséquer les branches de l'artère maxillaire interne et préparer en même temps le muscle constricteur supérieur du pharynx jusqu'à ses insertions à l'aponévrose buccinato-pharyngienne ; on devra conserver l'artère palatine inférieure qui monte sur la face externe de ce muscle. Couper le ventre postérieur du digastrique un peu au-dessous de ses insertions mastoïdiennes et au point où il s'engage dans la boutonnière du muscle stylo-hyoïdien ; enlever la portion comprise entre ces deux sections. Débarrassez-vous des gros troncs veineux qui recouvrent les deux artères carotides, l'artère occipitale et le nerf grand hypoglosse ; ne conservez que la veine jugulaire interne et le nerf spinal qui la croise obliquement. Les ganglions lymphatiques devront être enlevés à mesure qu'ils se présenteront. Le tissu conjonctif qui entoure tous ces organes est très-facile à disséquer, et en somme, cette préparation ne demande qu'un peu de patience.

EXPLICATION.

A,A. Coupe de la peau.
B. Conduit auditif externe.
C. Cavité glénoïde du temporal.
D. Apophyse styloïde.
E. Apophyse ptérygoïde.
F. Tubérosité du maxillaire supérieur.
G. Coupe du corps du maxillaire inférieur.
H. Glande sous-maxillaire.
a. Muscle buccinateur.
b. Constricteur supérieur du pharynx.
c. Muscle stylo-glosse.
d. Muscle stylo-hyoïdien.
e,e. Coupes du muscle digastrique.
f. Muscle oblique supérieur de la nuque (petit oblique).
g. Muscle oblique inférieur de la nuque (grand oblique).
h. Splénius de la tête.

1. Artère carotide interne.
2. Artère carotide externe.
3. Artère occipitale.
4. Artère faciale.
5. Artère palatine inférieure.
6. Artère maxillaire interne.
7. Artère méningée moyenne.
8. Artère buccale.
9. Veine jugulaire interne.
10. Nerf buccal.
11. Nerf lingual.
12. Nerf dentaire inférieur.
13. Nerf grand hypoglosse.
14. Sa branche descendante.
15. Nerf spinal.

PLANCHE 25.

RÉGIONS ANTÉRIEURES DU COU.

1er Plan.

MÉDECINE OPÉRATOIRE.

A. Ligature de la carotide primitive à sa partie inférieure. — L'incision suit le bord antérieur du sterno-cléido-mastoïdien ; elle doit avoir 7 ou 8 centimètres, et son milieu doit correspondre au tubercule carotidien, c'est-à-dire à 6 centimètres environ au-dessus de la clavicule. — La même incision permet d'arriver sur l'artère thyroïdienne inférieure et sur l'artère vertébrale.

B. Ligature de l'artère carotide primitive à sa bifurcation. — L'incision suit le bord antérieur du muscle sterno-cléido-mastoïdien ; elle doit avoir 7 ou 8 centimètres, et son milieu doit correspondre au bord supérieur du cartilage thyroïde. — La même incision permet d'arriver sur l'artère thyroïdienne supérieure.

C. Ligature de l'artère linguale. — Incision de 4 centimètres, parallèle au bord supérieur de la grande corne de l'os hyoïde, et située à 3 millimètres au-dessus de ce bord.

D. Trachéotomie, procédé ordinaire. — Incision verticale médiane commençant immédiatement au-dessous du cartilage cricoïde.

E. OEsophagotomie. — L'incision se fait ordinairement du côté gauche, en suivant le bord antérieur du muscle sterno-cléido-mastoïdien. Elle commence au niveau de l'os hyoïde, et s'étend en bas jusqu'à 2 ou 3 centimètres au-dessus du bord supérieur du sternum.

PLANCHE 26.

RÉGION SUS-HYOIDIENNE.

Fig. 1. — 2e et 3e Plans.

Préparation. — Faire immédiatement au-dessus de l'os hyoïde une incision horizontale étendue jusqu'au bord antérieur des deux muscles sterno-cléido-mastoïdiens ; réunir les deux extrémités de cette première incision par une seconde incision en fer à cheval longeant le bord du maxillaire inférieur. On aura soin de ne pas faire pénétrer le tranchant du scalpel trop profondément, pour ne pas couper en travers les fibres du peaucier. La dissection de ce muscle devra être conduite dans le sens de ces fibres, ce qui permettra de ménager les branches du plexus cervical qui le perforent pour se porter à la peau. Sur une des moitiés de la préparation, on enlèvera le peaucier et le feuillet du fascia superficialis qui en tapisse la face profonde, on mettra ainsi à découvert l'aponévrose cervicale superficielle sur laquelle s'étalent quelques rameaux nerveux venus de la branche cervico-faciale du nerf facial. La glande sous-maxillaire se voit par transparence à travers l'aponévrose cervicale, et il est facile d'ouvrir la loge aponévrotique dans laquelle cette glande est contenue.

EXPLICATION.

A,A. Coupe de la peau.
a. Muscle peaucier.
b. Ventre antérieur du digastrique vu par transparence à travers le fascia cervicalis.
c. Feuillet de l'aponévrose cervicale qui ferme en avant la loge de la glande sous-maxillaire.
d. Ganglions lymphatiques superficiels.
e. Glande sous-maxillaire.

1,1. Petites branches des artères sous-mentales qui vont à la peau.
2. Veine jugulaire antérieure.
3. Veine faciale vue par transparence à travers l'aponévrose cervicale superficielle.
4,4,4. Rameaux du plexus cervical superficiel.
5. Rameau de la branche cervico-faciale du nerf facial.

Fig. 2. — 4e et 5e Plans.

Préparation. — Il suffit d'enlever l'aponévrose cervicale superficielle pour mettre à découvert la glande sous-maxillaire, les ganglions lymphatiques qui l'entourent et le ventre antérieur du muscle digastrique. On trouvera la veine faciale sur la face superficielle de la glande sous-maxillaire.

Pour voir le plan profond, on enlèvera la glande en laissant en place l'artère faciale et l'artère sous-mentale qui en provient. Le fond du creux sous-maxillaire est occupé par un tissu conjonctif lâche au milieu duquel on trouvera le nerf grand hypoglosse et les veines linguales superficielles. Si l'on veut voir les muscles génio-hyoïdiens, il suffit de fendre le mylo-hyoïdien sur la ligne médiane.

EXPLICATION.

Parties accessoires.

A,A. Coupe de la peau.
B,B. Coupe du muscle peaucier.
C,C. Bord du maxillaire inférieur.
D. Os hyoïde.
E,E. Aponévrose qui sépare la région sus-hyoïdienne de la région parotidienne.
F,F. Muscle masséter.

4e *Plan. — Côté droit.*

a. Ventre antérieur du digastrique.
b. Glande sous-maxillaire.
c. Ganglions lymphatiques.
1. Artère faciale.
2. Veine faciale.

5e *Plan. — Côté gauche.*

d. Ventre antérieur du digastrique.
e,e. Muscle mylo-hyoïdien.
f. Muscle hyo-glosse.
g. Muscle stylo-glosse.
h. Muscle ptérygoïdien interne.
3. Artère faciale.
4. Artère sous-mentale.
5. Artère massétérine.
6. Veine faciale.
7. Veine linguale superficielle.
8. Nerf grand-hypoglosse.

PLANCHE 27.

RÉGION SOUS-HYOIDIENNE.

2e et 3e Plans.

Préparation du 2e plan. — Côté gauche de la figure. — Placer un billot sous les épaules du sujet et porter fortement la tête dans l'extension pour mettre en saillie la région que l'on veut préparer. Faire, sur l'os hyoïde, une incision horizontale étendue de chaque côté jusqu'à la rencontre du bord antérieur des deux muscles sterno-cléido-mastoïdiens; on aura soin de ne pas inciser trop profondément, pour ménager le peaucier. Faire, sur la ligne médiane, une seconde incision perpendiculaire à la première et étendue de l'os hyoïde à la fourchette du sternum. Une dernière incision horizontale suivra le bord supérieur du sternum et s'arrêtera sur le faisceau sternal des deux sterno-cléido-mastoïdiens. Disséquer les deux lambeaux latéraux ainsi dessinés, en partant de la ligne médiane et en enlevant du même coup la peau, le tissu adipeux sous-cutané et le feuillet du fascia superficialis qui recouvre le peaucier. On constatera presque toujours l'existence d'une bourse séreuse sous-cutanée au-devant du cartilage thyroïde. Pour bien préparer le peaucier, on suivra rigoureusement, avec le tranchant du scalpel, la direction des fibres de ce muscle. On trouvera dans ce plan les veines jugulaires antérieures et les rameaux de la branche cervicale transverse du plexus cervical. L'injection des veines jugulaires antérieures n'est pas indispensable; dans tous les cas, comme ces veines n'ont pas de valvules, il est très-facile de les remplir en poussant l'injection de bas en haut par le tronc innominé ou la jugulaire interne.

EXPLICATION.

A,A. Lambeau comprenant la peau et la couche adipeuse sous-cutanée.

a. Muscle peaucier.

1. Rameau de l'artère thyroïdienne supérieure.

2. Veine jugulaire antérieure.

3. Branche anastomotique médiane (coupée) entre les deux veines jugulaires antérieures.

4. Veine superficielle aboutissant à la jugulaire antérieure.

5,5,5. Rameaux de la branche cervicale transverse du plexus cervical superficiel.

Préparation du 3e plan. — Côté droit de la figure. — Enlever le peaucier et l'aponévrose cervicale superficielle. La dissection des muscles sterno-hyoïdien et omo-hyoïdien se fera facilement et en très-peu de temps, car ces muscles ne sont recouverts que par un tissu conjonctif peu adhérent. On ménagera les veines superficielles si l'on en trouve. On peut, dans la préparation de ce plan, se débarrasser de la branche transverse du plexus cervical, car sa présence augmente beaucoup la difficulté de la dissection, et si on l'a conservée et étudiée en préparant le plan précédent, cela suffit.

A mesure que l'on enlèvera l'aponévrose cervicale superficielle, on remarquera que le muscle sterno-cléido-mastoïdien, cessant d'être maintenu par ce feuillet aponévrotique, se déplace toujours de quelques millimètres en dehors, surtout dans la moitié supérieure de la région, ce qui agrandit sensiblement les dimensions du triangle omo-hyoïdien; on aura soin de tenir compte de ce déplacement pour l'étude des rapports.

EXPLICATION.

A,A. Lambeau comprenant la peau et la couche adipeuse sous-cutanée.

B. Faisceau sternal du muscle sterno-cléido-mastoïdien.

C. Coupe du peaucier.

D. Os hyoïde.

b. Muscle sterno-hyoïdien.

c. Muscle omo-hyoïdien.

d. Feuillet aponévrotique recouvrant le triangle omo-hyoïdien.

6,6. Veines jugulaires sous-aponévrotiques.

7. Branche cervicale transverse du plexus cervical.

PLANCHE 28.

RÉGION SOUS-HYOIDIENNE.

4e et 5e Plans.

Préparation du 4e plan. — Côté droit de la figure. — Couper près de leurs extrémités les muscles sterno-hyoïdien et omo-hyoïdien ; enlever le feuillet aponévrotique qui recouvre le triangle omo-hyoïdien et disséquer les muscles sterno-thyroïdien, thyro-hyoïdien et crico-thyroïdien, ainsi que les artères carotide primitive et thyroïdienne supérieure.

EXPLICATION.

Parties accessoires.

A,A. Coupe de la peau.
B. Muscle sterno-cléido-mastoïdien.
C,C. Coupes du muscle sterno-hyoïdien.
D,D. Coupes du muscle omo-hyoïdien.
E. Branche cervicale transverse du plexus cervical, coupée.

Parties contenues dans le 4e plan.

a. Muscle sterno-thyroïdien.
b. Muscle thyro-hyoïdien.
c. Muscle crico-thyroïdien.
1. Artère carotide primitive.
2. Artère thyroïdienne supérieure.
3. Rameau laryngé supérieur de cette artère.
4. Son rameau thyro-hyoïdien.
5. Son rameau crico-thyroïdien.
6. Veine jugulaire interne.
7. Veine thyroïdienne supérieure.
8. Rameau nerveux destiné au muscle sterno-hyoïdien.

Préparation du 5e plan. — Côté gauche de la figure. — Enlever les muscles sterno-thyroïdien, thyro-hyoïdien et crico-thyroïdien, on mettra ainsi à découvert la face antérieure du larynx, de la trachée et de la glande thyroïde dont la dissection ne présentera aucune difficulté. On trouvera au-dessous du muscle sterno-thyroïdien, sur la face externe du cartilage thyroïde, des fibres musculaires horizontales appartenant au constricteur inférieur du pharynx, on les respectera en conservant en même temps le nerf laryngé externe, petite branche du laryngé supérieur, qui repose sur ces fibres. On trouvera la bourse séreuse thyro-hyoïdienne sur la ligne médiane, au-devant de la membrane thyro-hyoïdienne. On ne pourra bien voir les plexus veineux sous-thyroïdiens qu'avec une bonne injection; mais comme ces veines n'ont point de valvules et qu'elles ont entre elles de nombreuses communications, il est indifférent d'y pousser l'injection dans tel ou tel sens. L'artère thyroïdienne de Neubauer n'est pas constante.

EXPLICATION.

Parties accessoires.

A,A. Coupe de la peau.
B. Muscle sterno-cléido-mastoïdien.
C. Insertion supérieure du muscle sterno-hyoïdien.
D. Insertion supérieure du muscle omo-hyoïdien.
E. Branche cervicale transverse du plexus cervical, coupée.
F. Extrémité inférieure du muscle sterno-thyroïdien.

Parties contenues dans le 5e plan.

d. Os hyoïde.
e. Membrane thyro-hyoïdienne.
f. Cartilage thyroïde.
g. Membrane crico-thyroïdienne
h. Cartilage cricoïde.
j. Premier cerceau de la trachée.
k. Trachée-artère.
l. Glande thyroïde.
m. Pyramide de Lalouette.
n. Muscle constricteur inférieur du pharynx.
9,9. Artère carotide primitive droite.
10. Artère thyroïdienne supérieure droite.
11. Artère thyroïdienne de Neubauer.
12. Veine jugulaire interne.
13. Veine thyroïdienne supérieure.
14,14,14. Veines des plexus thyroïdiens ou sous-thyroïdiens.
15. Nerf laryngé supérieur.
16. Nerf laryngé externe.
17. Branche descendante du grand nerf hypoglosse.
18. Branche du nerf récurrent gauche.

PLANCHE 29.

RÉGION STERNO-CLÉIDO-MASTOIDIENNE OU CAROTIDIENNE.

1er Plan.

MÉDECINE OPÉRATOIRE.

A. Hauteur à laquelle on doit introduire le ténotome pour sectionner le faisceau sternal du muscle sterno-cléido-mastoïdien.

B,C,D. Incision en L de Mott et de Graefe pour la ligature du tronc brachio-céphalique. — B,C. Incision de 8 centimètres longeant le bord interne du sterno-cléido-mastoïdien droit. — C,D. Incision horizontale menée à 13 millimètres au-dessus de la clavicule et partant de l'extrémité inférieure de la précédente. — On coupera en travers le faisceau sternal du sterno-cléido-mastoïdien ainsi que les muscles sterno-hyoïdien et sterno-thyroïdien.

E. Incision pour la ligature de l'artère carotide externe. — L'incision suit le bord antérieur du sterno-cléido-mastoïdien, et son milieu doit correspondre au bord supérieur du cartilage thyroïde.— L'artère est située en avant de la carotide interne et un peu plus profondément que cette dernière ; on la reconnaîtra surtout à ce qu'elle fournit des collatérales.

PLANCHE 30.

RÉGION STERNO-CLÉIDO-MASTOIDIENNE OU CAROTIDIENNE.

2e Plan.

Préparation. — Faire une première incision oblique étendue de l'apophyse mastoïde à la fourchette du sternum en suivant le bord antérieur du muscle sterno-cléido-mastoïdien. Prolonger l'extrémité supérieure de cette incision par une seconde incision courbe à concavité inférieure, circonscrivant l'insertion supérieure du même muscle, c'est-à-dire étendue à la moitié externe de la ligne courbe occipitale supérieure ; si l'on ne se rend pas bien compte de la situation exacte de cette ligne, on suivra la courbe formée par la ligne d'implantation des cheveux. Faire une troisième incision horizontale longeant le bord supérieur de la clavicule et comprenant toute la largeur des deux faisceaux du sterno-cléido-mastoïdien ; cette incision ne devra pas intéresser les fibres du peaucier. Disséquer le lambeau en enlevant en même temps le feuillet superficiel du fascia superficialis, pour mettre à nu le muscle peaucier; on commencera la dissection par la partie inférieure, et l'on suivra avec le tranchant du scalpel la direction des fibres de ce muscle. On aura soin de ménager les branches vasculaires et nerveuses qui perforent le peaucier pour se porter à la peau. Dans la moitié supérieure de la préparation, on laissera en place le feuillet de l'aponévrose cervicale superficielle qui recouvre le sterno-cléido-mastoïdien; au voisinage de l'apophyse mastoïde, cette aponévrose adhère intimement à la face profonde de la peau, et il est assez difficile de la préparer nettement. On arrêtera la dissection lorsqu'on sera arrivé sur le bord postérieur du sterno-cléido-mastoïdien, c'est-à-dire sur la limite postérieure de la région.

EXPLICATION.

A,A. Lambeau comprenant la peau, le tissu adipeux et le premier feuillet du fascia superficialis.

a. Muscle peaucier.

b. Feuillet superficiel de l'aponévrose cervicale recouvrant le muscle sterno-cléido-mastoïdien.

1. Rameau fourni par l'artère scapulaire supérieure.

2,2. Rameaux de la branche cervicale transverse du plexus cervical superficiel.

3. Rameau de la branche sus-claviculaire du même plexus.

PLANCHE 31.

RÉGION STERNO-CLÉIDO-MASTOIDIENNE OU CAROTIDIENNE.

3e Plan.

Préparation. — Enlever le peaucier et le feuillet superficiel de l'aponévrose cervicale superficielle; on commencera la dissection par le bord antérieur du sterno-cléido-mastoïdien et l'on suivra la direction des fibres de ce muscle. Cette dissection est très-facile dans les trois quarts inférieurs de la région; mais dans le quart supérieur l'aponévrose est tellement adhérente au muscle qu'il faudra redoubler de précaution pour ne pas produire de déchirure. On conservera la veine jugulaire externe et toutes les branches du plexus cervical superficiel; ces branches sont assez grosses et facilement visibles, elles émergent à peu près au milieu de la hauteur du bord postérieur du sterno-cléido-mastoïdien.

EXPLICATION.

A,A. Coupe de la peau.
B. Bord postérieur de la glande parotide.
a. Muscle sterno-cléido-mastoïdien.
b. Faisceau sternal du même muscle.
c. Son faisceau claviculaire.
1. Rameau de l'artère scapulaire supérieure.
2,2,2. Veine jugulaire externe (double sur ce sujet).
3. Branche transverse du plexus cervical superficiel.
4. Branche auriculaire du même plexus.
5. Sa branche mastoïdienne.
6. Branche sus-claviculaire.

PLANCHE 32.

RÉGION STERNO-CLÉIDO-MASTOIDIENNE OU CAROTIDIENNE.

4e Plan.

Préparation. — Couper la veine jugulaire externe au niveau des deux points où elle se montre dans la région; couper également les branches du plexus cervical superficiel à leur passage derrière le bord postérieur du sterno-cléido-mastoïdien ; détacher les deux faisceaux de ce muscle de leurs insertions à la clavicule et à la face antérieure du sternum. Rabattre le muscle de bas en haut en laissant en place le feuillet de l'aponévrose cervicale qui passe au-dessous de lui ; cette préparation se fera avec la plus grande facilité. Enfin, on coupera le sterno-cléido-mastoïdien à son insertion supérieure.

EXPLICATION.

Parties accessoires.

A,A. Coupe de la peau.
B. Bord postérieur de la glande parotide.
C,C. Coupes de la veine jugulaire externe.
D. Clavicule.

Parties contenues dans le 4e plan.

a. Ventre inférieur du muscle omo-hyoïdien.
b. Muscle sterno-hyoïdien recouvert de sa gaîne aponévrotique.
c,c. Graisse et ganglions lymphatiques.
d. Feuillet de l'aponévrose cervicale qui recouvre le muscle splenius.
1. Veine jugulaire interne recouverte par le feuillet profond de l'aponévrose cervicale superficielle.
2,2. Artères sterno-cléido-mastoïdiennes fournies par la thyroïdienne supérieure.
3. Rameau de l'artère scapulaire supérieure.

PLANCHE 33.

RÉGION STERNO-CLÉIDO-MASTOIDIENNE OU CAROTIDIENNE.

5e Plan.

Préparation. — Enlever la graisse, les ganglions lymphatiques et le feuillet aponévrotique qui constituent le plan précédent. La préparation consistera à bien isoler les muscles sterno-hyoïdien, omo-hyoïdien, scalène antérieur, scalène postérieur, angulaire de l'omoplate et splénius, un assez grand nombre de branches nerveuses et les gros vaisseaux du cou; mais comme le tissu conjonctif qui enveloppe tous ces organes est lâche et facile à disséquer, on y arrivera avec un peu d'attention. Pour se rendre exactement compte du calibre et des rapports de la veine jugulaire interne, il est indispensable de l'injecter préalablement pour lui donner à peu près le volume qu'elle a sur le vivant lorsqu'elle est distendue par le sang; on aura soin de ne pas pousser l'injection avec trop de force afin de ne pas porter trop loin la distension du vaisseau.

EXPLICATION.

Parties accessoires.

A, A. Coupe de la peau.
B. Clavicule.
C. Apophyse mastoïde.
D. Glande parotide.

Parties contenues dans le 5e plan.

a. Muscle omo-hyoïdien.
b. Muscle sterno-hyoïdien.
c. Muscle sterno-thyroïdien.
d. Muscle scalène antérieur.
e. Muscle scalène postérieur.
f. Angulaire de l'omoplate.
g. Splénius de la tête.
h. Splénius du cou.
j. Ventre postérieur du digastrique.
1. Artère carotide primitive.
2. Artère carotide externe.
3. Artère carotide interne.
4. Artère thyroïdienne supérieure.
5. Artère scapulaire supérieure.
6. Artère scapulaire postérieure ou cervicale transverse.
7. Veine jugulaire interne.
8. Nerf spinal.
9, 9. Branches du plexus cervical.
10. Nerf phrénique.
11. Branche descendante interne du plexus cervical.
12. Branche descendante du nerf grand hypoglosse.
13. Plexus brachial.

PLANCHE 34.

RÉGION STERNO-CLÉIDO-MASTOIDIENNE OU CAROTIDIENNE.

6e Plan.

Préparation. — Enlevez le muscle omo-hyoïdien après l'avoir coupé sur les limites de la région, faites de même pour le muscle sterno-hyoïdien et préparez le sterno-thyroïdien qui lui est sous-jacent. Enlevez la veine jugulaire interne dans toute la hauteur de la région en ayant soin de ne pas endommager le nerf pneumogastrique qu'elle recouvre; ce nerf et l'artère carotide primitive sont entourés d'un tissu conjonctif facile à disséquer. Débarrassez-vous des branches du plexus cervical en les coupant un peu après leur sortie des trous de conjugaison. Coupez transversalement le muscle scalène antérieur au-dessus de son insertion à la première côte, renversez-le de bas en haut et sectionnez ses faisceaux à leur insertion aux tubercules antérieurs des apophyses transverses des troisième, quatrième, cinquième et sixième vertèbres cervicales, vous aurez ainsi découvert toute la face antérieure du scalène postérieur, le plexus brachial et la portion de l'artère sous-clavière comprise entre les deux muscles scalènes. Coupez le splénius de la tête, le splénius du cou et l'angulaire de l'omoplate en suivant le bord postérieur de la région, relevez-les de bas en haut et détachez-les de leurs insertions supérieures ; vous préparerez au-dessous d'eux les faisceaux du transversaire du cou qui se dirigent vers les tubercules postérieurs des apophyses transverses cervicales et le petit complexus qui va s'étaler sur le sommet de l'apophyse mastoïde. Conservez au-dessous du petit complexus une aponévrose, plus ou moins marquée suivant les sujets, qui recouvre le grand complexus et les deux obliques postérieurs de la tête et sur laquelle vous devrez trouver l'artère occipitale et ses deux branches principales. Cette préparation demande du soin, du temps et de l'habileté.

EXPLICATION.

Parties accessoires.

A, A. Coupe de la peau.
B. Clavicule.
C. Apophyse mastoïde.
D. Glande parotide.
E. Ventre postérieur du muscle digastrique.

Parties contenues dans le 6e plan.

a. Muscle sterno-thyroïdien.
b,b. Coupes du muscle scalène antérieur.
c. Muscle scalène postérieur.
d,d,d. Faisceaux du transversaire du cou.
e. Insertion supérieure du splénius du cou et de l'angulaire de l'omoplate.
f. Muscle petit complexus.

1. Artère carotide primitive.
2. Artère carotide externe.
3. Artère carotide interne.
4. Artère thyroïdienne supérieure.
5. Artère occipitale.
6. Artère sous-clavière droite.
7. Artère thyroïdienne inférieure.
8. Artère cervicale ascendante.
9. Artère vertébrale.
10. Artère scapulaire supérieure.
11. Artère scapulaire postérieure ou cervicale transverse.

12,12. Branches du plexus cervical.

13. Nerf pneumogastrique.
14. Plexus brachial.

PLANCHE 35.

RÉGION STERNO-CLÉIDO-MASTOÏDIENNE OU CAROTIDIENNE.

7e Plan.

Préparation. — Coupez le muscle sterno-thyroïdien sur les limites de la région et enlevez-le. Sectionnez transversalement l'artère carotide primitive et le nerf pneumogastrique en deux points : 1° au-dessus de la clavicule, 2° un peu au-dessous de la naissance des artères carotides externe et interne. Ne conservez que l'origine des branches nerveuses qui forment le plexus brachial, comme vous l'avez fait précédemment pour les quatre premières paires cervicales. Enlevez les muscles scalène postérieur, transversaire du cou, angulaire et petit complexus, et préparez au-dessous d'eux les deux obliques de la nuque et le grand complexus. Vous trouverez l'artère occipitale au-dessous de l'attache supérieure du petit complexus, près du bord postérieur de l'apophyse mastoïde. Vous disséquerez ensuite le larynx, la trachée et la glande thyroïde, en ayant soin de ne pas exercer trop de tiraillements sur ces parties dont il est facile d'altérer les rapports. En arrière du larynx et en avant de la colonne vertébrale vous préparerez, sur le muscle long du cou, le filet de communication du grand sympathique ; le ganglion cervical moyen, lorsqu'il existe, se trouve au même niveau que la portion horizontale de l'artère thyroïdienne inférieure. Vous terminerez en préparant, à la partie inférieure de la région, les branches de l'artère sous-clavière et le cul-de-sac supérieur de la plèvre. Le ganglion cervical inférieur du grand sympathique se trouve en arrière des artères vertébrale et thyroïdienne supérieure, immédiatement en avant du col de la première côte.

Cette préparation est assez compliquée, et pour la rendre aussi nette que possible il sera bon d'en retrancher toutes les veines.

EXPLICATION.

Parties accessoires.

A,A. Coupe de la peau.
B. Coupe des muscles sterno-hyoïdien et sterno-thyroïdien.
C. Coupe du splénius.
D. Coupe de l'angulaire de l'omoplate.
E,E. Coupes du scalène postérieur.
F,F. Coupes du scalène antérieur.
G. Insertion supérieure du petit complexus.
H. Ventre postérieur du digastrique.
J. Glande parotide.
K,K. Coupes de l'artère carotide primitive.
L. Veine sous-clavière.
M,M. Nerf pneumogastrique.
N. Nerf phrénique.

Parties contenues dans le 7e plan.

a. Première côte.
b. Glande thyroïde.
c. Trachée.
d. Œsophage.
e. Muscle stylo-hyoïdien.
g. Muscle thyro-hyoïdien.
h. Muscle constricteur inférieur du pharynx.
j. Muscle crico-thyroïdien.
k. Muscle grand droit antérieur de la tête.
l. Muscle oblique supérieur de la nuque (petit oblique).
m. Muscle oblique inférieur de la nuque (grand oblique).
n. Muscle grand complexus.
1. Artère occipitale.
2. Artère carotide interne.
3. Artère carotide externe.
4. Artère thyroïdienne supérieure.
5. Artère linguale.
6. Artère faciale.
7. Artère sous-clavière.
8. Artère scapulaire supérieure.
9. Artère thyroïdienne inférieure.
10. Artère cervicale ascendante.
11. Artère vertébrale.
12. Artère cervicale profonde.
13. Artère scapulaire postérieure ou cervicale transverse.
14. Nerf grand hypoglosse.
15. Nerf laryngé supérieur.
16. Nerf laryngé inférieur ou récurrent.
17. Nerf grand sympathique.
18. Ganglion cervical moyen.
19. Ganglion cervical inférieur.

PLANCHE 36.

RÉGION STERNO-CLÉIDO-MASTOIDIENNE OU CAROTIDIENNE.

8e Plan.

Préparation. — Enlevez les deux obliques de la nuque et le grand complexus, vous mettrez ainsi à découvert le grand droit postérieur de la tête et la partie supérieure du muscle transversaire épineux. Coupez le plus haut possible les artères carotide externe et interne ainsi que le muscle grand droit antérieur de la tête, et préparez en allant de haut en bas toute la série des muscles intertransversaires du cou ; vous aurez soin de ménager les branches postérieures des nerfs cervicaux, et en disséquant le haut de la région vous enlèverez le feuillet fibreux qui recouvre l'artère vertébrale. De toutes les branches de l'artère sous-clavière ne conservez que la vertébrale et la cervicale profonde dont vous suivrez la distribution sur le muscle transversaire épineux. Enfin mettez à nu la partie supérieure de la trachée par l'ablation de la glande thyroïde.

EXPLICATION.

Parties accessoires.

A, A. Coupe de la peau.
B. Clavicule.
C. Sternum.
D. Occipital.
E. Coupe du splénius.
F. Coupe du grand complexus.
G. Coupe de l'angulaire de l'omoplate.
H, H. Coupes du scalène postérieur.
J. Coupe du petit complexus.
K. Ventre postérieur du digastrique.
L. Coupe du grand droit antérieur de la tête.
M. Glande parotide.
N. Artère carotide primitive.
O. Artère sous-clavière.
P. Artère carotide externe.
Q. Artère carotide interne.
R. Coupe de l'artère linguale.
S. Coupe de l'artère faciale.
T. Artère occipitale.
U. Veine sous-clavière.

Parties contenues dans le 8e plan.

a. Os hyoïde.
b. Cartilage cricoïde.
c. Trachée.
d. Œsophage.
f. Atlas.
g. Tubercule antérieur de l'apophyse transverse de la sixième vertèbre cervicale (tubercule carotidien).
h. Première côte.
j. Muscle stylo-hyoïdien.
k. Muscle hyo-glosse.
l. Muscle thyro-hyoïdien.
m. Muscle constricteur inférieur du pharynx.
n. Muscle crico-thyroïdien.
o. Muscle grand droit postérieur de la tête.
p. Muscle transversaire épineux.
q,q,q. Muscles intertransversaires antérieurs.
r,r,r. Muscles intertransversaires postérieurs.
1,1. Artère vertébrale.
2,2. Artère cervicale profonde.
3. Origine de l'artère intercostale supérieure.
4. Tronc brachio-céphalique (anomalie).
5. Veine vertébrale.
6,6,6. Branches antérieures des nerfs cervicaux.
7,7,7. Branches postérieures des mêmes nerfs.
8. Branche antérieure de la première paire dorsale.
9. Nerf laryngé supérieur.
10. Nerf laryngé externe.
11. Nerf laryngé inférieur ou récurrent.

PLANCHE 37.

RÉGION SUS-CLAVICULAIRE.

1er Plan.

MÉDECINE OPÉRATOIRE.

A. Incision pour la saignée de la veine jugulaire externe. — Cette incision doit être perpendiculaire à la direction des fibres du peaucier.

B. Hauteur à laquelle on doit sectionner le faisceau claviculaire du sterno-cléido-mastoïdien.

C, D. Ligature de l'artère sous-clavière en dehors des scalènes. — Incision horizontale, à un centimètre au-dessus de la clavicule, étendue du bord externe du faisceau claviculaire du sterno-cléido-mastoïdien au bord antérieur du trapèze. — L'artère correspond à peu près au tiers interne de la clavicule, elle se trouve donc dans la moitié interne de l'incision.

PLANCHE 38.

RÉGION SUS-CLAVICULAIRE.

2e Plan.

Préparation. — Inciser la peau suivant les limites de la région, c'est-à-dire : 1° le long du bord postérieur du sterno-cléido-mastoïdien, 2° le long du bord externe du trapèze, 3° en suivant le bord supérieur de la clavicule pour joindre les extrémités inférieures des deux incisions précédentes. Découvrir le peaucier en enlevant la peau, le pannicule graisseux et le premier feuillet du fascia superficialis. Lorsque la dissection aura dépassé le bord supérieur du peaucier, on mettra à nu l'aponévrose cervicale superficielle en enlevant le feuillet profond du fascia superficialis. Cette préparation est absolument identique avec celle que j'ai indiquée dans la région carotidienne en regard de la planche 30.

EXPLICATION.

A, A. Coupe de la peau.
a. Muscle peaucier.
b. Muscle sterno-cléido-mastoïdien recouvert de sa gaîne aponévrotique.
c. Muscle trapèze recouvert de sa gaîne aponévrotique.
d. Feuillet de l'aponévrose cervicale superficielle intermédiaire aux deux muscles précédents. Ce feuillet recouvre de la graisse et des ganglions lymphatiques.
1. Rameau de l'artère thyroïdienne supérieure.
2. Rameau de l'artère scapulaire supérieure.
3, 3, 3. Branches sus-claviculaires et sus-acromiales du plexus cervical.

PLANCHE 39.

RÉGION SUS-CLAVICULAIRE.

3e Plan.

Préparation. — On enlèvera le feuillet aponévrotique qui recouvre le sterno-cléido-mastoïdien en dirigeant le scalpel dans le sens des fibres musculaires et en ayant soin de ménager les branches du plexus cervical superficiel qui émergent au-dessous du bord postérieur de ce muscle. Dans l'espace compris entre le sterno-cléido-mastoïdien et le trapèze, on découvrira le feuillet profond de l'aponévrose cervicale situé au-dessous de la graisse et des ganglions lymphatiques. On conservera la gaîne aponévrotique du muscle omo-hyoïdien ; cette gaîne se continue en haut avec la face profonde de l'aponévrose cervicale superficielle par un feuillet très-mince et presque celluleux qu'il faudra couper ; en bas elle fait suite à l'aponévrose omo-claviculaire qu'on laissera en place. Couper la veine jugulaire externe dans l'espace compris entre le muscle sterno-cléido-mastoïdien et l'aponévrose omo-claviculaire, et préparer la gaîne que lui forme cette dernière aponévrose au point où la veine la traverse. On terminera la préparation en enlevant le feuillet aponévrotique qui recouvre le trapèze.

EXPLICATION.

A,A. Coupe de la peau.
a. Muscle sterno-cléido-mastoïdien.
b. Muscle trapèze.
c. Muscle omo-hyoïdien recouvert de sa gaîne aponévrotique.
d. Aponévrose omo-claviculaire.
e. Feuillet profond de l'aponévrose cervicale.
f,f. Ganglions lymphatiques.
1. Rameau de l'artère scapulaire supérieure.
2. Rameau de l'artère scapulaire postérieure ou cervicale transverse.
3,3. Veine jugulaire externe.
4. Veine jugulaire postérieure superficielle.
5,5. Branche cervicale transverse du plexus cervical superficiel.
6. Branche auriculaire.
7. Branche mastoïdienne.
8. Branche sus-claviculaire.
9. Branche sus-acromiale.

PLANCHE 40.

RÉGION SUS-CLAVICULAIRE.

4e Plan.

Préparation. — Enlever l'aponévrose omo-claviculaire et le feuillet profond de l'aponévrose cervicale ; les muscles qu'on rencontrera sont, en allant de haut en bas, le splénius, l'angulaire et les deux scalènes ; on les préparera ainsi que les branches nerveuses des plexus cervical et brachial. Le tissu conjonctif lâche qui recouvre ces différents organes rend la dissection facile. On laissera en place le muscle omo-hyoïdien après l'avoir dépouillé de sa gaîne aponévrotique. Les vaisseaux qu'on trouvera à la partie inférieure de la région sont entourés de tissu cellulo-adipeux et de ganglions lymphatiques dont il faudra se débarrasser. L'injection des troncs veineux n'est pas indispensable.

EXPLICATION.

Parties accessoires.

A,A. Coupe de la peau.
B. Muscle sterno-cléido-mastoïdien.
C. Coupe du faisceau claviculaire de ce muscle.
D. Muscle trapèze.
E. Extrémité inférieure du muscle sterno-hyoïdien.
F. Clavicule.
G. Veine jugulaire externe.

Parties contenues dans le 4e plan.

a. Muscle omo-hyoïdien.
b. Muscle splénius du cou.
c. Muscle angulaire.
d. Muscle scalène postérieur.
e. Muscle scalène antérieur.
1. Artère sous-clavière.
2. Artère scapulaire supérieure.
3. Artère scapulaire postérieure ou cervicale transverse.
4. Artère cervicale ascendante.
5. Veine sous-clavière.
6. Veine jugulaire interne.
7. Nerf spinal.
8,8,8. Branches du plexus cervical.
9. Nerf phrénique.
10. Plexus brachial.

PLANCHE 41.

RÉGION SUS-CLAVICULAIRE.

5e Plan.

Préparation. — Coupez le muscle omo-hyoïdien, aux deux points où il se montre dans la région, et enlevez toute la portion intermédiaire ; faites de même pour les deux scalènes, l'angulaire et le splénius. Préparez le grand et le petit complexus que vous aurez ainsi mis à découvert dans la moitié supérieure de la préparation. Il vous restera ensuite à disséquer les nerfs et les vaisseaux compris entre les deux muscles scalènes, c'est-à-dire le plexus brachial, à son origine, et les branches de l'artère sous-clavière. Celles de ces branches que vous pourrez voir et préparer, sont : la thyroïdienne inférieure, la vertébrale, la cervicale profonde, la cervicale transverse et la scapulaire supérieure. Vous trouverez l'origine des quatre premières sur la face supérieure de l'artère sous-clavière ; quant à la scapulaire supérieure, elle naît ordinairement en avant du tronc. La mammaire interne restera cachée derrière l'attache inférieure du muscle scalène antérieur.

EXPLICATION.

Parties accessoires.

A, A. Coupe de la peau.
B. Muscle sterno-cléido-mastoïdien.
C. Muscle trapèze.
D. Extrémité inférieure du sterno-hyoïdien.
E, E. Coupes de l'omo-hyoïdien.
F, F. Coupe du scalène antérieur.
G. Coupe du scalène postérieur.
H, H. Coupes de l'angulaire et du splénius.
K. Veine jugulaire interne.
L. Veine sous-clavière.

Parties contenues dans le 5e plan.

a. Muscle grand complexus.
b. Muscle petit complexus.
c. Faisceau du transversaire du cou.
1. Artère sous-clavière.
2. Artère thyroïdienne inférieure.
3. Artère cervicale ascendante.
4. Artère vertébrale.
5. Artère cervicale profonde.
6. Artère scapulaire supérieure.
7. Artère scapulaire postérieure ou cervicale transverse.
8. Plexus brachial.
9. Branche du plexus cervical.

PLANCHE 42.

RÉGION SUS-CLAVICULAIRE.

6e Plan.

Préparation. — Pour exécuter nettement cette préparation, on devra conduire la dissection de haut en bas, et ne passer d'un point à un autre qu'après que le premier aura été bien préparé. On découvrira les tubercules des apophyses transverses des vertèbres cervicales, et l'on préparera toute la série des petits muscles intertransversaires, en coupant, au fur et à mesure, les branches nerveuses, à leur sortie des trous de conjugaison. On enlèvera le grand complexus, le petit complexus et le faisceau du transversaire visible dans le plan précédent; ce qui permettra de voir l'oblique inférieur de la nuque et la portion la plus élevée du transversaire épineux. L'ablation des branches du plexus brachial et de la moitié externe de l'artère sous-clavière mettra à découvert la face supérieure de la première côte, et le premier muscle intercostal externe, recouvert de son aponévrose. On terminera en enlevant la portion de la veine sous-clavière qui cache l'insertion costale du scalène antérieur.

EXPLICATION.

Parties accessoires.

A, A. Coupe de la peau.
B. Muscle sterno-cléido-mastoïdien.
C. Muscle trapèze.
D. Muscle sterno-hyoïdien.
E. Coupe de l'omo-hyoïdien.
F. Extrémité inférieure du scalène antérieur.
G. Coupe du grand complexus.
H. Veine jugulaire interne.
K. Coupe de la veine sous-clavière.

Parties contenues dans le 6e plan.

a. Tubercule antérieur de l'apophyse transverse de la sixième vertèbre cervicale (tubercule de Chassaignac).
b, b, b. Apophyses transverses des six dernières vertèbres cervicales.
c. Première côte.
d. Muscle oblique inférieur de la nuque.
e. Muscle transversaire épineux.
f, f. Muscles intertransversaires.
g. Premier intercostal externe recouvert de son aponévrose.
1. Artère sous-clavière.
2. Artère thyroïdienne inférieure.
3. Artère vertébrale.
4. Artère intercostale supérieure.
5. Origine de l'artère mammaire interne.
6, 6, 6. Branches antérieures des nerfs cervicaux.

PLANCHE 43.

RÉGION DE LA NUQUE.

FIG. 1. — 1er et 2e Plans.

MÉDECINE OPÉRATOIRE.

C. Lieu d'élection pour l'application du séton.

Préparation. — Faire à la peau une incision médiane, étendue de la protubérance occipitale externe à l'apophyse épineuse de la septième vertèbre cervicale ; deux incisions horizontales partiront de ses deux extrémités et se dirigeront en dehors : la supérieure devra suivre la ligne courbe supérieure de l'occipital et se terminer sur l'apophyse mastoïde ; l'incision inférieure sera prolongée jusqu'au bord externe du muscle trapèze. On commencera la dissection par la partie inférieure de la région, et l'on suivra toujours la direction des fibres musculaires, en ayant soin de ménager les artérioles et les ramuscules nerveux qui perforent le trapèze pour se porter à la peau. Le lambeau cutané sera rabattu en dehors. La préparation sera terminée lorsqu'on aura découvert le bord postérieur du sterno-cléido-mastoïdien et les branches du plexus cervical superficiel qui le contournent.

La seule difficulté que présente la dissection se rencontrera dans la partie supérieure de la région, un peu au-dessous des insertions occipitales du trapèze ; là, en effet, l'aponévrose adhère tellement aux fibres charnues, qu'elle se confond avec elles, et qu'il faudra redoubler de précautions pour ne pas déchirer le muscle, en voulant enlever l'aponévrose.

EXPLICATION.

A,A. Coupe de la peau.
B. Apophyse mastoïde.
a. Muscle trapèze.
b. Muscle sterno-cléido-mastoïdien.
c. Muscle splénius recouvert de son aponévrose.
d. Muscle angulaire de l'omoplate recouvert de son aponévrose.
e, e. Ganglions lymphatiques sous-mastoïdiens.

1,1. Branches de l'artère occipitale.
2,2,2. Artérioles fournies par l'artère vertébrale.
3. Branches du nerf sous-occipital.
4,4,4. Rameaux fournis par les branches postérieures des nerfs cervicaux.
5. Branche transverse du plexus cervical superficiel.
6. Branche auriculaire.
7. Branche mastoïdienne.

FIG. 2. — 3e et 4e Plans.

Préparation du 3e plan — côté droit de la figure. — Coupez horizontalement le trapèze, à partir de la septième apophyse épineuse. Détachez ce muscle de ses insertions à la ligne médiane et à la ligne courbe supérieure de l'occipital ; enfin, enlevez-le en le rabattant de dedans en dehors. La préparation du splénius, de l'angulaire, du rhomboïde et du petit dentelé supérieur ne présentera aucune difficulté.

Préparation du 4e plan — côté gauche de la figure. — Détachez le rhomboïde et le petit dentelé de leurs insertions à la ligne médiane ; rabattez-les de haut en bas et coupez-les au point où ils disparaissent sous le trapèze et sous l'angulaire de l'omoplate. Détachez le splénius de ses insertions aux apophyses épineuses et au raphé cervical postérieur, rabattez-le de bas en haut, et coupez verticalement ses deux faisceaux, lorsque vous aurez découvert le bord externe du petit complexus. La préparation sera alors presque faite, et il ne restera plus qu'à enlever un peu de tissu conjonctif pour rendre les muscles du 4e plan bien visibles.

EXPLICATION.

Parties accessoires.

A,A. Coupe de la peau.
B. Protubérance occipitale externe.
C,C. Apophyse mastoïde.
D,D. Muscle sterno-cléido-mastoïdien.
E,E. Muscle trapèze.
F,F. Branche transverse du plexus cervical superficiel.
G,G. Branche auriculaire.
H,H. Branche mastoïdienne.

Parties contenues dans le 3e et le 4e plan.

a,a. Muscle angulaire de l'omoplate.
b. Muscle rhomboïde.
c. Petit dentelé supérieur.
d,d. Splénius de la tête.
e. Coupe du splénius du cou.
f,f. Grand complexus.
g. Petit complexus.
h. Transversaire du cou.
1,1. Branches de l'artère occipitale.
2,2. Branches de l'artère scapulaire postérieure ou cervicale transverse.
3,3. Branches du nerf sous-occipital.

PLANCHE 44.

RÉGION DE LA NUQUE.

FIG. 1. — 5e et 6e Plans.

Préparation du 5e plan — côté droit de la figure. — Coupez le grand complexus au-dessus du bord postérieur du transversaire du cou, renversez-le de bas en haut et détachez-le de ses insertions à l'occipital. Vous aurez ensuite à préparer le grand droit postérieur, les deux obliques de la nuque et la portion supérieure du transversaire épineux ; la dissection de ce dernier muscle est très-facile, mais les trois autres sont souvent entourés de beaucoup de tissu cellulo-adipeux, qu'il est long et pénible d'enlever. Vous trouverez l'artère cervicale profonde et la veine jugulaire postérieure sur le muscle transversaire épineux; la veine n'est pas constante. Ménagez les branches postérieures des nerfs cervicaux : la première se trouve dans l'espace qui sépare le grand droit postérieur de l'oblique inférieur ; la seconde contourne le bord inférieur de ce dernier muscle, contre lequel elle est immédiatement appliquée; les autres rampent dans le tissu conjonctif lâche qui sépare le grand complexus du transversaire épineux.

Préparation du 6e plan — côté gauche de la figure. — Enlevez le grand droit postérieur, les deux obliques, le petit complexus et les faisceaux superficiels du transversaire épineux. — La préparation de ce plan n'est pas très-importante.

EXPLICATION.

Parties accessoires.

A,A. Coupe de la peau.
B,B. Ligne courbe supérieure de l'occipital.
C,C. Apophyse mastoïde.
D,D. Portion profonde du muscle sterno-cléido-mastoïdien.
E. Ventre postérieur du digastrique.
F,F. Coupe du muscle trapèze.

Parties contenues dans le 5e et le 6e plan.

a. Arc postérieur de l'atlas.
b. Axis.
c, c. Apophyses articulaires des vertèbres cervicales.
d. Coupe du grand complexus.
e,e. Angulaire de l'omoplate.
f,f. Faisceau supérieur de ce muscle.
g,g. Son faisceau inférieur.
h,h. Muscle transversaire du cou.
j,j. Muscle cervical descendant.
k. Muscle petit complexus.
l. Grand droit postérieur de la tête.
m. Petit droit postérieur.
n. Oblique supérieur (petit oblique).
o. Oblique inférieur (grand oblique).
p. Petit droit latéral.
q,q. Transversaire épineux.
1,1. Artère occipitale.
2. Artère vertébrale.
3. Artère cervicale profonde.
4. Rameau de l'artère scapulaire postérieure.
5. Veine jugulaire postérieure.
6. Branche postérieure du premier nerf cervical.
7,7. Branche postérieure du second nerf cervical.
8,8. Branche postérieure des nerfs cervicaux.

FIG. 2. — Plan profond.

Préparation. — Enlevez tous les muscles du plan précédent et ne conservez que le faisceau supérieur de l'angulaire ; le fond de la préparation sera formé, sur les côtés par l'angulaire et le scalène postérieur, sur la ligne médiane par la face postérieure des vertèbres cervicales. Vous aurez alors à disséquer, de haut en bas, le ligament occipito-atloïdien postérieur, le ligament atloïdo-axoïdien postérieur, l'artère vertébrale entre les deux premières apophyses transverses et l'occipital, les muscles interépineux du cou, les ligaments jaunes, les lames vertébrales et les articulations des vertèbres cervicales entre elles. Cela fait, vous enlèverez d'un côté le muscle scalène postérieur, ce qui vous permettra de voir les muscles intertransversaires, et le muscle scalène antérieur, qui, de ce côté, formera le fond de la préparation. Après avoir étudié ce plan, il sera bon d'ouvrir largement le canal rachidien, et de préparer les articulations des deux premières vertèbres entre elles et avec l'occipital.

EXPLICATION.

Parties accessoires.

A, A. Coupe de la peau.
B. Protubérance occipitale externe.
C, C. Ligne courbe supérieure de l'occipital.
D. Ligne courbe inférieure.
E, E. Coupe du muscle sterno-cléido-mastoïdien.
F, F. Ventre postérieur du digastrique.
G, G. Premier intercostal externe.

Parties contenues dans ce plan.

a. Arc postérieur de l'atlas.
b. Axis.
c,c,c. Lames vertébrales.
d,d,d. Apophyses articulaires.
e,e,e. Tubercules postérieurs des apophyses transverses.
f. Ligament occipito-atloïdien postérieur.
g. Ligament atloïdo-axoïdien postérieur.
h,h,h. Muscles interépineux.
k,k. Petit droit latéral de la tête.
l,l,l. Muscles intertransversaires postérieurs.
m,m. Muscle angulaire.
n. Muscle scalène postérieur.
o. Muscle scalène antérieur.
1,1. Artère vertébrale.

PLANCHE 45.

COUPES TRANSVERSALES DU COU.

Il est possible d'exécuter ces coupes sur des sujets frais, en employant un couteau à amputations bien tranchant, pour la section des parties molles, et une bonne scie pour celle des os ; mais on ne réussira à avoir des préparations bien nettes qu'en les exécutant à la scie sur des sujets congelés, comme je l'ai indiqué planche 11. Quel que soit le mode de préparation adopté, on devra préalablement injecter les artères et les veines.

FIG. 1. — **Coupe transversale du cou, au milieu du corps de la 4e vertèbre cervicale.** (Cette coupe est vue de bas en haut.)

EXPLICATION.

A,A. Coupe de la peau.
B. Quatrième vertèbre cervicale.
C. Moelle épinière.
D. Paroi postérieure du pharynx.
E. Muqueuse de la paroi antérieure du pharynx.
F. Face inférieure de l'épiglotte vue à travers la fente de la glotte.
G. Cartilage thyroïde.
H. Corde vocale supérieure.
K. Cartilage aryténoïde.
L. Ventricule du larynx.
M. Ganglion lymphatique.
a,a. Muscle peaucier.
b. Muscles sterno-hyoïdien et omo-hyoïdien réunis.
c. Muscle thyro-hyoïdien.
d,d. Muscle sterno-cléido-mastoïdien.
e,e. Muscles long du cou et grand droit antérieur de la tête.
f. Muscle scalène antérieur.
g.g. Muscle scalène postérieur.
h,h. Muscle transversaire du cou.
k,k. Muscle petit complexus.
l,l. Coupe des deux faisceaux de l'angulaire.
m,m. Muscle trapèze.
n,n. Muscle splénius.
o,o. Muscle grand complexus.
p,p. Muscle transversaire épineux.
1. Artère carotide primitive.
2. Artère vertébrale.
3. Artère thyroïdienne supérieure.
4, 4. Artère cervicale profonde.
5. Veine jugulaire externe.
6. Veine jugulaire interne.
7. Veine vertébrale.
8. Nerf pneumogastrique.
9, 9. Nerfs cervicaux.

FIG. 2. — **Coupe transversale du cou, entre la 4e et la 5e vertèbres cervicales.** (Cette coupe et les deux suivantes sont vues de haut en bas.)

EXPLICATION.

A, A. Coupe de la peau.
B. 5e vertèbre cervicale.
C. Moelle épinière.
D. Paroi postérieure du pharynx.
E. Cartilage thyroïde.
F, F. Cartilage aryténoïde.
G. Ganglion lymphatique.
a,a. Muscle peaucier.
b. Muscles sterno-hyoïdien et omo-hyoïdien réunis.
c. Muscle thyro-hyoïdien.
d. Muscle thyro-aryténoïdien.
e. Muscle crico-aryténoïdien postérieur.
f,f. Muscle sterno-cléido-mastoïdien.
g. Muscle long du cou.
h, Muscle grand droit antérieur de la tête.
k. Muscle scalène antérieur.
l,l. Muscle scalène postérieur.
m,m. Muscle transversaire du cou.
n,n. Muscle petit complexus.
o,o. Muscle angulaire.
p,p. Muscle trapèze.
q,q. Muscle splénius.
r,r. Muscle grand complexus.
s,s. Muscle transversaire épineux.
1. Artère carotide primitive.
2. Artère vertébrale.
3, 3. Branches de l'artère thyroïdienne supérieure.
4, 4. Artère cervicale profonde.
5. Veine jugulaire externe.
6. Veine jugulaire interne.
7, 7. Veine vertébrale.
8. Nerf pneumogastrique.
9, 9. Nerfs cervicaux.

PLANCHE 46.

COUPES TRANSVERSALES DU COU.

Fig. 1. — **Coupe transversale du cou, à la hauteur de la 5e vertèbre cervicale.**

EXPLICATION.

A,A. Coupe de la peau.
B. 5e vertèbre cervicale.
C. Moelle épinière.
D. Paroi postérieure du pharynx.
E. Cartilage thyroïde.
F. Corne inférieure de ce cartilage.
G. Cartilage cricoïde.
H. Coupe de la glande thyroïde.
a,a. Muscle peaucier.
b. Muscle sterno-hyoïdien.
c. Muscle sterno-thyroïdien.
d. Muscle omo-hyoïdien.
e. Muscle thyro-hyoïdien.
f. Muscle thyro-aryténoïdien.
g. Muscle crico-aryténoïdien latéral.
h. Muscle crico-aryténoïdien postérieur.
j,j. Muscle sterno-cléido--mastoïdien.
k. Muscles long du cou et grand droit antérieur de la tête.
l. Muscle scalène antérieur.
m,m. Muscle scalène postérieur.
n,n. Muscle transversaire du cou.
o,o. Muscle petit complexus.
p,p. Muscle angulaire.
q,q. Muscle trapèze.
r,r. Muscle splénius.
s.s. Muscle grand complexus.
t,t. Muscles des gouttières vertébrales.
1. Artère carotide primitive.
2. Artère vertébrale.
3. Artère thyroïdienne supérieure.
4,4. Artère cervicale profonde.
5. Veine jugulaire externe.
6. Veine jugulaire interne.
7. Veine jugulaire postérieure.
8. Veine vertébrale.
9. Nerf pneumogastrique.
10. Nerfs cervicaux.

Fig. 2. — **Coupe transversale du cou, à la hauteur de la 6e vertèbre cervicale.**

EXPLICATION.

A,A. Coupe de la peau.
B. 6e vertèbre cervicale.
C. Moelle épinière.
D. Paroi postérieure du pharynx.
E. Corne inférieure du cartilage thyroïde.
F. Cartilage cricoïde.
G. Coupe de la glande thyroïde.
H,H. Ganglions lymphatiques.
a,a. Muscle peaucier.
b. Muscle sterno-hyoïdien.
c. Muscle sterno-thyroïdien.
d. Muscle omo-hyoïdien.
e. Muscle crico-thyroïdien.
f. Muscle crico-aryténoïdien postérieur.
g,g. Muscle sterno-cléido-mastoïdien.
h. Muscles long du cou et grand droit antérieur de la tête.
k. Muscle scalène antérieur.
l,l. Muscle scalène postérieur.
m,m. Muscle transversaire du cou.
n,n. Muscle petit complexus.
o,o. Muscle angulaire.
p,p. Muscle trapèze.
q,q. Muscle splénius.
r,r. Muscle grand complexus.
s,s. Muscles des gouttières vertébrales.
1. Artère carotide primitive.
2. Artère vertébrale.
3. Branche de l'artère thyroïdienne supérieure.
4,4. Artère cervicale profonde.
5. Veine jugulaire externe.
6. Veine jugulaire interne.
7. Veine jugulaire postérieure.
8. Veine vertébrale.
9. Nerf pneumogastrique.
10,10. Nerfs cervicaux.

PLANCHE 47.

RÉGION STERNO-MAMMAIRE.

1er Plan. (Côté gauche de la figure.)

MÉDECINE OPÉRATOIRE.

A, B. Ligature de l'artère axillaire au-dessous de la clavicule. — Procédé ordinaire. — Incision de 8 ou 9 centimètres, parallèle à la clavicule, et à 15 ou 20 millimètres au-dessous du bord inférieur de cet os. On la terminera, en dehors, à l'espace celluleux qui sépare le grand pectoral du deltoïde. — L'artère se trouve au-dessous de la gaîne postérieure du grand pectoral, en dehors et un peu en arrière de la veine.

C, D. Ligature de l'artère axillaire au-dessous du petit pectoral. — Procédé de Desault. — Incision de 7 ou 8 centimètres, commençant immédiatement au-dessous de la clavicule, à l'union du tiers externe de cet os avec le tiers moyen, et descendant obliquement, dans la direction de l'interstice du grand pectoral et du deltoïde. — Après avoir divisé le petit pectoral en travers, sur la sonde cannelée, on trouvera l'artère au-dessous de ce muscle, immédiatement en dehors de la veine.

E. Ligature de l'artère mammaire interne dans le troisième espace intercostal. — Incision horizontale de 4 ou 5 centimètres, dont le milieu correspond à 10 millimètres en dehors du bord externe du sternum. Diviser le grand pectoral, l'aponévrose qui fait suite à l'intercostal externe et les fibres musculaires de l'intercostal interne. L'artère est à 8 ou 10 millimètres du bord du sternum, entre ses deux veines satellites, ou au côté externe de la veine mammaire, lorsqu'il n'y en a qu'une.

2e Plan. (Côté droit de la figure.)

Préparation. — Faire, sur la ligne médiane, une incision verticale, étendue du bord supérieur du sternum à quelques centimètres au-dessous de l'appendice xiphoïde. Une seconde incision, parallèle à la première et de même étendue, sera menée immédiatement en dehors de la mamelle ; on réunira les extrémités de ces deux incisions par deux incisions transversales. On commencera la préparation par la ligne médiane, et l'on rabattra le lambeau cutané de dedans en dehors, tout en laissant en place l'aponévrose qui recouvre les muscles, ainsi que les vaisseaux et les nerfs superficiels. Si l'on dispose d'un cadavre de femme, on disséquera la glande mammaire : cette dissection consiste à enlever, autant que possible, les pelotons adipeux qui s'insinuent entre les lobules de la glande. Il sera bon, avant de commencer la préparation de la mamelle, de pousser une injection quelconque dans les fentes du mamelon, afin de remplir les vaisseaux galactophores. La peau de l'aréole, extrêmement fine, s'applique directement sur l'extrémité renflée de ces vaisseaux ; aucun tissu adipeux ne la double. En disséquant la couche sous-cutanée, on aura soin de conserver le ligament suspenseur de la mamelle, formé par des faisceaux verticaux de tissu conjonctif qui, de la face postérieure de la glande, vont se fixer à la clavicule.

EXPLICATION.

F,F. Coupe de la peau et du tissu adipeux sous-cutané.
G. Glande mammaire.
H. Vaisseaux galactophores mis à nu dans l'aréole.
K. Mamelon.
a. Muscle deltoïde recouvert de son aponévrose.
b. Grand pectoral recouvert de son aponévrose.
c. Feuillet antérieur de la gaîne du grand droit de l'abdomen.
d. Aponévrose du grand oblique de l'abdomen.

1,1. Branches de l'artère thoracique supérieure.
2,2,2. Branches de l'artère mammaire interne.
3. Branche de l'artère thoracique longue ou mammaire externe.
4,4,4. Veines superficielles.
5,5. Rameaux sus-claviculaires du plexus cervical.
6,6. Rameaux thoraciques du plexus brachial.
7,7. Branches cutanées des nerfs intercostaux.

PLANCHE 48.

RÉGION STERNO-MAMMAIRE.

3e Plan. (Côté gauche de la figure.)

Préparation. — Enlevez la couche aponévrotique qui recouvre les muscles de ce plan. Vous couperez nettement le feuillet antérieur de la gaîne du grand droit, en suivant le bord externe de ce muscle. Cette préparation est très-facile, pourvu que l'on ait soin de toujours conduire le scalpel dans le sens des fibres musculaires.

EXPLICATION.

A, A. Coupe de la peau.
a. Faisceau claviculaire du grand pectoral.
b. Faisceau sternal du même muscle.
c. Muscle grand dentelé.
d. Muscle grand droit de l'abdomen.
e. Muscle grand oblique.
f. Tendon sternal du muscle sterno-cléido-mastoïdien.
g. Muscle deltoïde.

1, 1. Branches de l'artère thoracique supérieure.
2. Branche de l'artère mammaire externe.
3, 3. Branches des artères intercostales.
4. Branche de l'artère mammaire interne.
5. Veine céphalique.
6. Nerfs thoraciques.
7, 7. Branches des nerfs intercostaux.

4e Plan. (Côté droit de la figure.)

Préparation. — Détachez le grand pectoral de ses insertions à la clavicule et au sternum, rabattez-le en dehors, et coupez-le verticalement au point où il disparaît sous la peau du bras. Détachez de même le tendon sternal du sterno-cléido-mastoïdien, rabattez-le de bas en haut, et coupez-le transversalement en suivant la coupe supérieure de la peau. Enfin, enlevez le grand oblique de l'abdomen, après l'avoir détaché de ses insertions costales. La préparation qui reste à faire ne présente aucune difficulté ; il suffit d'enlever un feuillet aponévrotique qui cache la face antérieure du muscle sous-clavier, et de disséquer proprement : 1° la face antérieure de l'articulation sterno-claviculaire ; 2° le muscle petit pectoral ; 3° les vaisseaux et les nerfs thoraciques supérieurs.

EXPLICATION.

Parties accessoires.

A, A. Coupe de la peau.
B. Deltoïde.
C. Coupe du grand pectoral.
D. Tendons réunis du coraco-brachial et de la courte portion du biceps brachial.
E, E. Muscle grand dentelé.
F. Muscle grand droit de l'abdomen.
G. Veine céphalique.
H. Plexus brachial.

Parties contenues dans le 4e plan.

h. Clavicule.
k. Articulation sterno-claviculaire.
l. Cartilage de la première côte.
m. Muscle sous-clavier.
n. Muscle petit pectoral.
o, o, o. Muscles intercostaux externes.
p, p, p. Muscles intercostaux internes.
8. Vaisseaux thoraciques supérieurs.
9, 9, 9. Branches de l'artère mammaire externe.
10, 10. Branches du nerf du grand dentelé.

PLANCHE 49.

RÉGION STERNO-MAMMAIRE.

Plan profond.

Préparation. — Diviser transversalement toute l'épaisseur de la paroi thoraco-abdominale antérieure, en suivant la limite horizontale inférieure de la préparation précédente. Couper les côtes à l'union de leur tiers antérieur avec leur tiers moyen, en allant de bas en haut, et sectionner au même niveau les muscles intercostaux ; on peut indifféremment se servir de la scie ou du costotome pour diviser les côtes, mais je préfère le costotome, qui est beaucoup plus expéditif. Couper transversalement tous les muscles qui s'insèrent au bord supérieur de la clavicule et du sternum. Scier les deux clavicules à leur partie moyenne. Enfin, renverser de haut en bas le plastron formé par la paroi thoracique antérieure, et le séparer complétement du sujet en divisant le tissu conjonctif du médiastin et en coupant le diaphragme tout près de ses insertions costales et sternales. La préparation qui reste à faire sur la face postérieure de ce plastron est des plus simples : il s'agira de décoller avec les doigts la plèvre costale peu adhérente à la paroi thoracique, et d'enlever un des deux muscles triangulaires pour voir complétement le trajet des vaisseaux mammaires internes.

EXPLICATION.

A. Sternum.
B,B. Clavicule.
C,C. Première côte.
D,D. Deuxième côte.
E,E. Troisième côte.
F,F. Quatrième côte.
G,G. Cinquième côte.
H,H. Sixième côte.
K,K. Septième côte.
a. Muscle triangulaire.
b,b. Insertions costales du diaphragme.
c,c. Muscle transverse de l'abdomen.
d,d. Muscle sterno-thyroïdien.
e,e,e. Muscles intercostaux internes.
1. Artère sous-clavière gauche.
2,2. Vaisseaux mammaires internes.
3,3,3. Branches des nerfs intercostaux destinées au muscle triangulaire.

Les côtes et les muscles intercostaux du côté droit de la figure sont vus par transparence à travers la plèvre pariétale.

PLANCHE 50.

CAVITÉ THORACIQUE.

1er Plan.

Préparation. — Lorsqu'on aura terminé la préparation précédente, celle-ci se trouvera faite, et l'on pourra étudier les organes en place, sans rien déranger. On remarquera toutefois que la figure ci-contre a été dessinée d'après un sujet frais, chez lequel, afin de moins déformer le thorax et de mieux ménager les rapports, on a conservé les clavicules, la première côte et la première pièce du sternum. Cette manière de procéder ne serait pas applicable à l'amphithéâtre, où l'on doit surtout chercher à utiliser les sujets.

EXPLICATION.

Parties accessoires.

A, A. Coupe de la peau.
B. Coupe du sternum.
C, C. Coupe de la deuxième côte.
D, D. Coupe de la troisième côte.
E, E. Coupe de la quatrième côte.
F, F. Coupe de la cinquième côte.
G, G. Coupe de la sixième côte.
H, H. Coupe de la septième côte.
K, K. Coupe du faisceau claviculaire du grand pectoral.
L. Coupe du faisceau sternal du même muscle.
M, M. Coupe des muscles intercostaux.
N. Coupe du diaphragme.
O. Foie.
P. Côlon transverse recouvert du grand épiploon.

Parties contenues dans la cavité thoracique.

a. Tissu adipeux du médiastin antérieur.
b, b. Ganglions lymphatiques.
c. Péricarde.
d. Lobe supérieur du poumon droit.
e. Son lobe moyen.
f. Son lobe inférieur.
g. Lobe supérieur du poumon gauche.
h. Son lobe inférieur.

PLANCHE 51.

CAVITÉ THORACIQUE.

2e Plan.

Préparation. — Renversez les deux poumons en dehors, tendez-les bien et fixez-les avec des érignes. Ouvrez le péricarde, et enlevez tout ce que vous pourrez de cette membrane, sans rien déranger à la position du cœur et des gros vaisseaux ; vous découvrirez complétement ceux-ci en enlevant le tissu conjonctif et les ganglions lymphatiques du médiastin. Ménagez les deux nerfs phréniques, que vous trouverez appliqués immédiatement contre la face externe du péricarde. Le meilleur moyen d'effectuer cette préparation sans trop tirailler les organes, c'est d'employer exclusivement les ciseaux. Il n'est guère possible de se rendre compte du volume et des rapports exacts des troncs veineux, si on ne les injecte pas ; l'injection, poussée de haut en bas par une veine jugulaire externe, les remplira parfaitement.

EXPLICATION.

a. Diaphragme.
b,b. Poumons.
c. Ventricule droit.
d. Artère pulmonaire.
e. Auricule droite.
f. Aorte ascendante.
g. Tronc innominé.
h. Origine de l'artère carotide primitive gauche.
k. Artère et veine coronaire antérieure.
l. Branche de l'artère coronaire postérieure.
m. Trachée.
n. Tronc veineux brachio-céphalique droit.
o. Tronc veineux brachio-céphalique gauche.
p. Tronc commun des veines des plexus thyroïdiens.
q. Veine mammaire interne gauche.
r. Veine mammaire interne droite.
s. Veine cave supérieure.
t,t. Nerf phrénique.

La figure est vue un peu de bas en haut.

PLANCHE 52.

CAVITÉ THORACIQUE.

Plan profond (médiastin postérieur).

Préparation. — Sciez les deux clavicules à leur partie moyenne et enlevez-en la moitié interne ; sectionnez avec le costotome la première côte, immédiatement en avant de l'insertion du scalène antérieur de chaque côté, et enlevez en même temps la première pièce du sternum. Coupez les poumons au niveau de leur pédicule et enlevez-les ; faites-en autant pour le cœur, après que vous aurez divisé à leur origine les gros vaisseaux qui en partent. Vous préparerez ensuite les organes contenus dans le médiastin, en ayant soin de ne point exercer de tiraillements sur les vaisseaux dont il est très-facile d'altérer les rapports. Pour éviter autant que possible leur déplacement, vous conserverez le tissu conjonctif qui les relie. Vous décollerez avec les doigts la plèvre pariétale d'un côté, pour mettre à découvert les muscles, les vaisseaux et les nerfs intercostaux, ainsi que les ganglions thoraciques du grand sympathique ; ceux-ci sont appliqués sur la face antérieure de la tête des côtes.

EXPLICATION.

A. Première côte.
B. Deuxième côte.
C. Troisième côte.
D. Quatrième côte.
E. Cinquième côte.
F. Sixième côte.
G. Septième côte.
H. Huitième côte.
a,*a*. Muscle scalène antérieur.
b. Premier intercostal externe.
c,*c*. Second intercostal externe.
d,*d*,*d*. Muscles intercostaux internes.
e,*e*. Diaphragme.
f. Glande thyroïde.
g. Trachée.
h. Bronche droite.
k. Bronche gauche.
l. Œsophage.
1. Crosse de l'aorte.
2. Aorte thoracique.
3. Tronc innominé.
4. Artère sous-clavière droite.
5. Artère carotide primitive droite.
6. Artère carotide primitive gauche.
7. Artère sous-clavière gauche.
8,8. Artères mammaires internes.
9,9,9. Artères intercostales.
10. Artère pulmonaire.
11. Canal artériel.
12,12. Veines thyroïdiennes.
13. Veine mammaire interne droite.
14,14. Veines jugulaires internes.
15,15. Veines sous-clavières.
16. Tronc veineux brachio-céphalique droit.
17. Tronc veineux brachio-céphalique gauche.
18. Veine cave supérieure.
19,19. Plexus brachial.
20,20. Nerf phrénique.
21. Nerf pneumogastrique droit.
22,22. Nerf pneumogastrique gauche.
23,23,23. Nerfs intercostaux.
24,24,24. Ganglions thoraciques du grand sympathique.
25. Grand nerf splanchnique droit.

Toute la paroi du côté droit de la figure est recouverte par la plèvre costale.

PLANCHE 53.

RÉGION COSTALE.

1er Plan.

MÉDECINE OPÉRATOIRE.

AB. Ligne suivant laquelle on pénètre dans les espaces intercostaux lorsqu'on pratique la thoracocentèse. — Cette ligne correspond à l'union du tiers postérieur avec les deux tiers antérieurs de la poitrine, un peu en arrière du coude du sujet, lorsque le bras pend naturellement le long du tronc. La hauteur à laquelle on ponctionne varie selon l'opérateur et le cas particulier auquel on a affaire. Il n'est cependant pas prudent de descendre au-dessous du huitième espace intercostal (quatrième en comptant de bas en haut).

EXPLICATION.

a. Saillie du grand pectoral.
b. Saillie du grand dorsal.
c,c,c. Saillies formées par les dernières digitations du grand dentelé.
d. Saillie formée par la partie supérieure du grand oblique de l'abdomen.

PLANCHE 54.

RÉGION COSTALE.

2e Plan.

Préparation. — On commencera d'abord par relever fortement le bras du sujet pour découvrir autant que possible la région à préparer, puis on fera à la peau deux incisions verticales, la première au niveau du mamelon, la seconde immédiatement en dehors de l'angle des côtes. On joindra les extrémités de ces incisions par deux incisions horizontales menées : la supérieure à 5 ou 6 centimètres au-dessous de la partie moyenne de la clavicule; l'inférieure à la hauteur de la dixième ou de la onzième côte. On enlèvera du premier coup la peau, le fascia superficialis, l'aponévrose d'enveloppe, et l'on arrivera directement sur les muscles. La dissection ne présentera point de difficultés, si l'on a bien soin de diriger le scalpel dans le sens des fibres musculaires. On commencera par la partie postérieure, et l'on découvrira d'abord le grand dorsal et le grand oblique de l'abdomen qui lui fait suite. On préparera ensuite le grand pectoral, et l'on terminera par la préparation du grand dentelé. On ménagera les vaisseaux et les nerfs que l'on rencontrera sur la face externe de ce dernier muscle.

EXPLICATION.

A,A. Coupe de la peau.
B. Tissu adipeux du creux de l'aisselle.
a. Muscle grand pectoral.
b. Muscle petit pectoral.
c. Muscle grand dorsal.
d,d,d. Faisceaux du grand dentelé.
e. Muscle grand oblique de l'abdomen.
1. Branche de l'artère thoracique supérieure.
2. Artère thoracique longue ou mammaire externe.
3,3,3. Rameaux des artères intercostales.
4. Nerf du grand dentelé (grand nerf respirateur externe).
5,5,5. Branches perforantes des nerfs intercostaux.

PLANCHE 55.

RÉGION COSTALE.

3e Plan.

Préparation. — Rabattre le bras le long du tronc, et faire, à l'aide d'un couteau bien affilé et d'une bonne scie, une coupe comprenant les deux pectoraux, la clavicule, l'omoplate, les muscles de l'épaule et le grand dorsal. Pour déterminer la direction de cette coupe, on prolongera verticalement en haut l'incision cutanée antérieure, on la conduira sur la clavicule, puis sur l'épaule, et enfin on la ramènera en arrière jusqu'à la rencontre de l'incision cutanée postérieure. Après avoir scié les os et coupé les muscles jusqu'aux intercostaux, on enlèvera le membre supérieur, et l'on préparera les muscles intercostaux externes en allant de haut en bas. Pour découvrir les derniers espaces intercostaux, on détachera le grand oblique de ses insertions aux côtes, et on le coupera sur les limites de la région. Enfin, on enlèvera quelques-uns des muscles intercostaux externes pour voir les intercostaux internes, ainsi que les vaisseaux et les nerfs intercostaux.

EXPLICATION.

Parties accessoires.

A,A. Coupe de la peau.
B. Coupe de la clavicule.
C. Coupe de l'omoplate.
D,D. Coupes du grand pectoral.
E. Coupe du petit pectoral.
F,F. Coupes du trapèze.
G. Coupe du grand dorsal.
H. Coupe du sus-épineux.
K. Coupe du sous-épineux.
L. Coupe du petit rond.
M. Coupe du grand rond.
N. Coupe du sous-scapulaire.
O. Coupe du grand dentelé.
P. Bord externe du grand droit de l'abdomen.
Q. Coupe des vaisseaux axillaires.
R. Coupe du plexus brachial.

Parties contenues dans le 3e plan.

a. Deuxième côte.
b. Troisième côte.
c. Quatrième côte.
d. Cinquième côte.
e. Sixième côte.
f. Septième côte.
g. Huitième côte.
h. Neuvième côte.
k. Dixième côte.
l. Onzième côte.
m,m,m. Muscles intercostaux externes.
n,n,n. Muscles intercostaux internes.
o. Partie supérieure du petit oblique de l'abdomen.
1,1,1. Artères et veines intercostales.
2,2,2. Nerfs intercostaux.
3,3,3. Branches perforantes des nerfs intercostaux.

PLANCHE 56.

CAVITÉ THORACIQUE (FACE LATÉRALE).

Préparation. — Couper les côtes près des bords de la préparation précédente, et enlever la paroi thoracique en procédant de haut en bas. On aura soin de conserver les insertions costales du diaphragme pour étudier ce muscle en place et prendre une bonne idée de la forme et des dimensions de la cavité du thorax. Aussitôt que la poitrine sera ouverte, le poumon s'affaissera; pour lui redonner le volume qu'il a pendant la vie, on adaptera une canule à la trachée, et on l'insufflera jusqu'à ce que la surface extérieure du poumon vienne partout se mettre en contact avec les parois de la cavité pleurale.

EXPLICATION.

Parties accessoires.

A,A. Coupe de la peau.
B. Coupe de la clavicule.
C. Coupe de l'omoplate.
D,D. Coupes de la deuxième côte.
E,E. Coupes de la troisième côte.
F,F. Coupes de la dixième côte.
G. Onzième côte.
H,H. Coupes du grand pectoral.
K. Coupe du petit pectoral.
L,L. Coupes du trapèze.
M. Coupe du grand dorsal.
N. Coupe du sus-épineux.
O. Coupe du sous-épineux.
P. Coupe du petit rond.
Q. Coupe du grand rond.
R. Coupe du sous-scapulaire.
S. Coupe du grand dentelé.
T. Bord externe du grand droit de l'abdomen.
U. Partie supérieure du petit oblique de l'abdomen.
V. Coupe des vaisseaux axillaires.
X. Coupe du plexus brachial.

Parties contenues dans la cavité thoracique.

a. Tissu adipeux du médiastin antérieur.
b. Face supérieure du diaphragme.
c. Lobe supérieur du poumon gauche.
d. Son lobe inférieur.

PLANCHE 57.

FACE INFÉRIEURE DU THORAX (FACE SUPÉRIEURE DU DIAPHRAGME).

Préparation. — Pour exécuter cette préparation, il est indispensable d'avoir à sa disposition un sujet entier, car si l'abdomen a été préalablement ouvert, le diaphragme s'affaisse aussitôt que l'air pénètre dans le thorax, et la pièce ne peut plus servir pour l'étude. Faites, avec le couteau et la scie, une coupe transversale et un peu oblique du sujet; la partie antérieure de cette coupe correspondra à l'extrémité supérieure de l'appendice xiphoïde et sa partie postérieure au corps de la onzième ou de la douzième vertèbre dorsale. Enlevez, en même temps que la moitié supérieure du tronc, les poumons et le cœur, et coupez nettement l'aorte et les vaisseaux diaphragmatiques supérieurs. Si les veines n'ont pas été injectées, vous lierez la veine cave inférieure, et vous la couperez un peu au-dessus de la ligature ; vous lierez aussi l'œsophage avant de le sectionner en travers, afin d'empêcher les liquides contenus dans l'estomac de s'épancher au dehors. Ceci fait, il ne vous restera plus qu'à débarrasser la face supérieure du diaphragme de la plèvre et du péricarde qui la recouvrent. Pour la plèvre, lorsqu'il n'y a pas d'adhérences morbides, il est très-facile de la détacher; quant au péricarde, il est toujours assez intimement uni au centre phrénique.

EXPLICATION.

Parties accessoires.

A,A. Coupe de la peau.
B. Coupe de l'appendice xiphoïde.
C. Corps de la douzième vertèbre dorsale.
D. Extrémité de l'apophyse épineuse de la onzième vertèbre dorsale.
E,E. Douzième côte.
F,F. Onzième côte.
G,G. Dixième côte.
H,H. Neuvième côte.
K,K. Huitième côte.
L,L. Septième côte.
M,M. Partie inférieure du grand pectoral.
N,N,N. Coupe des muscles intercostaux.
O,O. Coupe du grand dentelé.
P,P. Coupe du grand dorsal.
Q,Q. Coupe du sacro-lombaire et du long dorsal.
R,R. Coupe du transversaire épineux.

Parties contenues dans ce plan.

a. Foliole moyen du centre phrénique.
b. Foliole droit.
c. Foliole gauche.
d,d. Fibres musculaires qui vont s'insérer au sternum.
e,e,e. Fibres musculaires qui vont s'insérer aux septième, huitième, neuvième, dixième, onzième et douzième côtes.
f,f. Fibres musculaires qui se rendent aux arcades fibreuses sous lesquelles s'engagent le psoas et le carré des lombes.
g,g. Fibres musculaires qui se continuent avec celles des piliers.
h. Coupe de la veine cave inférieure.
k. Coupe de l'œsophage.
l. Coupe de l'aorte.
m. Coupe de la veine azygos.
1,1. Vaisseaux diaphragmatiques supérieurs.

PLANCHE 58.

RÉGION DORSO-LOMBAIRE.

1er et 2e Plans.

Préparation. — Placer un gros billot sous la poitrine du sujet et écarter légèrement le bras du tronc, pour tendre les muscles du plan superficiel. Faire à la peau une incision verticale médiane étendue de l'apophyse épineuse de la septième vertèbre cervicale à la partie supérieure de la crête sacrée. Une seconde incision verticale partira du tiers externe de l'épine de l'omoplate et descendra aussi bas que la première. On joindra les extrémités de ces deux incisions par deux incisions transversales. On enlèvera du même coup la peau, le fascia superficialis et l'aponévrose, en conduisant la dissection, soit de haut en bas, soit de bas en haut, ce qui est tout à fait indifférent, pourvu que l'on ait soin de se tenir toujours dans la direction des fibres musculaires. L'aponévrose, très-mince et presque celluleuse, adhère intimement aux muscles qu'elle recouvre, mais elle n'est difficile à détacher que sur les sujets très-infiltrés. On conservera autant que possible les vaisseaux et les nerfs qui traversent le trapèze et le grand dorsal pour se distribuer à la peau.

EXPLICATION.

A,A. Coupe de la peau.
B. Bord spinal de l'omoplate.
C. Aponévrose sous-épineuse.
D. Crête iliaque.
E. Aponévrose du moyen fessier.
F. Muscle grand oblique de l'abdomen.

Parties contenues dans le 2e plan.

a. Muscle trapèze.
b. Muscle grand dorsal.
c. Aponévrose d'insertion du grand dorsal.
1,1. Branches de l'artère scapulaire supérieure.
2. Branche de l'artère scapulaire inférieure.
3. Branche de l'artère scapulaire postérieure.
4,4,4. Rameaux dorso-spinaux des artères intercostales.
5,5. Rameaux dorso-spinaux des artères lombaires.
6. Rameau de la branche supérieure de l'artère ilio-lombaire.
7,7,7. Branches postérieures des nerfs spinaux.
8. Branche du nerf circonflexe.

PLANCHE 59.

RÉGION DORSO-LOMBAIRE.

Plan profond.

Préparation. — Coupez horizontalement le trapèze en suivant la limite supérieure de la région, détachez-le de ses insertions aux apophyses épineuses, rabattez-le de dedans en dehors et enlevez-le complétement. Coupez ensuite verticalement le grand dorsal le long du bord externe de la préparation, rabattez-le de dehors en dedans et détachez-le de ses insertions à la ligne médiane ; en approchant de l'aponévrose qui bride la masse commune, vous redoublerez de précautions pour ménager le petit dentelé inférieur, dont l'insertion à cette aponévrose se confond avec celle du grand dorsal. Le muscle rhomboïde se trouvera, pour ainsi dire, tout préparé lorsque vous aurez enlevé le trapèze ; vous l'étudierez, puis vous l'enlèverez, et vous aurez alors sous les yeux : en haut de la préparation, le petit dentelé supérieur; en bas, le petit dentelé inférieur, et entre ces deux muscles, une aponévrose dont la partie supérieure restera cachée sous l'extrémité inférieure du splénius.

Pour voir les muscles des gouttières vertébrales, vous enlèverez les deux petits dentelés, l'aponévrose qui les unit et l'extrémité inférieure du splénius, puis vous porterez l'omoplate en dehors, ou, si vous l'aimez mieux, vous enlèverez complétement le membre supérieur comme je l'ai fait. Après avoir étudié en place le sacro-lombaire et le long dorsal, vous renverserez le premier de ces deux muscles en dehors et le second en dedans, de manière à découvrir les nombreux tendons qui, de leur face profonde, se portent aux côtes et aux masses latérales des vertèbres. Vous ne pourrez bien voir le transversaire épineux qu'après avoir enlevé le sacro-lombaire, le long dorsal et le long interépineux du dos qui le recouvrent.

EXPLICATION.

Parties accessoires.

A,A. Coupe de la peau.
B,B. Crêtes iliaques.
C,C,C. Muscles intercostaux externes.
D,D. Coupe du muscle trapèze.
E,E. Muscle angulaire de l'omoplate.
F. Aponévrose du muscle sus-épineux.
G. Aponévrose du muscle sous-épineux.
H. Aponévrose du muscle grand rond.
K. Faisceau inférieur du grand dentelé.
L. Muscle petit oblique de l'abdomen.
M. Muscle transverse de l'abdomen.
N,N. Aponévrose du moyen fessier.

Parties contenues dans ce plan.

a,a. Ligament surépineux.
b. Muscle rhomboïde.
c. Muscle petit dentelé supérieur.
d,d. Muscle petit dentelé inférieur.
e,e,e. Aponévrose qui bride la masse commune et s'étend entre les deux petits dentelés.
f. Extrémité inférieure du muscle splénius recouvert de sa gaîne aponévrotique.
g. Muscle sacro-lombaire.
h. Muscle long dorsal.
k. Muscle long interépineux du dos.
1. Branche de l'artère scapulaire supérieure.
2. Tronc de l'artère scapulaire postérieure ou cervicale transverse.
3,3. Branches fournies par cette artère.
4. Branche de l'artère scapulaire inférieure.
5,5,5. Rameaux fournis par les artères intercostales.
6,6. Rameaux dorso-spinaux des artères lombaires.
7,7. Branches de l'artère ilio-lombaire.

PLANCHE 60.

COUPES DU THORAX.

Coupe verticale antéro-postérieure du thorax sur la ligne médiane.

Cette coupe et celles qui suivent ne peuvent être réalisées que sur des sujets congelés.

EXPLICATION.

Parties accessoires.

A,A. Coupe de la peau.
B. Corps de la première vertèbre dorsale.
C. Corps de la deuxième vertèbre dorsale.
D. Corps de la troisième vertèbre dorsale.
E. Corps de la onzième vertèbre dorsale.
F. Corps de la douzième vertèbre dorsale.
G. Corps de la première vertèbre lombaire.
H,H,H. Coupe des apophyses épineuses.
K,K,K. Trous de conjugaison.
L. Coupe de la première pièce du sternum.
M. Coupe du corps du sternum.
N. Coupe de l'appendice xiphoïde.
O. Glande thyroïde.
P. Veine sous-thyroïdienne.
Q. Coupe du foie.
R. Aorte abdominale.
S. Coupe des muscles sterno-hyoïdien et sterno-thyroïdien.

Parties contenues dans l'intérieur de la cavité thoracique.

a. Coupe du diaphragme.
b,b. Péricarde.
c. Tissu adipeux du médiastin postérieur.
d. Ganglions lymphatiques.
e,e. Œsophage.
f. Coupe de la trachée.
g. Origine de la bronche gauche.
h. Ventricule gauche.
k. Coupe du ventricule droit.
l. Coupe de l'oreillette droite.
m. Coupe de la veine cave inférieure.
n,n. Embouchure des veines sus-hépatiques dans la veine cave inférieure.
o. Embouchure des veines coronaires dans l'oreillette droite.
p. Intérieur de l'oreillette gauche.
q,q. Point d'abouchement des deux veines pulmonaires gauches dans l'oreillette gauche.
r. Extrémité libre de l'auricule droite.
1. Artère coronaire antérieure.
2. Veine coronaire antérieure.
3. Aorte ascendante.
4. Branche droite de l'artère pulmonaire.
5. Tronc veineux brachio-céphalique gauche.
6. Coupe du tronc innominé.
7. Aorte thoracique.
8. Coupe du nerf pneumogastrique droit.

PLANCHE 61.

COUPES DU THORAX.

Coupe transversale du thorax à la hauteur du corps de la cinquième vertèbre dorsale.

Cette coupe porte, en avant, à 5 ou 6 centimètres au-dessus du mamelon.

EXPLICATION.

Parties accessoires.

A,A. Coupe de la peau.
B. Corps de la cinquième vertèbre dorsale.
C. Extrémité libre de l'apophyse épineuse de la quatrième vertèbre dorsale.
D,D. Coupe de la cinquième côte.
E,E. Coupe de la quatrième côte.
F,F. Coupe de la troisième côte.
G,G. Cartilage de la deuxième côte.
H. Coupe du sternum.
K,K. Coupe de l'omoplate.
L,L. Coupe de l'humérus.
M. Coupe du muscle sterno-thyroïdien gauche.
N,N. Faisceau claviculaire du grand pectoral.
O,O. Faisceau sternal du même muscle.
P,P. Petit pectoral.
Q,Q. Coraco-brachial.
R,R. Courte portion du biceps brachial.
S,S. Tendon de la longue portion du même muscle.
T,T. Deltoïde.
U,U. Triceps brachial.
V,V. Grand rond.
X,X. Grand dorsal.
Y,Y. Sous-épineux.
Z,Z. Petit rond.
a,a. Sous-scapulaire.
b,b. Grand dentelé.
c,c. Muscles intercostaux.
d,d. Trapèze.
e,e. Rhomboïde.
f,f. Sacro-lombaire et long dorsal.
g. Transversaire épineux.
h,h. Ganglions lymphatiques du creux de l'aisselle.
k,k. Vaisseaux axillaires.
l,l. Branches terminales du plexus brachial.

Parties contenues dans la cavité thoracique.

m. Lobe supérieur du poumon droit.
n. Lobe moyen du même poumon.
o. Lobe supérieur du poumon gauche.
p. Son lobe inférieur.
q,q. Points de réflexion de la plèvre sur le pédicule du poumon droit.
r. Coupe de l'œsophage.
s. Coupe de la trachée au niveau de l'origine des deux bronches.
t. Extrémité libre de l'auricule droite.
u. Extrémité supérieure de l'aorte ascendante.
v. Extrémité supérieure de l'aorte descendante.
x. Coupe de la veine cave supérieure.
y. Coupe de la veine azygos.

PLANCHE 62.

COUPES DU THORAX.

FIG. 1. — **Coupe transversale du thorax au niveau du mamelon** (cette coupe a porté, en arrière, entre la septième et la huitième vertèbre dorsale).

EXPLICATION.

Parties accessoires.

A,A. Coupe de la peau.
B. Disque intervertébral qui sépare la septième vertèbre dorsale de la huitième.
C. Extrémité libre de l'apophyse épineuse de la septième vertèbre dorsale.
D,D. Coupe de la huitième côte.
E,E. Coupe de la septième côte.
F,F. Coupe de la sixième côte.
G,G. Coupe de la cinquième côte.
H,H. Coupe de la quatrième côte.
K,K. Cartilage de la quatrième côte.
L. Coupe du sternum.
M,M. Coupe de la pointe de l'omoplate.
N,N. Muscle grand pectoral.
O,O. Petit pectoral.
P,P. Extrémité inférieure du grand rond.
Q,Q. Extrémité inférieure du sous-scapulaire.
R,R. Grand dentelé.
S,S. Muscles intercostaux.
T,T. Extrémité inférieure du rhomboïde.
U,U. Trapèze.
V,V. Grand dorsal.
X,X. Muscles des gouttières vertébrales.

Parties contenues dans la cavité thoracique.

a. Lobe moyen du poumon droit.
b. Lobe inférieur du même poumon.
c. Lobe supérieur du poumon gauche.
d. Son lobe inférieur.
e,e. Points de réflexion de la plèvre sur le pédicule du poumon droit.
f,f. Points de réflexion de la plèvre sur le pédicule du poumon gauche.
g,g. Coupe du péricarde.
h. Intérieur de l'oreillette droite.
k. Orifice auriculo-ventriculaire droit.
l. Ventricule gauche légèrement entamé.
m. Coupe de l'œsophage.
n. Coupe de l'aorte thoracique.
o. Coupe de la veine azygos.
p,p. Coupe des vaisseaux mammaires internes.

FIG. 2. — **Coupe transversale menée à 6 centimètres au-dessous du mamelon** (cette coupe intéresse la dixième vertèbre dorsale ; elle ouvre à la fois la cavité du thorax et celle de l'abdomen).

EXPLICATION.

Parties accessoires.

A,A. Coupe de la peau.
B. Corps de la dixième vertèbre dorsale.
C. Extrémité libre de l'apophyse épineuse de la neuvième vertèbre dorsale.
D,D. Coupe de la dixième côte.
E,E. Coupe de la neuvième côte.
F,F. Coupe de la huitième côte.
G,G. Coupe de la septième côte.
H,H. Cartilage de la sixième côte.
K,K. Cartilage de la septième côte.
L. Coupe du sternum.
M,M. Muscle grand pectoral.
N,N,N. Coupe des faisceaux du grand dentelé.
O,O. Grand dorsal.
P,P. Muscles des gouttières vertébrales.
Q,Q. Muscles intercostaux.

Parties contenues dans la cavité thoraco-abdominale.

a,a. Deux portions du lobe inférieur du poumon droit.
b. Lobe inférieur du poumon gauche.
c,c. Coupe des fibres musculaires du diaphragme.
d,d. Fibres musculaires des piliers.
e. Portion du centre phrénique à laquelle adhère la partie inférieure du péricarde.
f. Pointe du cœur.
g. Coupe de l'œsophage.
h. Coupe de l'aorte descendante.
k. Coupe de la veine azygos.
l. Lobe droit du foie.
m. Petite portion de son lobe gauche.
n. Ligament suspenseur du foie, coupé au point où il adhère à la face inférieure du diaphragme.
o. Coupe de la veine cave inférieure.

PLANCHE 63.

FACE ANTÉRIEURE DE L'ABDOMEN.

1er Plan (côté gauche de la figure).

MÉDECINE OPÉRATOIRE.

A,B. Ligature de l'artère épigastrique. — Procédé de Bogros. — Incision de 5 à 6 centimètres, parallèle à l'arcade crurale et à 4 millimètres au-dessus de cette arcade. Le milieu de l'incision doit être également éloigné de l'épine iliaque et de la symphyse pubienne. — En donnant à la plaie 7 ou 8 centimètres d'étendue, on peut facilement atteindre l'artère iliaque externe à sa partie inférieure.

C,D. Ligature de l'artère iliaque externe. — Procédé d'Abernethy. — Incision de 7 à 8 centimètres, dans la direction d'une ligne qui, du milieu de l'arcade crurale, irait aboutir à 3 centimètres en dehors de l'ombilic. — En prolongeant cette incision en haut, on peut arriver sur l'artère iliaque interne et même sur l'iliaque primitive.

2e Plan (côté droit de la figure).

Préparation. — Faire sur la ligne médiane une incision étendue de l'extrémité inférieure de l'appendice xiphoïde au pénil; une seconde incision verticale, partant de la crête iliaque, à 4 ou 5 centimètres en arrière de l'épine iliaque antérieure et supérieure, marquera la limite externe de la préparation. Les deux autres limites seront indiquées : en haut par une incision horizontale, et en bas par une incision oblique parallèle à l'arcade crurale et menée à 2 ou 3 centimètres au-dessus de cette arcade. On peut indifféremment commencer la dissection par le haut ou par le bas de la pièce, pourvu que l'on suive la direction des fibres musculaires. On enlèvera du même coup la peau, le fascia superficialis et une petite lame aponévrotique très-mince, directement appliquée sur les fibres du grand oblique, et l'on conservera les branches vasculaires et nerveuses qui perforent ce muscle et son aponévrose d'insertion pour se porter à la peau. Il sera bon, avant de commencer la préparation, de placer un gros billot sous la région lombaire du sujet.

EXPLICATION.

A,A. Coupe de la peau.
B. Coupe de la couche graisseuse du pénil.
C. Crête iliaque.
D. Ombilic.
a,a. Fibres musculaires du grand oblique de l'abdomen.
b,b. Aponévrose d'insertion de ce muscle.
c,c. Feuillet antérieur de la gaîne aponévrotique du grand droit de l'abdomen.
d,d. Ligne blanche abdominale.
1,1,1. Branches perforantes des artères intercostales et lombaires.
2,2,2. Branches terminales des artères intercostales et lombaires.
3,3,3. Branches perforantes des nerfs intercostaux.
4,4,4. Branches terminales des nerfs intercostaux.

PLANCHE 64.

FACE ANTÉRIEURE DE L'ABDOMEN.

3e Plan (côté gauche de la figure).

Préparation. — Coupez horizontalement les fibres musculaires du grand oblique et le feuillet antérieur de la gaîne aponévrotique du grand droit, en suivant la limite supérieure de la préparation ; coupez ensuite le grand oblique en suivant l'incision cutanée postérieure, et prenez bien garde de ne pas entamer le petit oblique qui lui est sous-jacent. Ceci fait, vous rabattrez le grand oblique de dehors en dedans, vous le détacherez de ses insertions à la crête iliaque, et vous couperez nettement son aponévrose dans toute sa hauteur, lorsque vous aurez atteint le bord externe du grand droit. Mettez à nu les fibres musculaires du petit oblique par l'ablation d'un mince feuillet celluleux qui les recouvre, et conservez les branches vasculaires et nerveuses qui cheminent sur la face antérieure de ce muscle. Enfin vous couperez transversalement le feuillet antérieur de la gaîne du grand droit vers le milieu de la hauteur du petit oblique, et vous enlèverez complétement ce feuillet dans toute la partie supérieure de la préparation en le détachant en dedans de la ligne blanche et en dehors de l'aponévrose d'insertion du muscle petit oblique. Au niveau de chacune de ses intersections fibreuses, le grand droit adhère au feuillet antérieur de sa gaîne d'une manière si intime, qu'il faut nécessairement couper ces adhérences avec le scalpel.

EXPLICATION.

Parties accessoires.

A,A. Coupe de la peau.
B. Crête iliaque.
C,C,C. Coupes du grand oblique de l'abdomen.

Parties contenues dans le 3e plan.

a. Septième côte.
b. Huitième côte.
c. Neuvième côte.
d. Dixième côte.
e. Onzième côte.
f. Muscle petit oblique de l'abdomen.
g. Feuillet antérieur de l'aponévrose du petit oblique.
h. Coupe de l'aponévrose du grand oblique.
k. Feuillet antérieur de la gaîne du grand droit de l'abdomen.
l. Feuillet postérieur de l'aponévrose du petit oblique.
m,m. Muscle grand droit de l'abdomen.
1,1. Branches des artères intercostales.
2,2. Branches de l'artère épigastrique.
3,3. Nerfs intercostaux.
4,4. Rameaux nerveux provenant de la première paire lombaire.

4e Plan (côté droit de la figure).

Préparation. — Enlevez ce qui reste du feuillet antérieur de la gaîne du grand droit, et préparez en même temps le petit muscle pyramidal compris dans un dédoublement de ce feuillet. Le pyramidal n'est pas constant. Coupez ensuite le petit oblique : 1° à ses insertions iliaques ; 2° le long de l'incision cutanée postérieure ; détachez-le de ses insertions costales, rabattez-le de dehors en dedans et divisez-le nettement à un centimètre en dehors de la ligne suivant laquelle son aponévrose vient se confondre avec celle du transverse. A partir de la crête iliaque et jusqu'à la limite inférieure de la région, le petit oblique et le transverse sont si intimement unis, qu'il est parfois tout à fait impossible de les séparer. Vous couperez le grand droit à quelques centimètres de ses deux extrémités, et vous enlèverez sans difficulté toute la partie moyenne de ce muscle pour mettre à découvert le feuillet postérieur de sa gaîne et une petite portion du fascia transversalis. Enfin il vous restera à préparer la face externe du transverse et les branches nerveuses qui la recouvrent. Cette préparation exige de l'attention et du temps.

EXPLICATION.

Parties accessoires.

A,A. Coupe de la peau.
B. Crête iliaque.
C. Septième côte.
D. Huitième côte.
E. Neuvième côte.
F. Dixième côte.
G. Onzième côte.
H,H. Coupes du grand oblique.
K,K. Coupes du petit oblique.
L,L. Coupes du grand droit.
M. Muscle pyramidal.

Parties contenues dans le 4e plan.

a. Muscle transverse.
b. Feuillet postérieur de l'aponévrose du petit oblique.
c. Feuillet postérieur de la gaîne du grand droit de l'abdomen.
d. Point où cesse le feuillet postérieur de la gaîne du grand droit.
e. Fascia transversalis.
1,1. Branches des artères intercostales.
2. Tronc de l'artère épigastrique.
3,3. Nerfs intercostaux.
4,4. Grande branche abdominale du plexus lombaire.

PLANCHE 65.

CAVITÉ ABDOMINALE.

1er Plan.

Préparation. — Ouvrez l'abdomen par une incision cruciale, et rabattez les lambeaux sans rien déranger à la position des viscères.

EXPLICATION.

Parties accessoires.

A,A. Coupe de la peau.
B. Coupe du diaphragme.
C,C. Coupe du muscle grand oblique de l'abdomen.
D,D. Coupe du petit oblique.
E,E. Coupe du transverse.
F,F. Coupe du grand droit.
G,G. Vaisseaux épigastriques vus par transparence à travers le péritoine.

Parties contenues dans la cavité abdominale.

a,a. Grand épiploon recouvrant des anses d'intestin grêle.
b,b. Anses de l'intestin grêle.
c. Cæcum.
d,d. Côlon transverse.
e,e. S iliaque décrivant une anse dont la convexité touche à la fosse iliaque droite.
f. Lobe droit du foie.
g. Son lobe gauche.
h. Ligament suspenseur séparant les deux lobes.
k. Portion de la vessie qui n'est pas recouverte par le péritoine et qui se trouve en rapport immédiat avec la paroi abdominale antérieure.
l. Face postérieure de la vessie recouverte par le péritoine.

PLANCHE 66.

CAVITÉ ABDOMINALE.

Plan profond.

Préparation. — Enlevez toute la masse intestinale comprise entre le duodénum et le rectum, et liez ces deux portions d'intestin avant d'en opérer la section. Enlevez en même temps le mésentère et le péritoine qui revêt la face postérieure de l'abdomen. Il ne vous restera plus qu'à vous débarrasser du tissu conjonctif très-lâche qui recouvre les organes laissés en place. Il n'est pas nécessaire d'enlever l'aponévrose des muscles psoas, iliaque et carré des lombes; bornez-vous à décoller le péritoine avec les doigts. Vous remarquerez que l'estomac de ce sujet était vide lorsqu'on a dessiné la planche 65, tandis qu'avant de faire dessiner celle-ci, on l'a préalablement insufflé pour lui donner, autant que possible, la forme et le volume qu'il acquiert lorsque les aliments le distendent.

EXPLICATION.

Parties accessoires.

A,A. Coupe de la peau.
B. Coupe du diaphragme.
C,C. Coupe des muscles de la paroi abdominale antérieure.
D,D. Partie postérieure du muscle transverse de l'abdomen.
E,E. Muscle carré des lombes.
F. Muscle psoas du côté droit.
G,G. Muscle iliaque.
H,H. Vaisseaux épigastriques vus par transparence à travers le péritoine.

Parties contenues dans la cavité abdominale.

a. Lobe droit du foie.
b. Son lobe gauche.
c. Ligament suspenseur.
d. Fond de la vésicule biliaire.
e. Estomac.
f. Seconde portion du duodénum.
g. Troisième portion du duodénum.
h. Pancréas.
k. Rate.
l. Point où l'S iliaque se continue avec le rectum.
m. Rein droit.
n. Rein gauche.
o,o. Uretères.
p. Vessie.
1. Aorte abdominale.
2. Artère iliaque primitive droite.
3. Origine de l'artère iliaque primitive gauche.
4. Artère sacrée moyenne.
5. Vaisseaux courts.
6. Artère gastro-épiploïque gauche.
7. Artère gastro-épiploïque droite.
8. Artère pancréatico-duodénale.
9. Artère mésentérique supérieure.
10,10. Artères spermatiques.
11. Artère mésentérique inférieure.
12. Veine cave inférieure.
13. Veine iliaque primitive droite.
14. Veine iliaque primitive gauche.
15. Veine mésentérique inférieure (petite mésaraïque).
16. Veine mésentérique supérieure (grande mésaraïque).

PLANCHE 67.

PAROI POSTÉRIEURE DE L'ABDOMEN (RÉGION LUMBO-ILIAQUE).

Préparation. — Coupez l'œsophage au niveau du cardia ; enlevez l'estomac, le duodénum, le pancréas et la rate. Enlevez de même le foie, en ménageant la veine cave qui le traverse ; enfin, débarrassez-vous de l'extrémité inférieure de l'intestin et des uretères. Ceci fait, le feuillet aponévrotique qui recouvre la face postérieure de l'abdomen se trouvera tout préparé. Vous enlèverez cette aponévrose sur une moitié de la pièce, pour mettre à découvert les muscles et les nerfs, et vous poursuivrez les branches du plexus lombaire dans l'épaisseur du psoas.

EXPLICATION.

Parties accessoires.

A,A. Coupe de la peau.
B. Portion antérieure du diaphragme.
C,C. Coupe du muscle grand oblique de l'abdomen.
D,D. Coupe du petit oblique.
E,E. Coupe du transverse.
F,F. Épine iliaque antérieure et supérieure.

Parties contenues dans la région lumbo-iliaque.

a. Angle sacro-vertébral.
b.b. Fibres du diaphragme qui vont à l'arcade fibreuse, sous laquelle passent le psoas et le carré des lombes.
c,c. Fibres des piliers.
d. Feuillet de l'aponévrose du transverse qui passe en avant du muscle carré des lombes.
e. Gaîne aponévrotique du psoas.
f. Fascia iliaca.
g. Partie postérieure du muscle transverse de l'abdomen.
h. Muscle carré des lombes.
k. Muscle psoas coupé.
l. Muscle iliaque.
1. Aorte abdominale.
2,2. Artères iliaques primitives.
3,3. Artères iliaques externes.
4,4. Artères iliaques internes.
5. Artère sacrée moyenne.
6,6. Artères diaphragmatiques inférieures.
7. Tronc cœliaque.
8. Artère mésentérique supérieure.
9.9. Artères rénales.
10,10. Artères spermatiques.
11. Artère mésentérique inférieure.
12. Veine cave inférieure.
13. Veine iliaque primitive droite.
14. Veine iliaque primitive gauche.
15,15. Veines iliaques externes.
16,16. Veines rénales.
17,17. Veines diaphragmatiques inférieures.
18,18. Veines spermatiques.
19. Douzième nerf intercostal.
20. Grande branche abdominale du plexus lombaire (la petite abdominale manquait sur ce sujet).
21. Nerf inguinal externe (fémoro-cutané).
22. Branche nerveuse destinée au muscle iliaque.
23. Nerf inguinal interne (génito-crural).
24. Branches du nerf crural (leur séparation se faisait très-haut sur ce sujet).

PLANCHE 68.

PAROI LATÉRALE DE L'ABDOMEN (RÉGION COSTO-ILIAQUE).

1er Plan.

MÉDECINE OPÉRATOIRE.

A. Lieu d'élection pour la ponction de l'ascite par la méthode française. — Ce point correspond au milieu d'une ligne menée de l'épine iliaque antérieure et supérieure à l'ombilic.

B, C. Création d'un anus artificiel. — Procédé de Callisen. — Incision verticale le long du bord externe de la masse commune du côté gauche. — La même incision peut servir pour la ligature de l'aorte abdominale.

D,E. Création d'un anus artificiel. — Procédé d'Amussat. — Incision transversale à deux travers de doigt au-dessus de la crête iliaque, commençant au niveau du bord externe de la masse commune et se portant à 7 ou 8 centimètres en dehors.

PLANCHE 69.

PAROI LATÉRALE DE L'ABDOMEN (RÉGION COSTO-ILIAQUE).

2° Plan.

Préparation. — 1° Faites à la peau une première incision verticale, à 3 ou 4 centimètres en dehors de la ligne blanche, depuis l'appendice xiphoïde jusqu'à l'arcade crurale ; 2° menez ensuite une incision horizontale, depuis l'extrémité supérieure de la précédente jusqu'à la saillie des muscles profonds du dos; 3° de ce dernier point, conduisez une incision verticale jusqu'à la hauteur de la crête iliaque ; 4° enfin, complétez le quadrilatère qui doit circonscrire la région à préparer, en joignant l'extrémité inférieure des deux incisions verticales. Enlevez du même coup la peau, le fascia superficialis et la lame celluleuse directement appliquée sur les fibres du grand oblique. Cette préparation ne présentera pas la moindre difficulté, si vous avez soin de vous maintenir toujours dans le sens des fibres musculaires.

EXPLICATION.

A,A. Coupe de la peau.
B. Crête iliaque.
a,a. Aponévrose du grand oblique et feuillet antérieur de la gaîne du grand droit de l'abdomen.
b. Muscle grand oblique de l'abdomen.
c. Aponévrose qui recouvre la masse commune (feuillet postérieur de l'aponévrose abdominale postérieure).
d. Muscle grand dorsal.
e,e. Faisceaux du grand dentelé.
1,1. Branches des artères intercostales et lombaires.
2. Rameau de l'artère sous-cutanée abdominale.
3,3. Branches perforantes des nerfs intercostaux.
4,4. Branches terminales des nerfs intercostaux.

PLANCHE 70.

PAROI LATÉRALE DE L'ABDOMEN (RÉGION COSTO-ILIAQUE).

3e Plan.

Préparation. — Coupez horizontalement le grand oblique, en suivant la limite supérieure de la préparation ; détachez-le de ses insertions aux côtes ; renversez-le de dehors en dedans, en coupant ses insertions iliaques ; enfin, enlevez-le après avoir sectionné son aponévrose le long du bord externe du grand droit de l'abdomen. La préparation du petit oblique sera complète lorsque vous aurez enlevé le mince feuillet celluleux qui recouvre les fibres charnues. Pour plus de détails, reportez-vous au texte placé en regard de la planche 64 (3e plan).

EXPLICATION.

Parties accessoires.

A,A. Coupe de la peau.
B. Crête iliaque.
C. Aponévrose du moyen fessier.
D. Coupe du muscle grand oblique.
E,E. Feuillet antérieur de la gaîne du grand droit de l'abdomen.
F,F. Coupe de l'aponévrose du grand oblique.
G. Coupe du muscle grand dorsal.
H.H. Faisceaux du grand dentelé.
K,K. Muscle petit dentelé inférieur.
L,L. Muscles intercostaux externes.
M,M. Muscles intercostaux internes.

Parties contenues dans le 3e plan.

a. Muscle petit oblique de l'abdomen.
b. Premier feuillet de l'aponévrose antérieure du petit oblique (ce feuillet s'unit à l'aponévrose du grand oblique pour former le feuillet antérieur de la gaîne du grand droit).
c. Aponévrose postérieure du petit oblique (cette aponévrose s'unit au feuillet postérieur de l'aponévrose abdominale postérieure).
1,1. Branches des artères intercostales et lombaires.
2. Branche de l'artère circonflexe iliaque.
3,3. Nerfs intercostaux.

PLANCHE 71.

PAROI LATÉRALE DE L'ABDOMEN (RÉGION COSTO-ILIAQUE).

4e Plan.

Préparation. — Détachez le petit oblique de ses insertions costales, coupez-le verticalement à l'union des fibres charnues avec l'aponévrose postérieure, renversez-le de dehors en dedans et détachez-le de ses insertions à la crête iliaque. Lorsqu'il sera complétement soulevé, vous sectionnerez son aponévrose antérieure à 1 ou 2 centimètres du bord externe du muscle grand droit de l'abdomen. Enfin, vous enlèverez le feuillet antérieur de la gaîne du grand droit dans la moitié supérieure de la préparation. Pour cette préparation, comme pour la précédente, consultez le texte placé en regard de la planche 64.

EXPLICATION.

Parties accessoires.

A,A. Coupe de la peau.
B. Crête iliaque.
C. Aponévrose du moyen fessier.
D. Coupe du muscle grand oblique.
E. Feuillet antérieur de la gaîne du grand droit.
F. Coupe du muscle petit oblique en arrière.
G. Coupe du muscle petit oblique en avant.
H. Coupe du feuillet postérieur de l'aponévrose du petit oblique. (Ce feuillet s'unit à l'aponévrose du transverse pour constituer le feuillet postérieur de la gaîne du grand droit.)
K. Coupe du muscle grand dorsal.
L,L. Faisceaux du grand dentelé.
M,M. Muscle petit dentelé inférieur.
N,N. Muscles intercostaux externes.
O,O. Muscles intercostaux internes.

Parties contenues dans le 4e plan.

a. Muscle transverse de l'abdomen.
b. Aponévrose antérieure du transverse.
c. Feuillet postérieur de l'aponévrose abdominale postérieure.
d. Muscle grand droit de l'abdomen.
1,1. Nerfs intercostaux.
2. Grande branche abdominale du plexus lombaire.

PLANCHE 72.

PAROI SUPÉRIEURE DE L'ABDOMEN (FACE INFÉRIEURE DU DIAPHRAGME).

Préparation. — Pour étudier la face inférieure du diaphragme, il n'est pas nécessaire de faire une coupe transversale du sujet; il suffira d'ouvrir l'abdomen et d'enlever tous les viscères avec précaution. On liera l'œsophage et la veine cave inférieure, et on les divisera un peu au-dessous de la ligature. Quant à la dissection, rien de plus aisé que d'enlever le péritoine, en le décollant avec une pince à dissection ou avec les doigts. La seule précaution à prendre est de ne pas ouvrir le thorax, car, si l'air trouve accès dans la cavité de la poitrine, le diaphragme s'affaisse et la préparation devient très-difficile.

EXPLICATION.

Parties accessoires.

A,A. Coupe de la peau.
B. Corps de la deuxième vertèbre lombaire.
C,C. Coupe de la douzième côte.
D,D. Coupe de la onzième côte.
E,E. Coupe de la huitième côte.
F,F. Cartilage de la septième côte.
G. Appendice xiphoïde.
H,H. Coupe du muscle transversaire épineux.
K,K. Coupe des muscles sacro-lombaire et long dorsal.
L,L. Coupe du muscle grand dorsal.
M,M. Coupe du muscle grand dentelé.
N,N. Coupe des muscles intercostaux.

Parties contenues dans ce plan.

a. Foliole moyen du centre phrénique.
b. Foliole droit.
c. Foliole gauche.
d,d. Fibres musculaires du diaphragme.
e,e. Fibres des piliers.
f. Coupe de l'œsophage.
1. Coupe de l'aorte abdominale.
2,2. Artères diaphragmatiques inférieures.
3. Veine cave inférieure.
4,4. Veines sus-hépatiques.
5. Coupe de la veine azygos.
6. Nerf diaphragmatique (phrénique) droit.
7. Nerf diaphragmatique gauche.
8,8. Grands nerfs splanchniques.

PLANCHE 73.

COUPE TRANSVERSALE DE L'ABDOMEN.

Cette coupe a été faite immédiatement au-dessus de l'ombilic; elle intéresse, en arrière, le corps de la quatrième vertèbre lombaire.

EXPLICATION.

Parties accessoires.

A,A. Coupe de la peau.
B. Corps de la quatrième vertèbre lombaire.

Muscles.

a,a. Grand droit antérieur de l'abdomen.
b,b. Grand oblique.
c,c. Petit oblique.
d,d. Transverse.
e,e. Extrémité inférieure du grand dorsal.
f,f. Masse commune des muscles spinaux.
g,g. Carré des lombes.
h,h. Psoas.

Aponévroses.

k. Ligne blanche abdominale.
l,l. Feuillet antérieur de la gaîne du grand droit.
m,m. Feuillet postérieur de la même gaîne.
n,n. Gaîne du psoas.
o,o. Premier feuillet ou feuillet antérieur de l'aponévrose postérieure du transverse.
p.p. Feuillet moyen de la même aponévrose.
q,q. Troisième feuillet ou feuillet postérieur de la même aponévrose.
r,r. Gaîne de la masse commune.

Cavité abdominale.

s,s. Portions du grand épiploon.
t. Coupe du mésentère.
u. Coupe du côlon ascendant.
v. Coupe du côlon descendant.
x,x. Anses de l'intestin grêle.
y. Petite portion du foie qui, sur ce sujet, débordait les fausses côtes.
1. Coupe de l'aorte abdominale près de sa bifurcation.
2. Veine cave inférieure coupée un peu au-dessus de son origine.

PLANCHE 74.

RÉGION PÉRINÉALE CHEZ L'HOMME.

1er Plan.

MÉDECINE OPÉRATOIRE.

A. Incision pour la taille latéralisée. — Procédé ordinaire. — Incision commençant sur le raphé médian, à 3 centimètres environ en avant de l'anus, et finissant au milieu d'une ligne étendue de l'anus au sommet de la tubérosité sciatique.

B. Incision pour la taille prérectale. — Procédé de Nélaton. — Incision courbe à concavité postérieure, dont la partie moyenne coupe perpendiculairement le raphé, à un centimètre et demi au-devant de l'anus, et dont les deux extrémités arrivent à 2 centimètres des parties latérales de cet orifice.

2e Plan. (Côté gauche de la figure.)

Préparation. — Les préparations du périnée sont longues et difficiles, surtout lorsqu'on veut bien étudier la disposition des différents plans aponévrotiques. Il est rare qu'on les réussisse du premier coup, si l'on n'a déjà une certaine habitude de la dissection et si l'on n'est doué de beaucoup de patience ; c'est vouloir tout gâter que de chercher à aller trop vite. D'ailleurs, tous les sujets ne s'y prêtent pas également bien, et l'on devra, autant que possible, ne jamais les entreprendre sur des cadavres émaciés et morts de maladie chronique. Pour se placer dans les meilleures conditions, on choisira des individus vigoureux, morts accidentellement ou après peu de jours de maladie. L'injection artérielle, poussée par la crosse de l'aorte ou la carotide, est quelquefois suffisante, mais on obtiendra des résultats bien plus certains en plaçant la canule très-peu au-dessus de la bifurcation de l'aorte abdominale, et en poussant, avant la matière solidifiable, quelques injections d'eau tiède, pour débarrasser les vaisseaux du sang qu'ils peuvent contenir.

Le sujet sera couché sur le dos, les cuisses fléchies sur le bassin, les genoux fortement écartés, les jambes fléchies sur les cuisses, et le tout solidement assujetti par des liens. On soulèvera le bassin en plaçant un billot sous le sacrum, on tendra le scrotum vers le pubis avec des érignes, et l'on se placera de manière que la préparation soit éclairée en plein par un bon jour.

On incisera la peau sur le raphé médian, depuis la racine des bourses jusqu'à la pointe du coccyx, en ayant soin de ne pas faire pénétrer le scalpel trop profondément, pour ménager les fibres du dartos et du sphincter de l'anus. On fera ensuite partir de l'extrémité antérieure de cette première incision une incision horizontale dont les deux extrémités aboutiront aux plis génito-cruraux. On rabattra les lambeaux de dedans en dehors, et l'on disséquera sur la ligne médiane le dartos et le sphincter externe, qui sont immédiatement sous-cutanés. En poursuivant la préparation latéralement, on ne rencontrera plus que du tissu adipeux, assez délicat en avant, mais entrecoupé, en arrière, de tractus fibreux extrêmement résistants. Au milieu de ce tissu, ou, pour parler plus exactement, dans le fascia superficialis, on trouve quelquefois un plexus veineux assez remarquable.

EXPLICATION.

A,A. Coupe de la peau.
a. Tissu adipeux sous-cutané.
b. Dartos.
c. Portion superficielle du sphincter de l'anus.
1,1. Plexus formé par les veines sous-cutanées.

3e Plan. (Côté droit de la figure.)

Préparation. — Enlevez avec précaution le tissu adipeux et le dartos, en commençant par la partie antérieure de la préparation, vous enlèverez du même coup le premier feuillet du fascia superficialis et le fascia superficialis de la cuisse qui lui fait suite. Vous aurez alors sous les yeux le feuillet profond du fascia superficialis périnéal, feuillet plus ou moins épais, parfois franchement aponévrotique, dont le bord externe se fixe à la branche ischio-pubienne, dont la partie antérieure se continue du côté du scrotum, et dont la partie postérieure n'est plus représentée que par des tractus fibreux, interposés aux lobules adipeux du creux ischio-rectal.

Après avoir étudié cette disposition, vous détacherez ce feuillet et vous trouverez au-dessous de lui un peu de tissu graisseux, que vous enlèverez plutôt en raclant qu'en coupant.

L'aponévrose périnéale superficielle se trouvera ainsi mise à nu, et vous n'aurez plus, pour en terminer la préparation, qu'à la suivre d'avant en arrière, jusqu'à ce que vous voyiez son bord postérieur se réfléchir derrière le muscle transverse. Cette aponévrose est parfois d'une minceur extrême. La présence d'un nombre considérable de branches vasculaires et nerveuses augmente beaucoup la difficulté de cette dissection.

EXPLICATION.

Parties accessoires.

A,A. Coupe de la peau.
B. Muscle grand fessier recouvert de son aponévrose.
C,C. Fascia superficialis de la cuisse.
D. Aponévrose de la cuisse.
E,E. Veines superficielles de la partie interne de la cuisse.
F,F. Branches nerveuses du petit sciatique.

Parties contenues dans ce plan.

a. Tissu adipeux du creux ischio-rectal.
c. Portion superficielle du sphincter de l'anus.
d,d. Coupe du fascia superficialis périnéal.
e. Aponévrose périnéale inférieure ou périnéale superficielle.
2,2. Branches terminales de l'artère hémorrhoïdale inférieure.
3,3. Branches de l'artère périnéale superficielle.
4,4. Branches du nerf périnéal superficiel.

PLANCHE 76.

RÉGION PÉRINÉALE CHEZ L'HOMME.

4e Plan.

Préparation. — La dissection des muscles de la portion génitale du périnée n'est pas très-difficile, et, lorsque vous aurez enlevé avec soin l'aponévrose superficielle, ces muscles seront tout préparés. Suivez toujours la direction des fibres musculaires, ceci est important pour la netteté du résultat, et, au périnée surtout, pour peu qu'une préparation soit gâchée, elle devient impropre à l'étude. La graisse qui remplit le creux ischio-rectal devra être enlevée par petites portions, si vous voulez conserver les vaisseaux et les nerfs hémorrhoïdaux inférieurs qui la traversent. C'est là certainement le temps le plus long et le plus ennuyeux de la dissection, mais on en vient aisément à bout avec un peu de patience. On conseille généralement de bourrer de crin ou d'étoupe la partie inférieure du rectum pour tendre le releveur de l'anus et en rendre la préparation plus facile; cet expédient est excellent en anatomie descriptive, mais je le rejette complétement parce qu'il altère les rapports, change la forme des parties et ne peut que donner des idées fausses aux commençants. Employez les ciseaux au lieu du scalpel, pour la dissection du creux ischio-rectal, vous obtiendrez une préparation très-nette, et vous verrez les organes dans leurs rapports normaux.

EXPLICATION.

Parties accessoires.

A,A. Coupe de la peau.
B,B. Tubérosité de l'ischion.
C. Muscle grand fessier recouvert de son aponévrose.
D. Le même après l'ablation de l'aponévrose.
E. Aponévrose de la cuisse.
F. Muscle droit interne.
G. Muscle grand adducteur.
H. Muscle demi-tendineux.
K,K. Branches fessières cutanées du petit nerf sciatique.

Parties contenues dans ce plan.

a. Muscle sphincter externe de l'anus.
b. Aponévrose inférieure du releveur de l'anus.
c. Face inférieure du muscle releveur de l'anus.
d,d. Muscle bulbo-caverneux.
e,e. Muscle ischio-caverneux.
f. Portion spongieuse de l'urèthre.
g,g. Muscle transverse.
1,1. Artère périnéale superficielle.
2,2. Artère hémorrhoïdale inférieure.
3. Nerf périnéal superficiel.
4,4. Branches ano-cutanées du nerf honteux interne.
5,5. Rameaux de la branche périnéale du petit sciatique.

PLANCHE 77.

RÉGION PÉRINÉALE CHEZ L'HOMME.

5e Plan. (Côté gauche de la figure.)

Préparation.— Enlevez le bulbo-caverneux et le transverse pour mettre à découvert le feuillet inférieur de l'aponévrose moyenne. Coupez ensuite transversalement la verge au-devant du bord supérieur de la symphyse pubienne, renversez-la de haut en bas, et détachez les corps caverneux de leur insertion à la branche ischio-pubienne. Vous pourrez au besoin laisser en place la racine de l'un des corps caverneux, pour voir ses rapports avec l'aponévrose moyenne. Sectionnez transversalement l'urèthre au-dessous de cette dernière aponévrose, et enlevez en même temps ce que vous pourrez du bulbe ; on arrive difficilement à l'enlever en entier à cause de son adhérence intime avec l'aponévrose moyenne. Enfin, découvrez les vaisseaux et le nerf honteux internes dans le creux ischio-rectal, par l'ablation de l'aponévrose de l'obturateur interne.

EXPLICATION.

Parties accessoires.

A,A. Coupe de la peau.
B. Tubérosité de l'ischion.
C. Coupe de la portion spongieuse de l'urèthre.
D. Coupe du corps caverneux droit.
E. Muscle grand fessier.
F. Muscle droit interne.
G. Muscle grand adducteur.
H. Muscle demi-tendineux.

Parties contenues dans ce plan.

a. Muscle sphincter externe.
b. Muscle releveur de l'anus.
c. Petit faisceau musculaire supplémentaire.
d. Aponévrose périnéale moyenne.
e. Coupe de l'urèthre surmontant les vestiges du bulbe.
1. Artère honteuse interne.
2. Artère dorsale de la verge.

6e Plan. (Côté droit de la figure.)

Préparation. — Enlevez avec précaution le feuillet inférieur de l'aponévrose moyenne, vous aurez sous les yeux l'artère honteuse interne, l'artère transverse, des veines volumineuses et des fibres musculaires plus ou moins apparentes qui constituent le muscle de Guthrie. La glande de Cowper se trouve aussi le plus ordinairement dans ce plan.

EXPLICATION.

Parties accessoires.

A,A. Coupe de la peau.
B. Tubérosité de l'ischion.
C. Coupe de la portion spongieuse de l'urèthre.
D. Coupe du corps caverneux gauche.
E. Muscle grand fessier.
F. Muscle droit interne.
G. Muscle grand adducteur.
H. Muscle demi-tendineux.

Parties contenues dans ce plan.

a. Muscle sphincter externe.
b. Muscle releveur de l'anus.
e. Coupe de l'urèthre.
f. Muscle de Guthrie.
1,1. Artère honteuse interne.
3. Artère transverse du périnée.

PLANCHE 78.

RÉGION PÉRINÉALE CHEZ L'HOMME.

8e Plan. (Côté droit de la figure.)

Préparation. — Enlevez le feuillet profond de l'aponévrose moyenne, et continuez la dissection du releveur de l'anus dans l'intervalle des branches ischio-pubiennes. Vous trouverez le muscle de Wilson sur les côtés de l'urèthre et tout près de la symphyse du pubis.

EXPLICATION.

Parties accessoires.

A,A. Coupe de la peau.
B. Tubérosité de l'ischion.
C. Coupe de la portion spongieuse de l'urèthre.
D. Coupe du corps caverneux droit.
E. Muscle grand fessier.
F. Muscle droit interne.
G. Muscle grand adducteur.
H. Muscle demi-tendineux.
K. Muscle sphincter externe.
L. Artère honteuse interne.

Parties contenues dans ce plan.

a. Muscle ischio-coccygien.
b. Muscle releveur de l'anus.
c. Muscle de Wilson.
d. Glande de Méry ou de Cowper.
e. Coupe de la portion membraneuse de l'urèthre.

9e Plan. (Côté gauche de la figure.)

Préparation. — Enlevez le muscle de Wilson et la partie antérieure du releveur de l'anus, vous découvrirez la prostate et quelques-unes des veines qui l'entourent.

EXPLICATION.

Parties accessoires.

A,A. Coupe de la peau.
B. Tubérosité de l'ischion.
C. Coupe de la portion spongieuse de l'urèthre.
D. Coupe du corps caverneux gauche.
E. Muscle grand fessier.
F. Muscle droit interne.
G. Muscle grand adducteur.
H. Muscle demi-tendineux.
K. Muscle sphincter externe.
L. Artère honteuse interne.

Parties contenues dans ce plan.

a. Muscle ischio-coccygien.
b. Muscle releveur de l'anus.
e. Coupe de la portion membraneuse de l'urèthre.
f. Prostate et plexus veineux prostatique.

CAVITÉ DU BASSIN CHEZ L'HOMME.

Préparation. — Divisez verticalement le bassin en deux parties inégales, de manière à conserver l'extrémité inférieure du rectum, l'anus et la prostate dans la portion que vous destinerez à la préparation. Pour cela, vous scierez le corps de l'un des pubis et la branche ischio-pubienne, à 2 ou 3 centimètres de la symphyse ; puis vous désarticulerez la symphyse sacro-iliaque du même côté, ou bien vous scierez le sacrum à 2 centimètres de la ligne médiane. Après avoir divisé les parties molles et les os comme il vient d'être dit, vous fixerez par des érignes les muscles et les téguments de la paroi abdominale antérieure, et vous procéderez à la dissection. Vous décollerez le péritoine avec les doigts ; vous enlèverez les anses intestinales, en conservant seulement 3 ou 4 centimètres de l'extrémité inférieure du rectum, et vous couperez transversalement la prostate au-dessous du col de la vessie. Conservez en place la partie supérieure de l'uretère. Après vous être débarrassé de tous les viscères, découvrez la face supérieure du releveur de l'anus, et préparez le pyramidal. Enfin, terminez en poursuivant les branches de l'artère hypogastrique, les veines qui les accompagnent, le nerf obturateur et les branches du plexus sacré.

EXPLICATION.

A,A. Coupe de la peau.
B. Coupe du corps du pubis gauche.
C. Crête iliaque.
D. Coupe de l'apophyse transverse de la cinquième vertèbre lombaire.
E. Coupe du sacrum.
F. Coupe du coccyx.
a. Masse commune des muscles profonds du dos.
b. Coupe du grand fessier gauche.
c. Coupe du muscle droit interne gauche.
d. Coupe du muscle grand oblique de l'abdomen.
e. Coupe du petit oblique.
f. Coupe du transverse.
g. Fascia transversalis.
h. Fascia iliaca.
k. Aponévrose de l'obturateur interne.
l. Fibres des ligaments sacro-sciatiques.
m. Muscle releveur de l'anus.
n. Muscle pyramidal.
o. Prostate.
p. Extrémité inférieure du rectum.
q. Canal déférent.
r. Uretère.
1. Extrémité inférieure de l'aorte abdominale.
2,2. Artères iliaques primitives.
3. Artère iliaque externe.
4. Artère épigastrique.
5. Artère iliaque interne ou hypogastrique.
6. Cordon fibreux formé par l'artère ombilicale oblitérée.
7. Artère obturatrice.
8. Branche anastomotique entre l'artère obturatrice et l'épigastrique.
9. Artère ischiatique.
10. Artère honteuse interne.
11. Origine de l'artère fessière.
12. Artère sacrée moyenne,
13. Artère spermatique.
14. Veine cave inférieure.
15. Veine iliaque externe.
16. Veine hypogastrique.
17. Nerf obturateur.
18,18. Nerfs sacrés.
19. Rameau du muscle releveur de l'anus, fourni par le plexus sacré.

PLANCHE 80.

COUPE VERTICALE MÉDIANE DU BASSIN CHEZ L'HOMME.

Cette coupe ne peut être exécutée que sur des sujets congelés.

EXPLICATION.

- A,A. Coupe de la peau.
- B. Coupe de la symphyse pubienne.
- C. Corps de la quatrième vertèbre lombaire.
- D. Corps de la cinquième vertèbre lombaire.
- E,E,E. Corps des vertèbres sacrées.
- F. Coupe du coccyx.
- G,G,G. Apophyses épineuses.
- *a*. Muscle grand droit de l'abdomen.
- *b,b,b*. Anses intestinales.
- *c*. Rectum.
- *d*. Ampoule rectale.
- *e*. Anus.
- *f*. Vessie.
- *g*. Cul-de-sac antérieur ou supérieur du péritoine.
- *h*. Cul-de-sac inférieur ou vésico-rectal.
- *k*. Ligaments pubio-vésicaux.
- *l*. Vésicule séminale.
- *m*. Prostate.
- *n*. Ligament suspenseur de la verge.
- *o*. Corps caverneux de la verge.
- *p*. Coupe du tissu spongieux du gland.
- *q*. Coupe du corps spongieux de l'urèthre.
- *r*. Bulbe de l'urèthre.
- *s*. Fosse naviculaire et méat.
- *t*. Coupe du scrotum.
- *u*. Coupe du muscle releveur de l'anus.
- *v,v*. Coupes du sphincter externe.
- *w,w*. Coupes du sphincter interne.
- *x*. Coupe du muscle transverse du périnée.
- *y*. Coupe du muscle bulbo-caverneux.
- *z.z*. Fibres musculaires entourant la portion membraneuse de l'urèthre.
- 1,1. Plexus veineux de Santorini.

PLANCHE 81.

RÉGION PÉRINÉALE CHEZ LA FEMME.

1er Plan.

Pour préparer la région périnéale chez la femme, on observera toutes les recommandations exposées ci-dessus, à propos du périnée de l'homme. Le sujet sera placé dans la même position et solidement assujetti par des liens. Il est inutile de distendre artificiellement le rectum ou le vagin, car si cette distension facilite un peu la dissection, elle nuit à l'exactitude des rapports. On n'obtiendra généralement pas des résultats bien nets du premier coup, et il sera nécessaire de répéter la préparation sur deux ou trois sujets, avant d'arriver à la bien faire.

EXPLICATION.

a,a. Grandes lèvres.
b. Fourchette.
c,c. Petites lèvres.
d. Prépuce du clitoris.
e. Méat urinaire, séparé du clitoris par le vestibule.
f. Membrane hymen.
g. Orifice du vagin.

PLANCHE 82.

RÉGION PÉRINÉALE CHEZ LA FEMME.

2e Plan. (Côté gauche de la figure.)

Préparation. — L'incision médiane s'étendra depuis le pénil jusqu'au coccyx ; les autres incisions seront faites comme chez l'homme. On préparera le sphincter externe de l'anus et l'on enlèvera la peau qui recouvre le tissu adipeux du creux ischio-rectal. Dans la partie génitale de la région, on découvrira successivement : 1° le sac dartoïque immédiatement sous-jacent au tégument de la grande lèvre ; 2° plus en dehors les deux feuillets du fascia superficialis séparés par une petite couche de graisse. Le premier de ces feuillets se continue, en dehors, avec le fascia superficialis de la cuisse ; le second se fixe par son bord externe à la branche ischio-pubienne.

EXPLICATION.

A,A. Coupe de la peau.
a. Aponévrose de la cuisse.
b. Tissu adipeux du creux ischio-rectal.
c. Feuillet profond du fascia superficialis.
d. Sac dartoïque intact.
e. Sphincter externe de l'anus.

1. Branche de l'artère hémorrhoïdale inférieure.
2. Branche de l'artère périnéale superficielle.
3. Branche de l'artère honteuse externe.
4. Rameaux du nerf périnéal superficiel.
5. Branche périnéale du petit sciatique.

3e Plan. (Côté droit de la figure.)

Préparation. — Enlevez le feuillet profond du fascia superficialis, raclez le tissu adipeux qui lui est sous-jacent, et vous aurez sous les yeux l'aponévrose superficielle. Dans la plupart des cas, cette lame aponévrotique est assez mince pour laisser voir par transparence les muscles du plan suivant. Vous la suivrez d'avant en arrière jusqu'à sa réflexion derrière le bord postérieur du transverse. Conservez avec soin toutes les branches vasculaires et nerveuses que vous rencontrerez. Vous trouverez dans le sac dartoïque une masse adipeuse au milieu de laquelle s'épanouit le ligament rond, et qu'il faudra nécessairement enlever avec ce sac pour voir l'extrémité antérieure de l'aponévrose superficielle.

EXPLICATION.

A,A. Coupe de la peau.
a. Aponévrose de la cuisse.
b. Tissu adipeux du creux ischio-rectal.
e. Sphincter externe de l'anus.
f. Ligament rond.
g. Aponévrose périnéale superficielle (ischio-pubio-vulvaire).

1. Branche de l'artère hémorrhoïdale inférieure.
2. Artère périnéale superficielle.
3. Branche de l'artère honteuse externe.

PLANCHE 83.

RÉGION PÉRINÉALE CHEZ LA FEMME.

3e Plan.

Préparation.— Enlevez l'aponévrose superficielle et poursuivez les muscles jusqu'à leurs insertions; sur les sujets jeunes et vigoureux, cette préparation ne présentera point de difficulté. Pour la dissection du creux ischio-rectal, procédez comme il a été dit à propos du périnée de l'homme.

EXPLICATION.

Parties accessoires.

A,A. Coupe de la peau.
B,B. Tubérosité de l'ischion.
C. Muscle grand fessier recouvert de son aponévrose.
D. Le même après l'ablation de l'aponévrose.
E. Aponévrose de la cuisse.
F. Muscle droit interne.
G. Muscle grand adducteur.
H. Muscle demi-tendineux.
K,K. Branches fessières cutanées du petit nerf sciatique.

Parties contenues dans ce plan.

a. Ouverture du vagin.
b. Clitoris.
c,c. Muscle sphincter externe de l'anus.
d. Aponévrose inférieure du releveur de l'anus.
e. Face inférieure du muscle releveur de l'anus.
f,f. Muscle constricteur du vagin.
g,g. Muscle ischio-clitoridien.
h,h. Muscle transverse.
k. Aponévrose périnéale moyenne (ischio-pubio-bulbaire).
1. Tronc de l'artère honteuse interne.
2,2. Artère hémorrhoïdale inférieure.
3. Nerf honteux interne.
4. Nerf périnéal superficiel.
5. Branches ano-cutanées du nerf honteux interne.
6,6. Rameaux de la branche périnéale du petit sciatique.

PLANCHE 84.

RÉGION PÉRINÉALE CHEZ LA FEMME.

4e Plan. (Côté droit de la figure.)

Préparation. — Découvrez l'aponévrose périnéale moyenne, par l'ablation du constricteur du vagin et du transverse.

EXPLICATION.

Parties accessoires.

- A,A. Coupe de la peau.
- B. Tubérosité de l'ischion.
- C. Extrémité antérieure du muscle constricteur du vagin.
- D. Portion du muscle transverse.
- E. Muscle ischio-clitoridien.
- F. Muscle grand fessier.
- G. Muscle droit interne.
- H. Muscle grand adducteur.
- K. Muscle demi tendineux.

Parties contenues dans le quatrième plan.

- *a.* Muscle sphincter externe.
- *b.* Muscle releveur de l'anus.
- *c.* Aponévrose périnéale moyenne (ischio-pubio-bulbaire).
- 1. Vaisseaux et nerfs honteux internes.
- 2. Vaisseaux du bulbe vus par transparence à travers l'aponévrose moyenne.

5e Plan. (Côté gauche de la figure.)

Préparation. — Enlevez l'aponévrose moyenne, et préparez avec soin le bulbe du vagin et la glande vulvo-vaginale. Vous conserverez les artères bulbeuses. Enfin, terminez la préparation en mettant à nu la face inférieure du releveur de l'anus.

EXPLICATION.

Parties accessoires.

- A,A. Coupe de la peau.
- B. Tubérosité de l'ischion.
- C. Extrémité antérieure du muscle constricteur du vagin.
- E. Muscle ischio-clitoridien.
- F. Muscle grand fessier.
- G. Muscle droit interne.
- H. Muscle grand adducteur.
- K. Muscle demi-tendineux.

Parties contenues dans le cinquième plan.

- *a.* Muscle sphincter externe.
- *b.* Muscle releveur de l'anus.
- *d.* Bulbe du vagin.
- *e.* Glande vulvo-vaginale.
- 1. Vaisseaux et nerfs honteux internes.
- 2. Artères du bulbe.
- 3. Artère clitoridienne.

PLANCHE 85.

COUPE VERTICALE MÉDIANE DU BASSIN CHEZ LA FEMME

EXPLICATION.

A,A. Coupe de la peau.
B. Coupe de la symphyse pubienne.
C. Corps de la quatrième vertèbre lombaire.
D. Corps de la cinquième vertèbre lombaire.
E,E. Corps des vertèbres sacrées.
F,F. Vertèbres coccygiennes.
G,G. Apophyses épineuses.
a. Muscle grand droit de l'abdomen.
b,*b*. Anses intestinales.
c. Cul-de-sac antérieur ou supérieur du péritoine.
d. Cul-de-sac moyen ou vésico-utérin.
e. Cul-de-sac postérieur ou utéro-rectal.
f. Vessie.
g. Ligaments pubio-vésicaux.
h. Canal de l'urèthre.
k. Cloison vésico-vaginale.
l. Cloison uréthro-vaginale.
m. Utérus.
n. Cavité du corps de l'utérus.
n'. Cavité du col.
o. Vagin.
p. Cloison recto-vaginale.
q. Rectum.
r. Anus.
s. Coupe du clitoris.
t. Grande lèvre gauche.
u. Petite lèvre gauche.
v. Coupe du muscle constricteur du vagin.
w,*w*. Coupes du sphincter externe de l'anus.
x. Coupe du transverse.
y,*y*. Coupes du sphincter interne.
z. Coupe du releveur de l'anus.
1. Plexus veineux du col de la vessie.
2,2. Plexus veineux vaginal.

PLANCHE 86.

COUPE TRANSVERSALE DU BASSIN CHEZ LA FEMME.

Cette coupe passe, en avant, à 2 centimètres au-dessus de la symphyse pubienne; en arrière, elle intéresse le sacrum à sa partie moyenne.

EXPLICATION.

A,A. Coupe de la peau.
B,B. Coupe des os iliaques.
C. Coupe du sacrum.
D,D. Ganglions lymphatiques de l'aine.

Muscles.

a,a. Grand droit de l'abdomen.
b,b. Psoas.
c,c. Tendon réfléchi du grand droit antérieur de la cuisse.
d,d. Couturier.
e,e. Tenseur du fascia lata.
f,f. Grand fessier.
g,g. Moyen fessier.
h,h. Petit fessier.
k,k. Pyramidal.
l,l. Obturateur interne.

Vaisseaux et nerfs.

m,m. Artère crurale.
n,n. Veine crurale.
o,o. Nerf crural.
p,p. Branches de l'artère hypogastrique.
q,q. Nerfs du plexus sacré.

Cavité pelvienne.

r. Vessie.
s. Orifice de l'urèthre.
t,t. Embouchures des uretères.
u. Coupe de l'utérus.
v,v. Ligaments ronds.
w. Trompe utérine du côté droit.
x. Ovaire droit.
y. Coupe de l'ovaire gauche.
z. Rectum.

PLANCHE 87.

RÉGIONS PÉNIENNE ET SCROTALE.

Fig. 1. — 1er et 2e plans.

Préparation. — Faites, au niveau du pénil, une incision horizontale étendue depuis la ligne médiane jusqu'en dehors de l'épine du pubis. Incisez la peau d'avant en arrière, sur la face dorsale de la verge, depuis le bord libre du prépuce jusqu'à l'extrémité interne de la première incision. Disséquez avec précaution le dartos et l'enveloppe fibreuse de la verge, puis mettez à découvert les vaisseaux dorsaux de cet organe.

EXPLICATION.

Premier plan.

A,A. Coupe de la peau.
B. Coupe de la muqueuse du prépuce.
C. Couronne du gland.
D. Méat urinaire.

Deuxième plan.

A,A. Coupe de la peau.
a,a. Dartos.
b. Gaîne fibreuse de la verge.
1. Branche de l'artère honteuse externe.
2. Artère dorsale de la verge.
3,3. Veines superficielles allant s'anastomoser avec la veine sous-cutanée abdominale.
4. Veine dorsale de la verge.
5. Nerf dorsal de la verge.

Fig. 2. — Coupe transversale de la verge.

Cette coupe peut être faite sans congélation préalable des parties, si l'on a poussé une injection dans les vaisseaux et dans les corps caverneux.

EXPLICATION.

A,A. Coupe de la peau.
a,a. Coupe des tissus sous-cutanés.
b,b. Coupe des corps caverneux.
c. Coupe de la portion spongieuse de l'urèthre.
1,1. Coupe des artères caverneuses.
2,2. Artères dorsales de la verge.
3. Veine dorsale de la verge.
4,4. Veines des parties latérales de la verge.
5. Nerf dorsal de la verge.

PLANCHE 88.

RÉGIONS PÉNIENNE ET SCROTALE.

3e Plan. (Côté gauche de la figure.)

Préparation. — Relevez la verge au devant de l'abdomen et maintenez-la dans cette position par des érignes. Mettez à nu la face inférieure de l'urèthre et des corps caverneux, ce qui se fera sans difficulté. Du côté du scrotum, commencez la dissection par la partie supérieure et arrivez du premier coup sur la partie inférieure de l'aponévrose du grand oblique. Préparez l'anneau inguinal externe, et suivez le crémaster jusqu'au bas des bourses.

EXPLICATION.

Parties accessoires.

A,A. Coupe de la peau et du dartos.
B. Pilier interne de l'anneau inguinal externe.
C. Pilier externe.

Parties contenues dans le troisième plan.

a. Gland de la verge.
b. Frein de la verge.
c. Portion spongieuse de l'urèthre.
d. Corps caverneux de la verge.
e. Faisceau interne du crémaster.
f. Faisceau externe du crémaster.
g. Anses du crémaster.
h. Tunique fibreuse commune au cordon et au testicule.
1. Veines des parties latérales de la verge.
2,2. Plexus veineux de la racine de la verge.

4e Plan. (Côté droit de la figure.)

Préparation. — Enlevez une portion du crémaster pour mettre à nu la tunique fibreuse commune au cordon et au testicule ; puis ouvrez cette tunique pour étudier la vaginale et le testicule en place.

EXPLICATION.

Parties accessoires.

A,A. Coupe de la peau.
B. Dartos.
C. Crémaster.
D. Tunique fibreuse commune.
E. Gland de la verge.
G. Portion spongieuse de l'urèthre.
H,H. Veines des parties latérales de la verge.
K. Branche de l'artère honteuse externe.
L. Branche anastomotique entre la veine dorsale de la verge et la veine sous-cutanée abdominale.

Parties contenues dans le quatrième plan.

k. Tunique vaginale.
l. Testicule.
m. Épididyme.
n. Cordon des vaisseaux spermatiques.
o. Vaisseaux de la tunique albuginée.

BIBLIOTHÈQUE NATIONALE R.F. IMPRIMÉS

Fig. 1.

Fig. 2

Fig. 1.

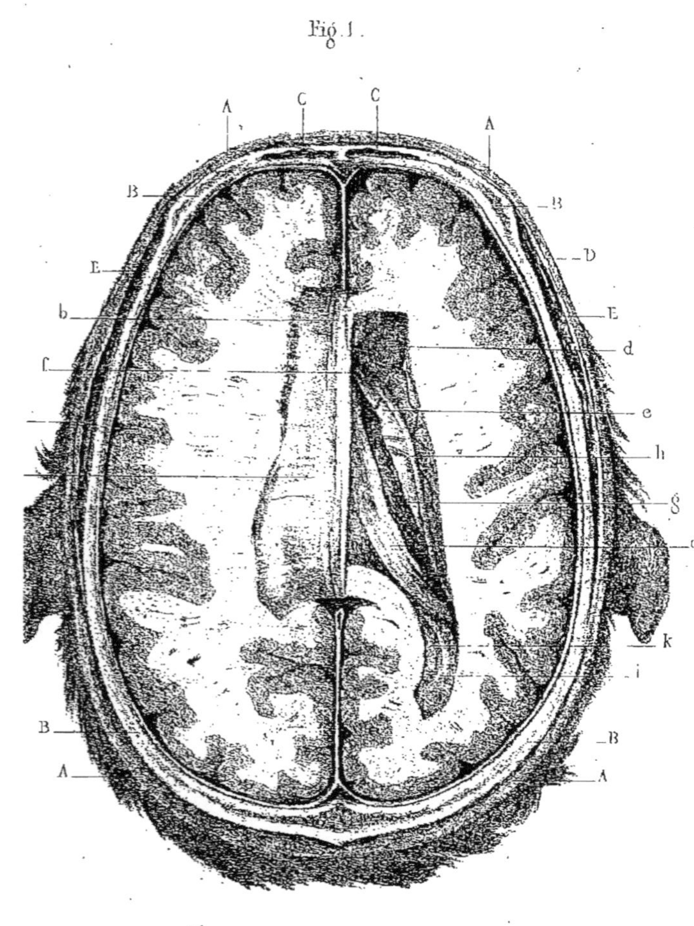

Fig. 2.

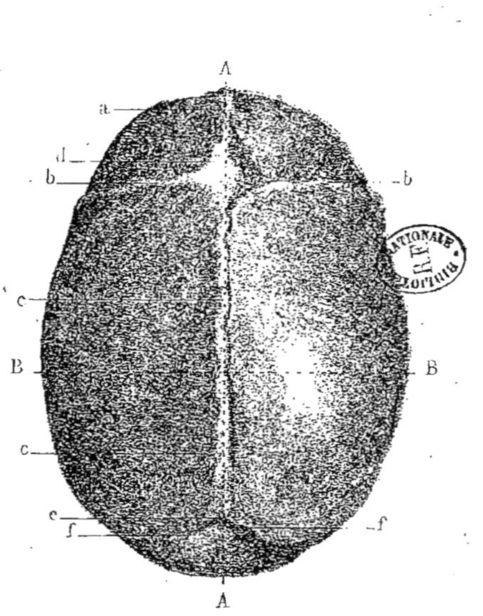

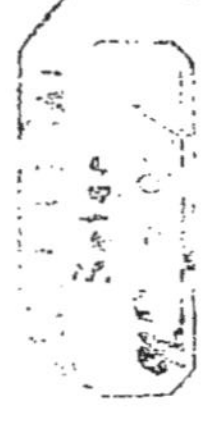

Fig. 1.

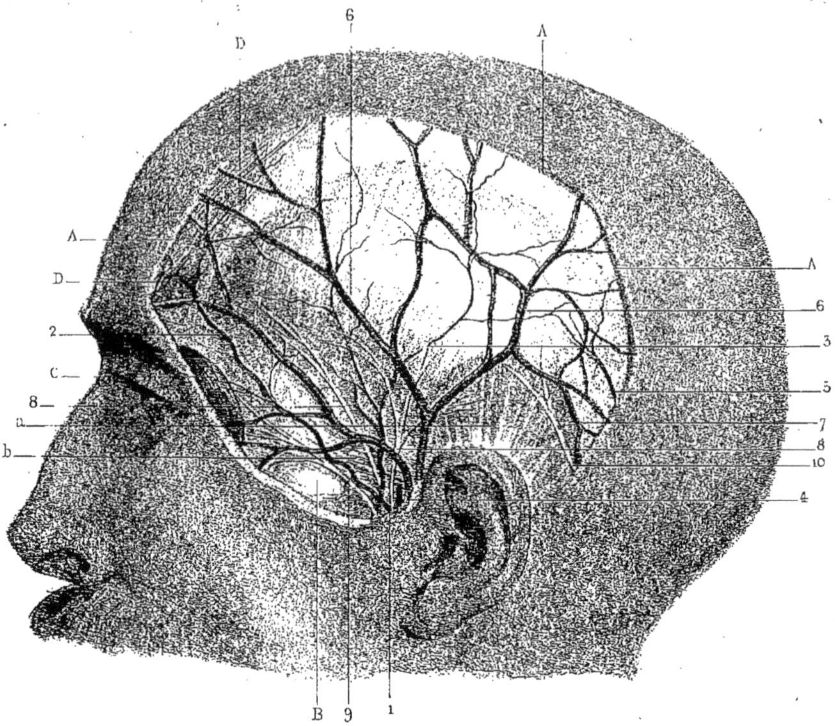

6 D A A D 2 C 8 a b A 6 3 5 7 8 10 4 B 9 1

Fig. 2.

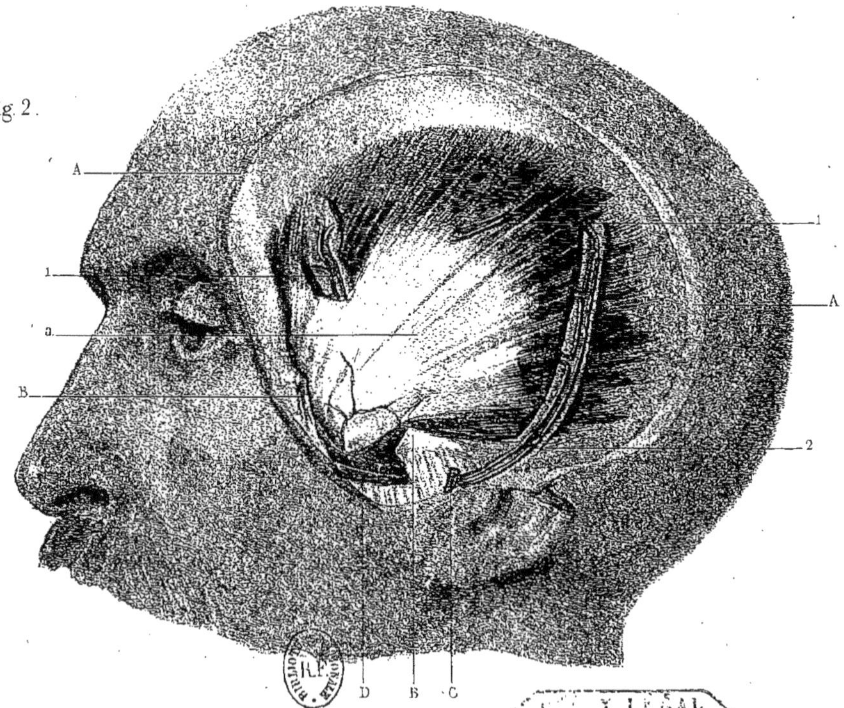

A 1 a B 1 A 2 D B C

Dessiné d'après nature par J. Sarazin

Préparé par Paulet

V. Mercier chromolith.

R.F. DÉPOT LÉGAL

Fig. 1.

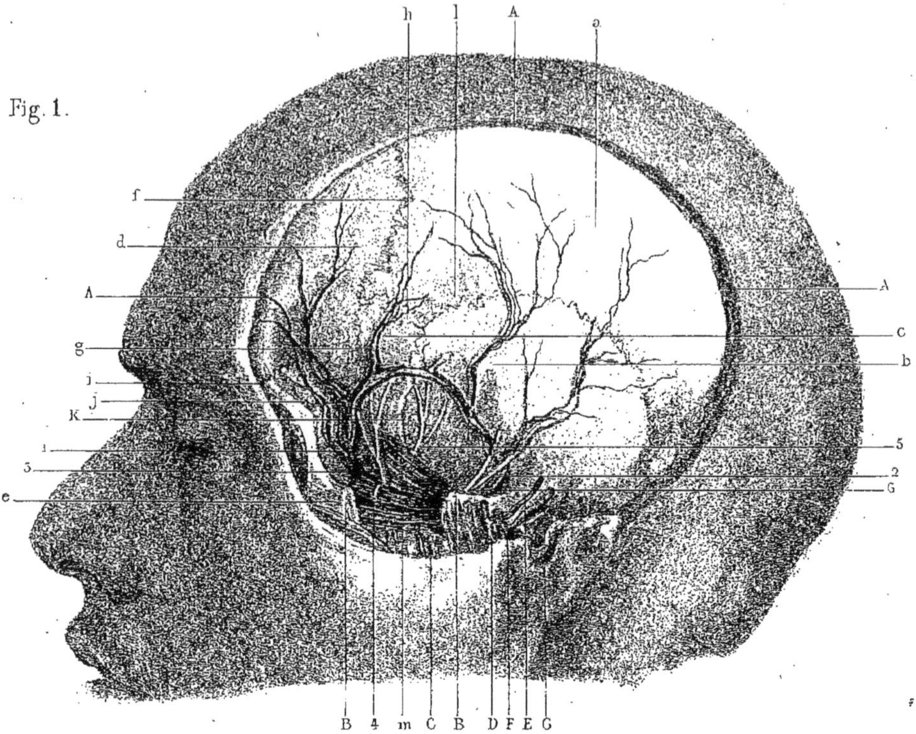

Fig. 2.

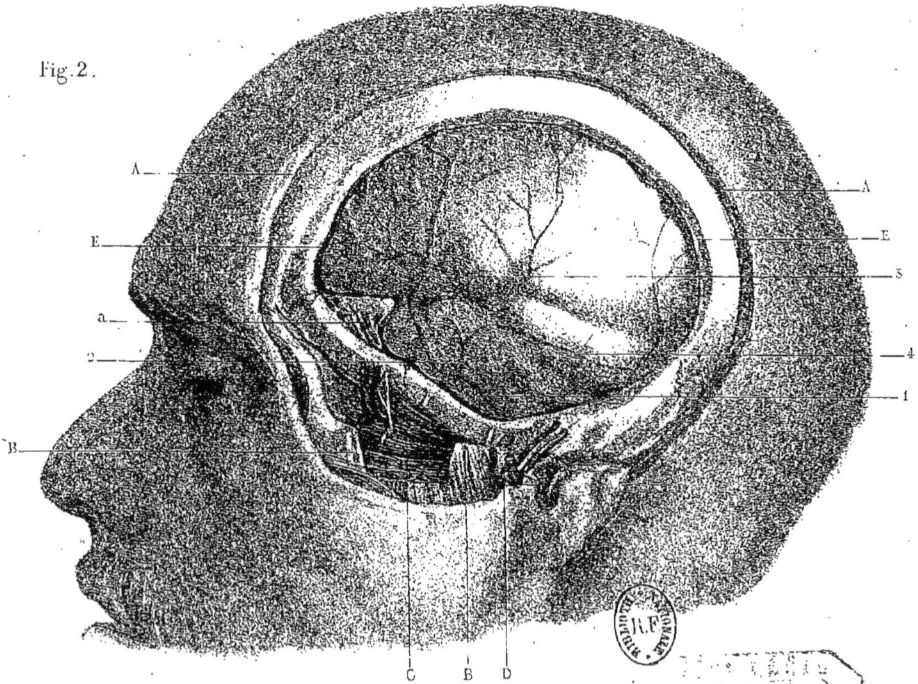

Dessiné d'après nature par J. Sarazin. Préparé par Paulet N. Mercier chromolith.

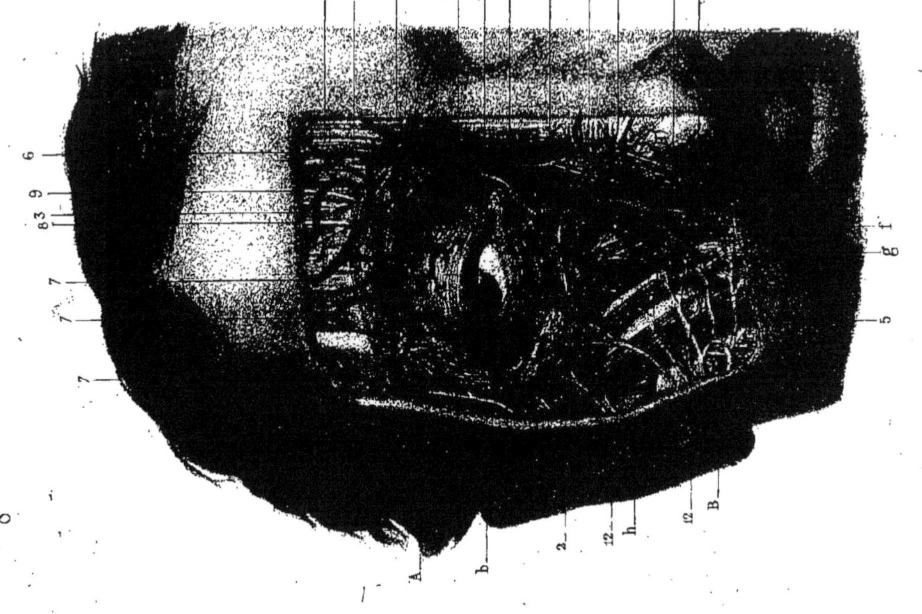

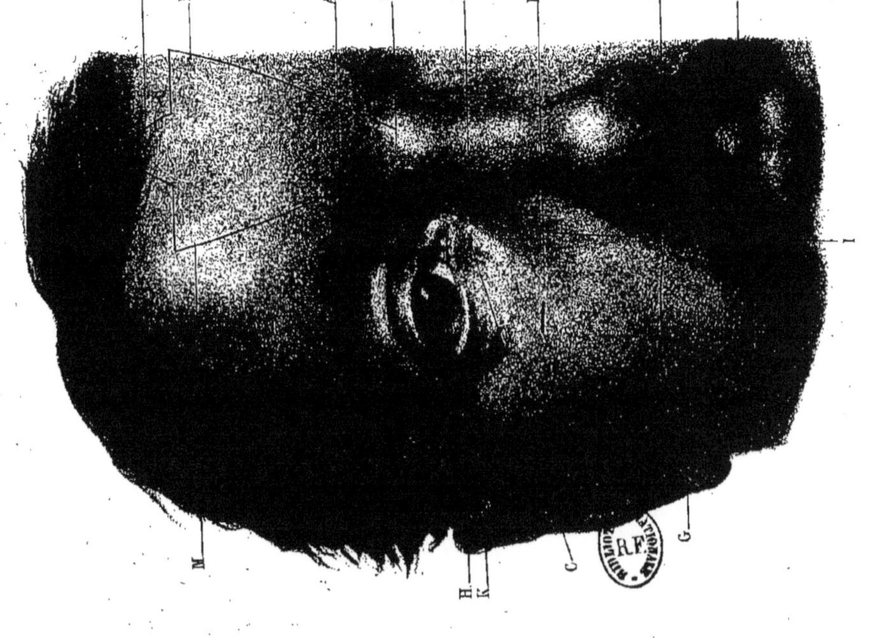

R.F.

Dessiné d'après nature par J. Sarazin   Préparé par Paulet   V. Mercier Cl. [illegible]

Fig. 1.

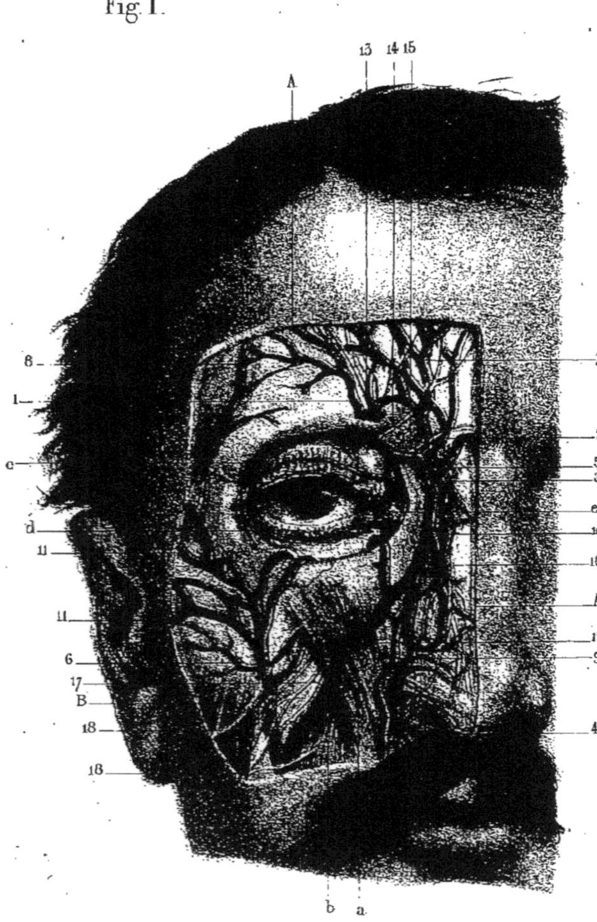

Fig. 2.

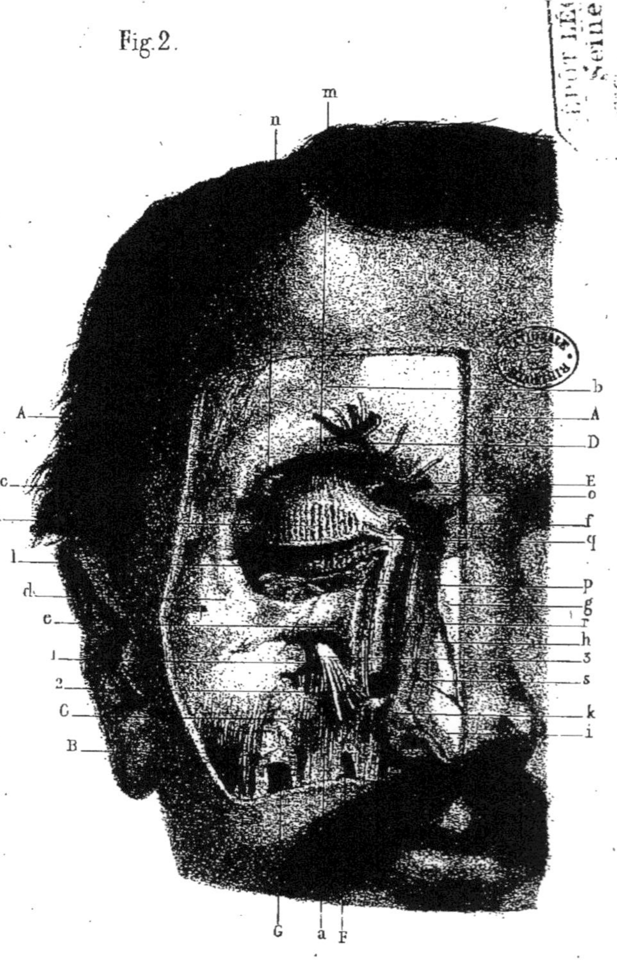

DÉPÔT LÉG
Seine
1868

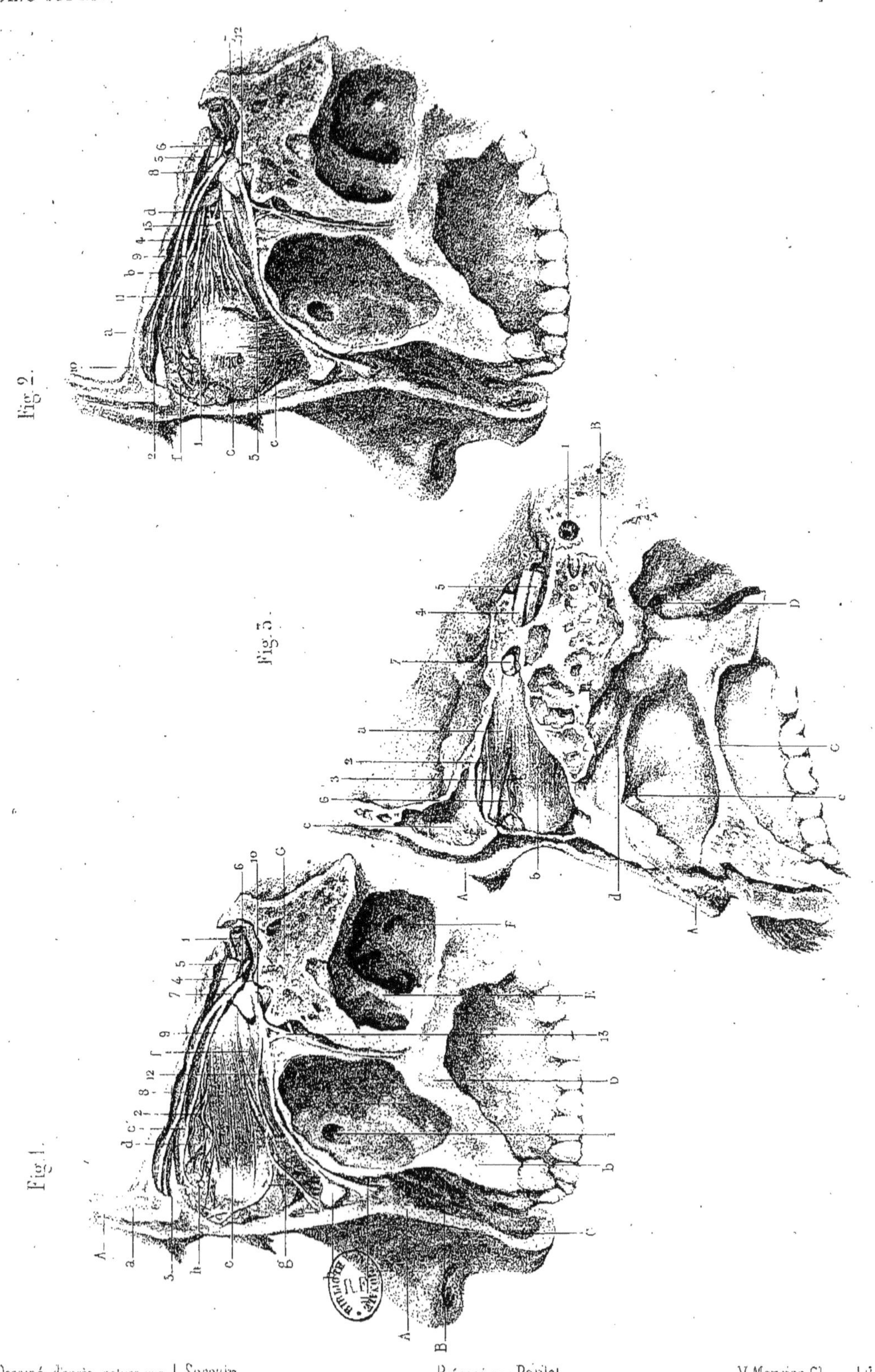

Dessiné d'après nature par J. Sarazin — Préparé par Paulet. — V Mercier Chromolith

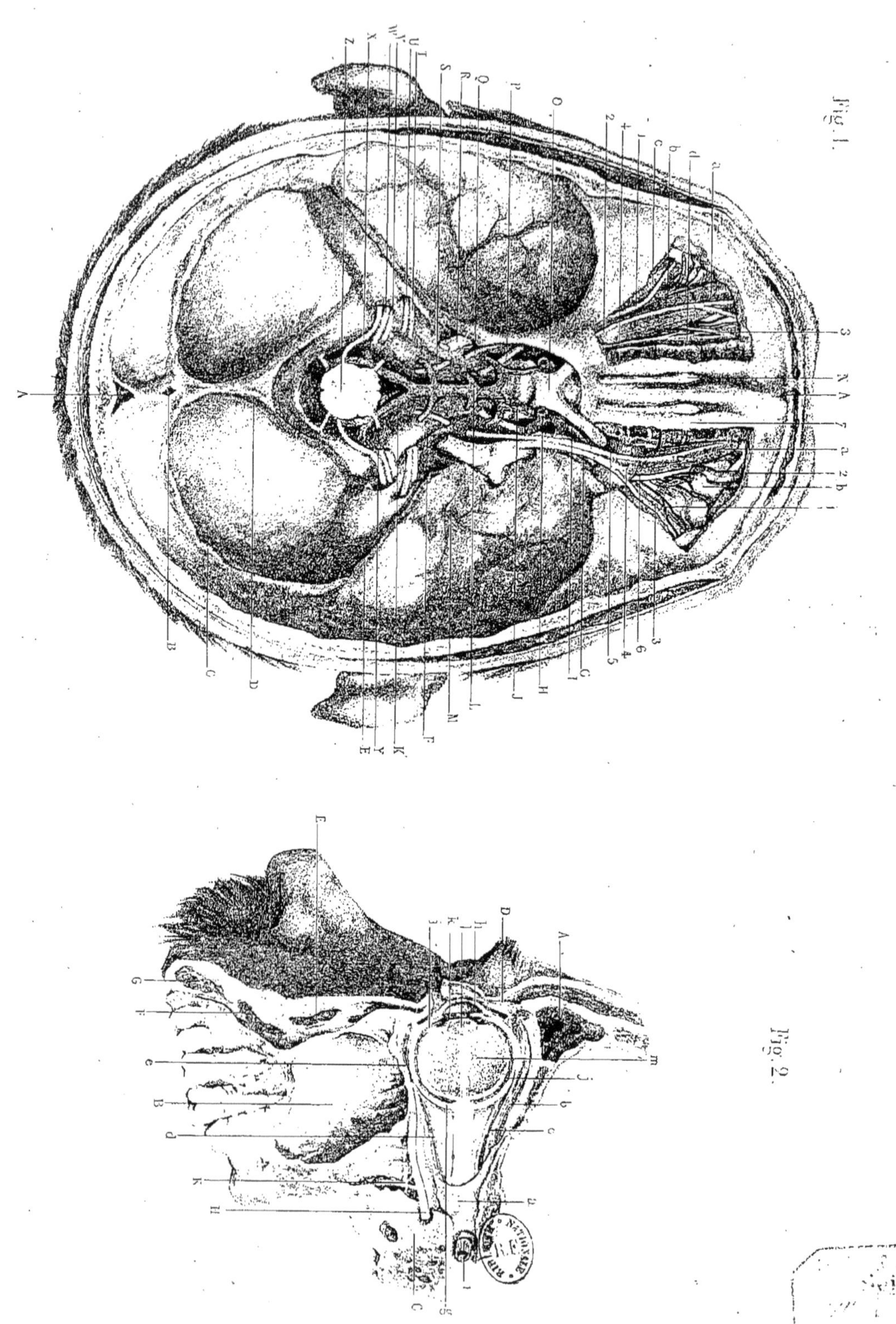
Fig. 1.
Fig. 2.

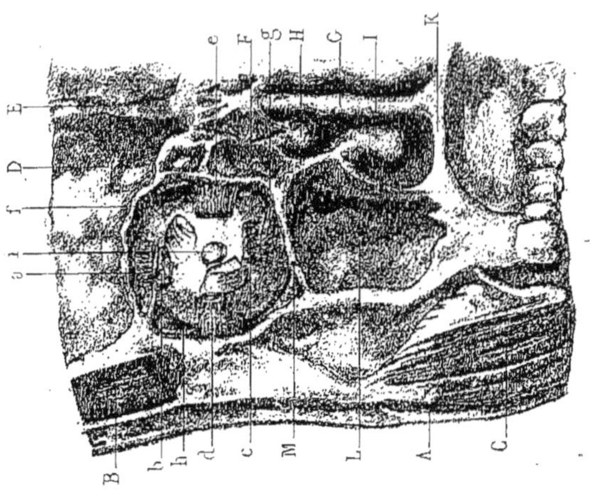

Fig. 2.

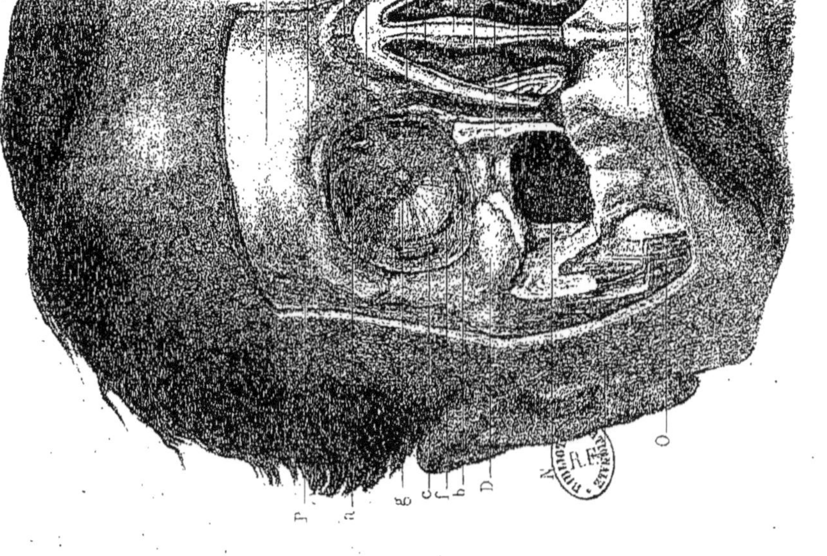

Fig. 1.

Dessiné d'après nature par J. Sarazin

Préparé par Paulet

A. Mercier chromolith.

R.F. BIBLIOTHÈQUE NATIONALE

Fig. 1.

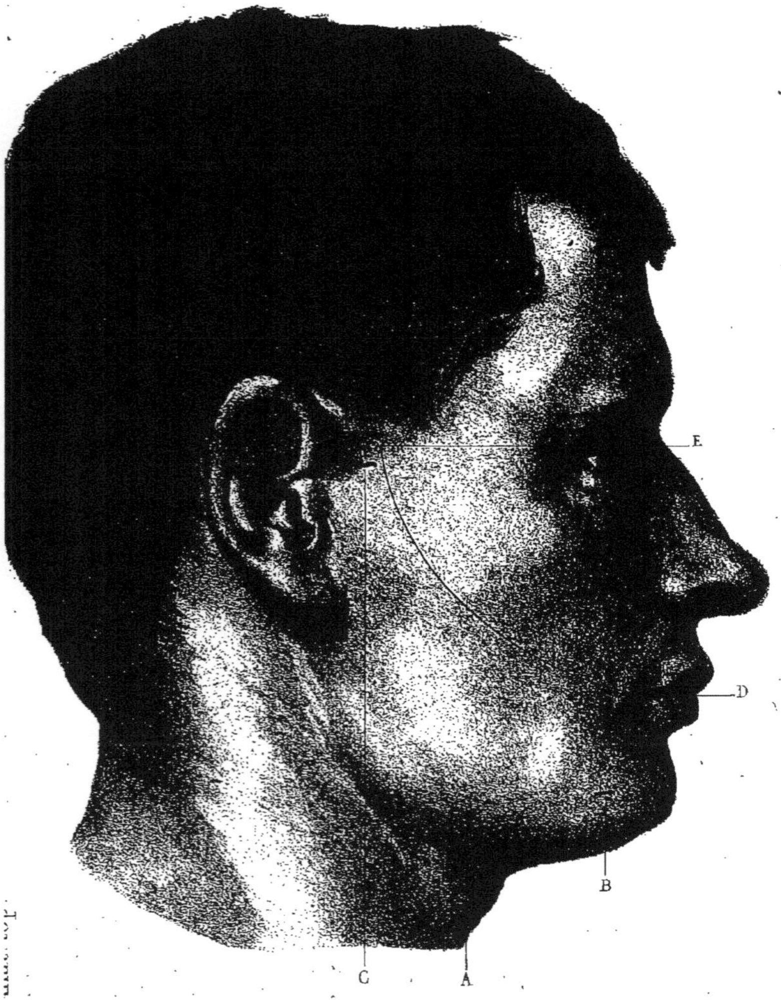

C A B D E

Fig. 2.

a 2 7 A 3 8 c 6 e d f g k r h k i n m l 5 12 A o b 9 1 4 10 P 11

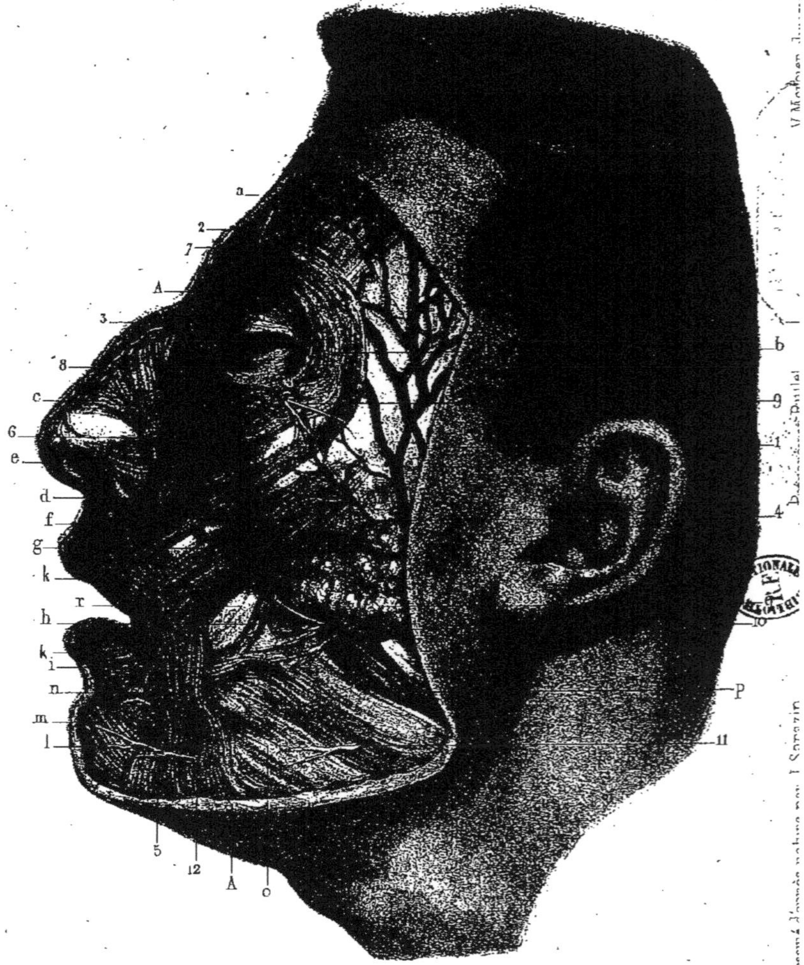

Dessiné d'après nature par L. Sarazin

R.F. BIBLIOTHÈQUE NATIONALE

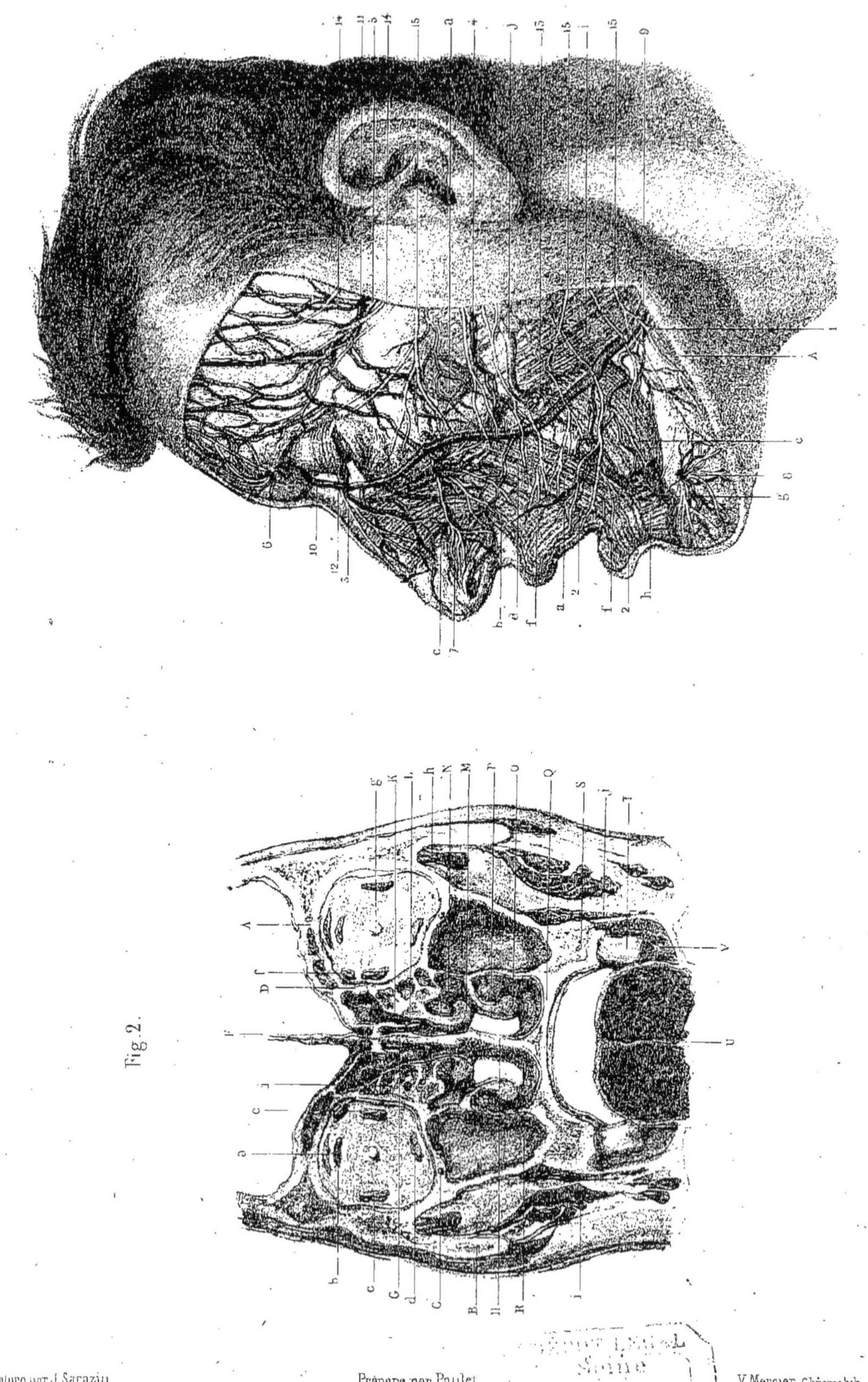

Fig. 2.

.. nature par J. Sarazin. — Préparé par Paulet. — V. Mercier Chromolith.

Imp. Lemercier & Cie, Paris

Dépôt Légal Seine

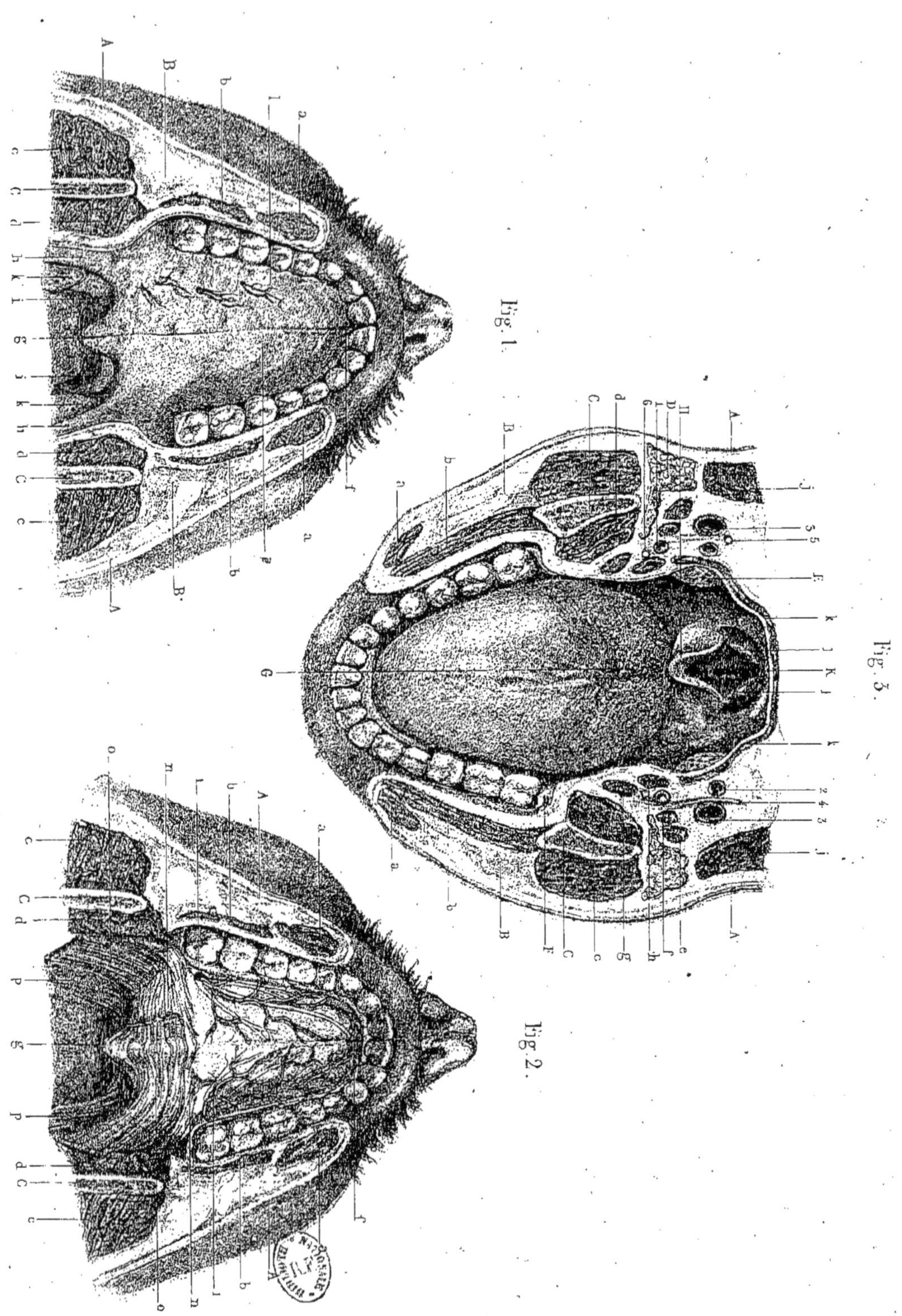

iné d'après nature par J. Sarazin

Préparé par Paulet

Imp. Lemercier & Cie Paris.

V. Mercier Chromolith.

DÉPÔT LÉGAL Seine 975

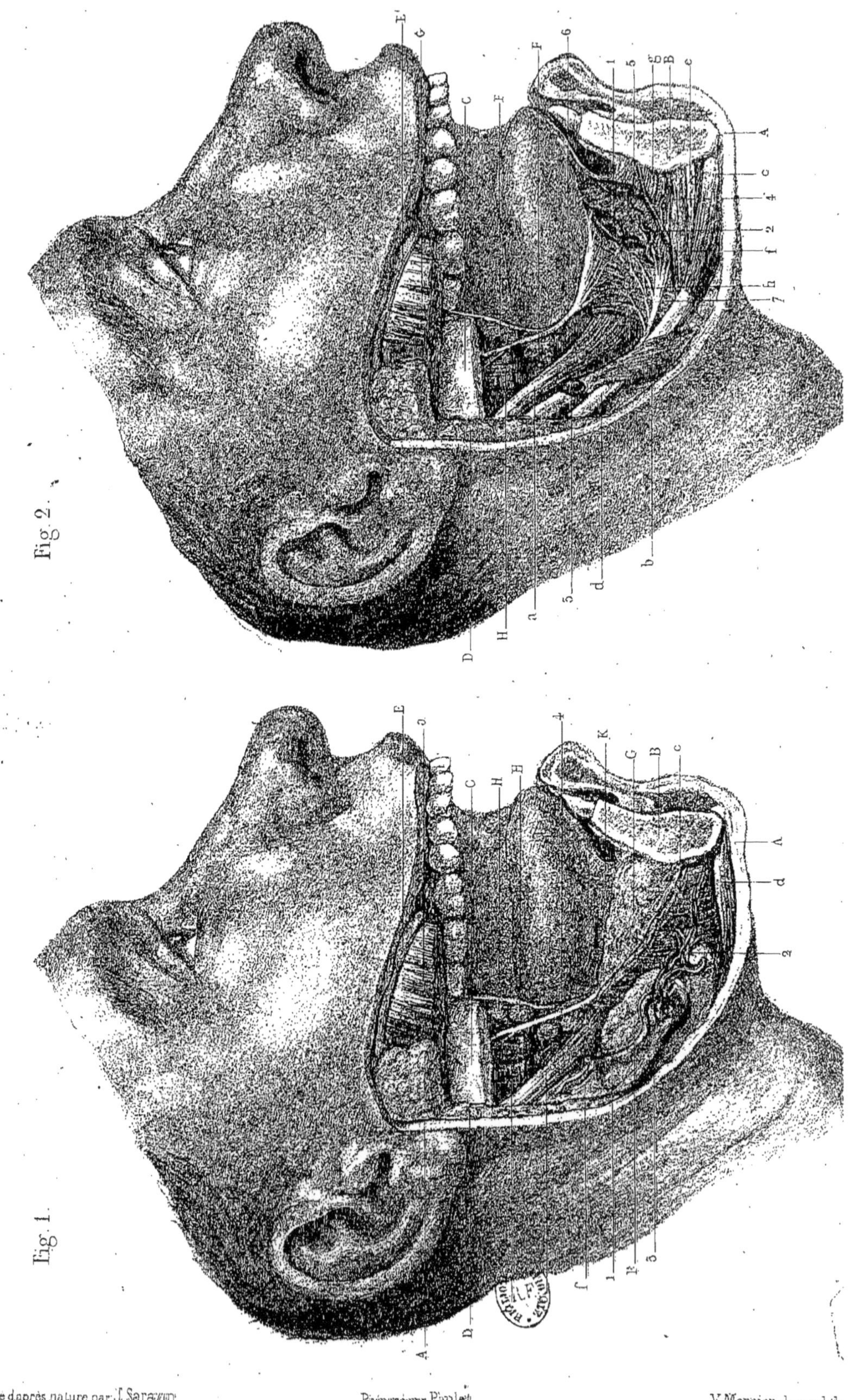
Fig. 2.

Fig. 1.

Dessiné d'après nature par J. Sarazin — Préparé par Paulet — V. Mercier chromolith.

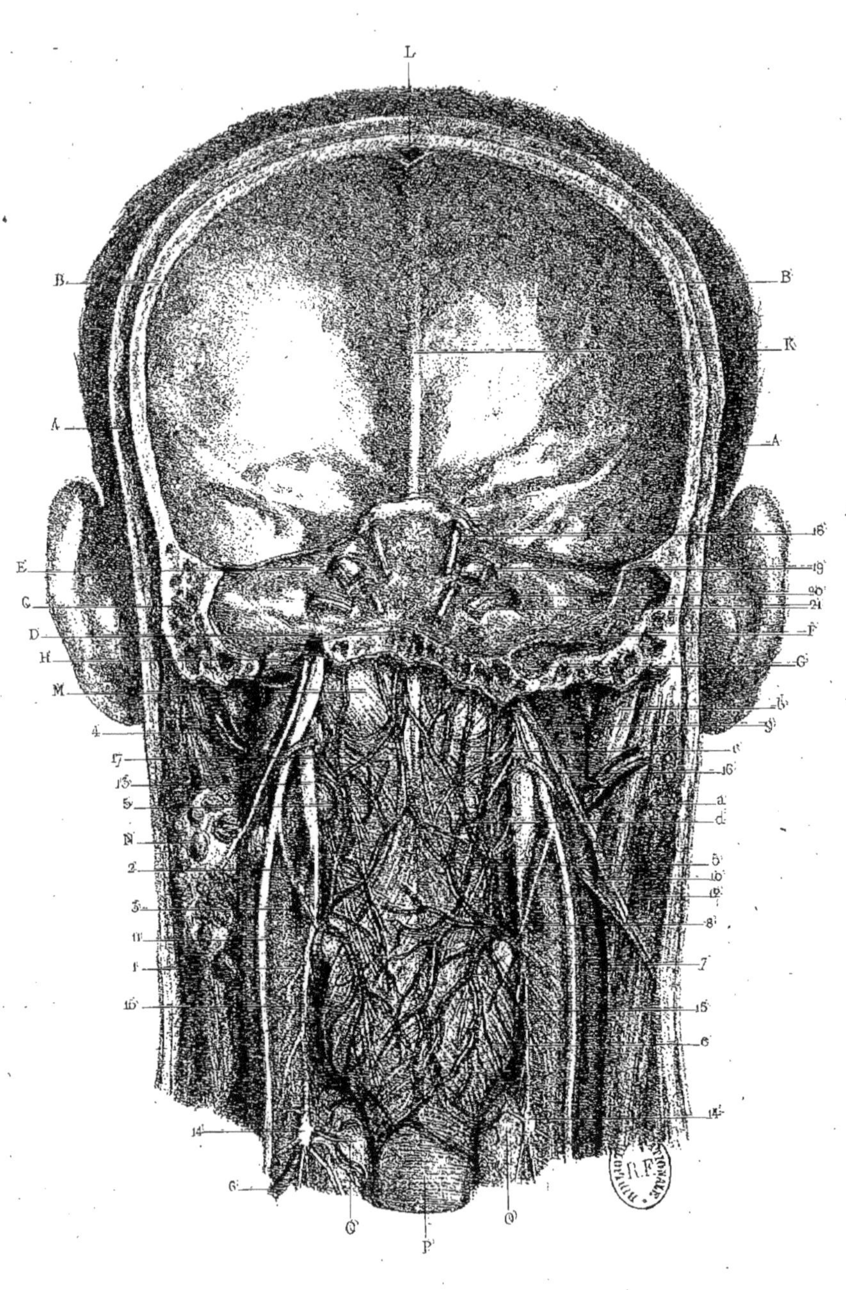

Dessiné d'après nature par J. Sarazin

Préparé par Paulet

V Mercier chromolith

Imp. Lemercier & Cie Paris

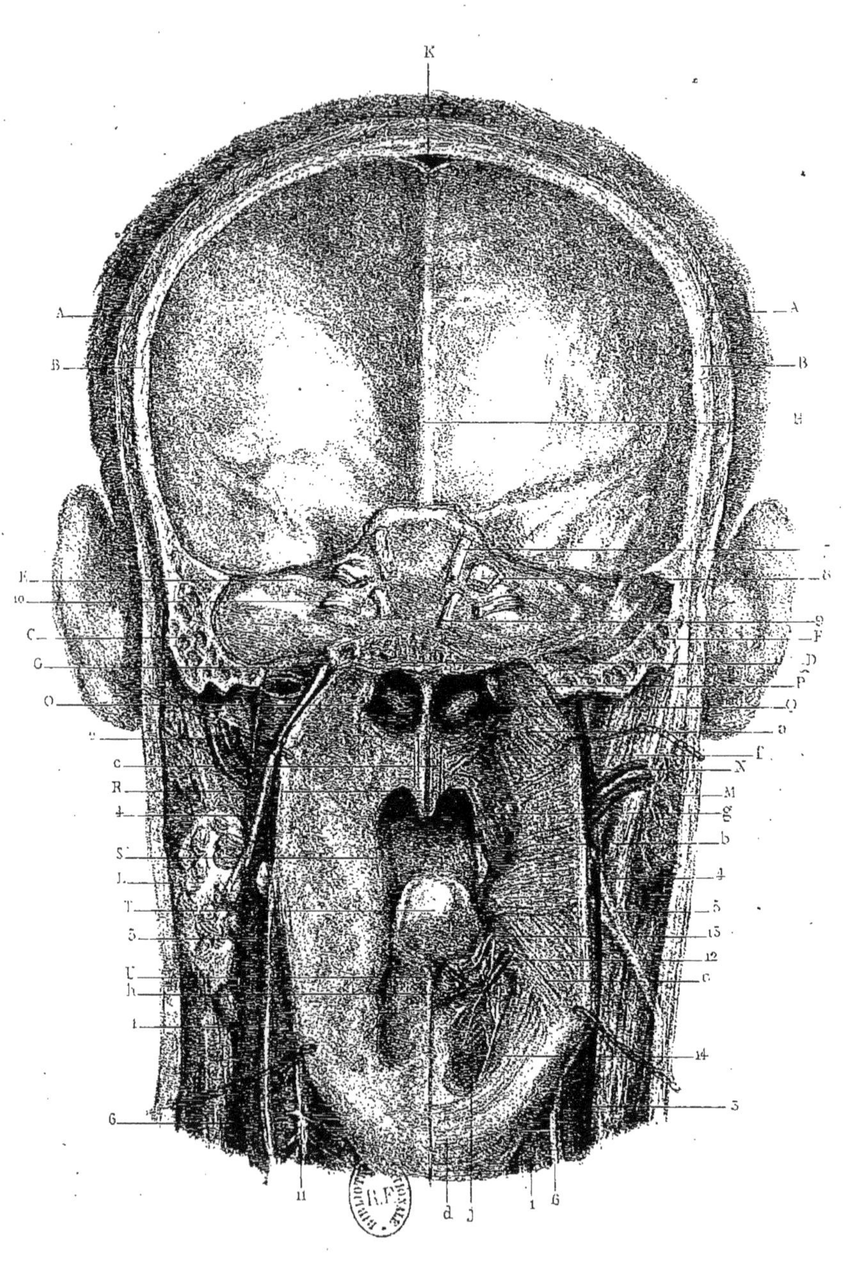

BIBLIOTHÈQUE NATIONALE R.F.

Dessiné d'après nature par J. Sarazin — Préparé par Paulet. — V. Mercier chromolith.

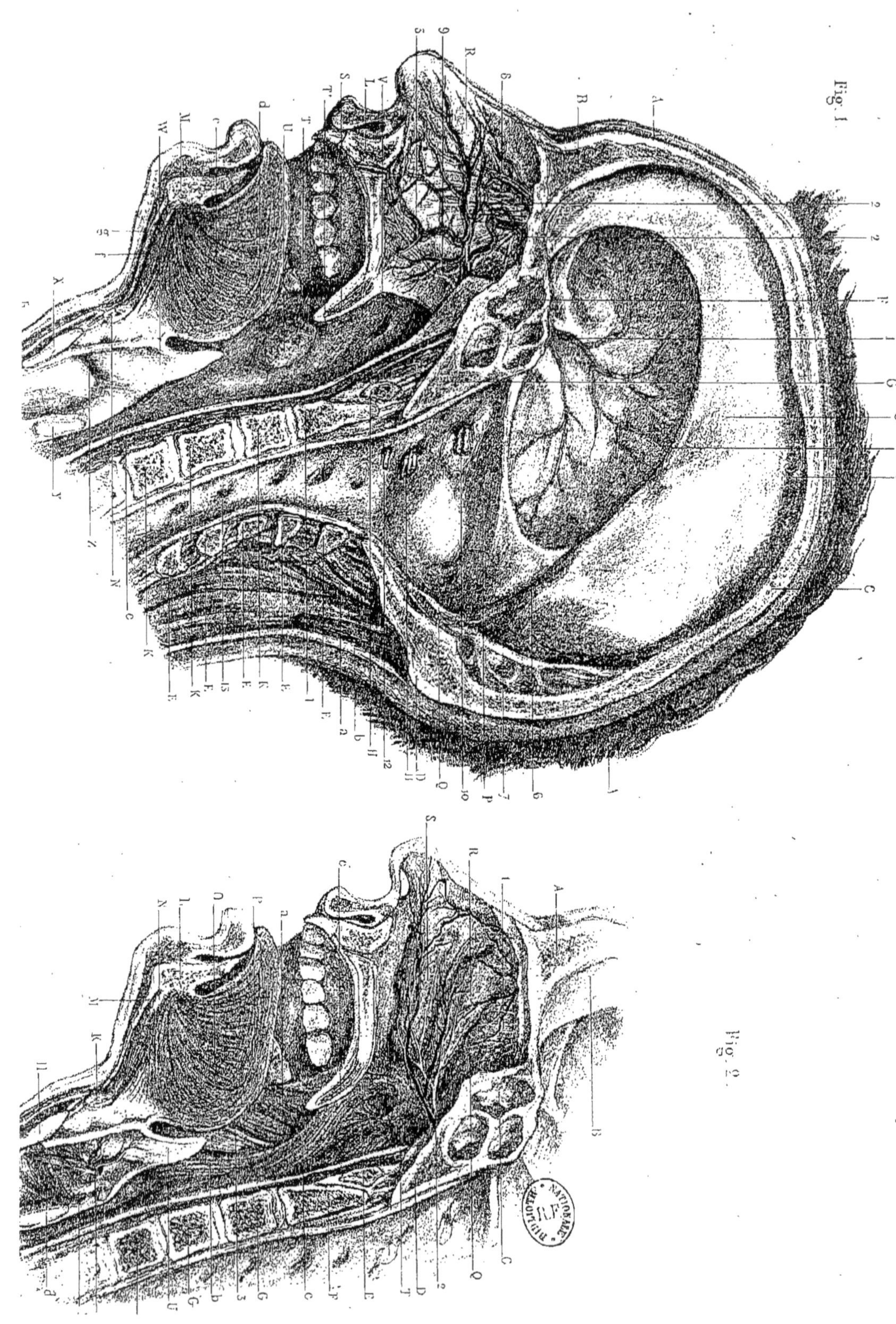

BIBLIOTHÈQUE NATIONALE R.F.

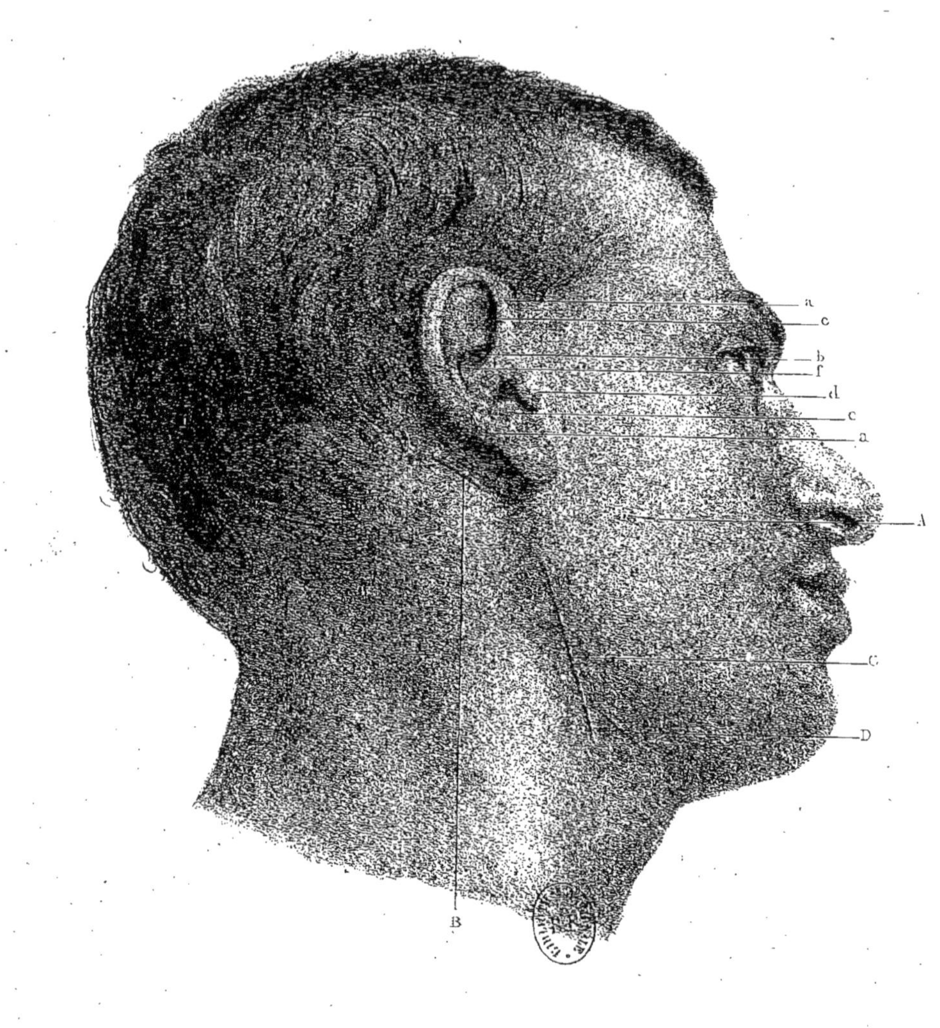

Dessiné d'après nature par J. Sarazin

V. Mercier chromolith.

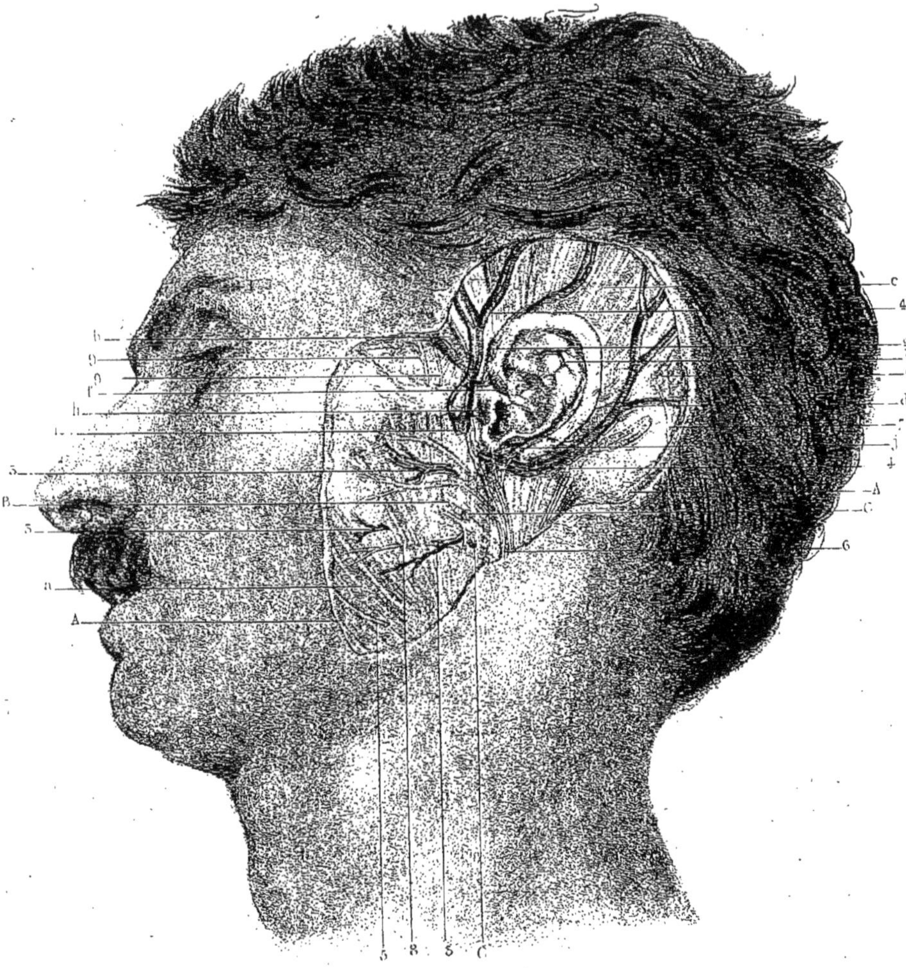

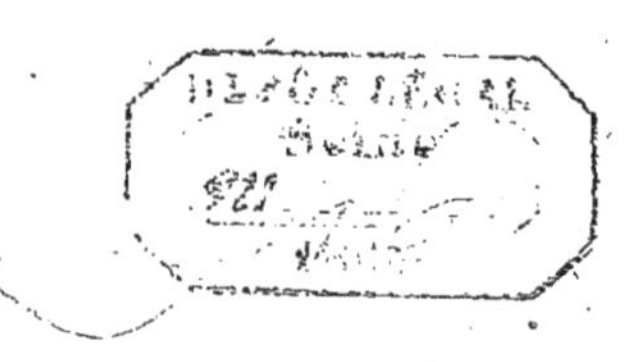

Dessiné d'après nature par J. Sarazin — Préparé par Paulet — V. Mercier chromolith.

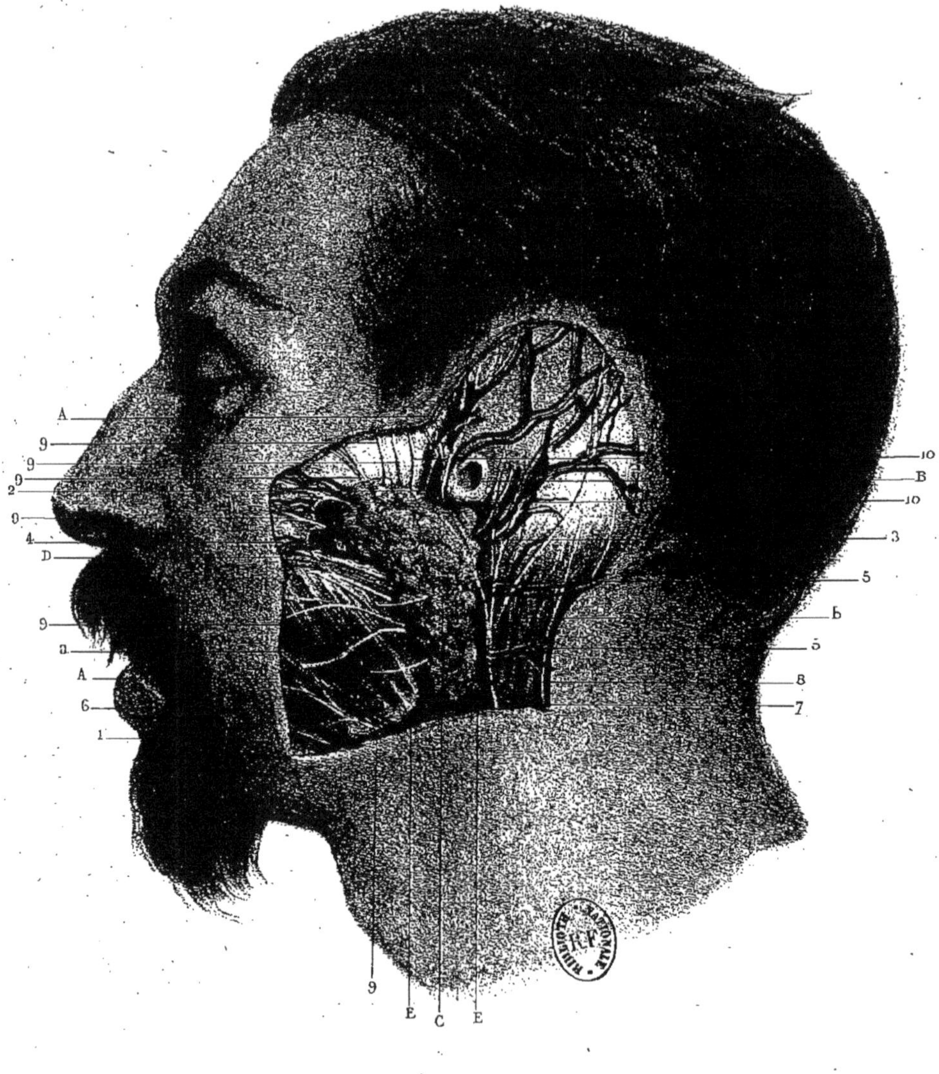

A
9
9
9
2
9
4
D
9
a
A
6
1

10
B
10
3
5
b
5
8
7

9
E
C
E

BIBLIOTHÈQUE NATIONALE RF

Dessiné d'après nature par J. Sarazin

Préparé par Paulet

Imp. Lemercier & Cie Paris

V. Mercier chromolith.

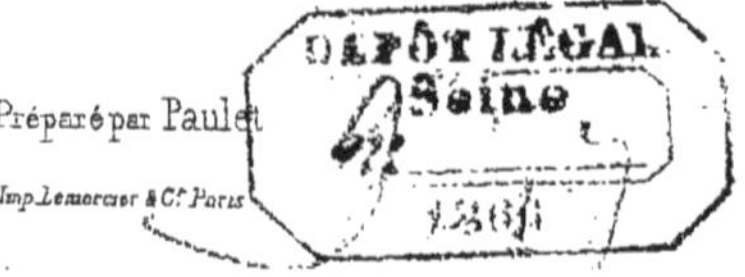
DÉPÔT LÉGAL
Seine

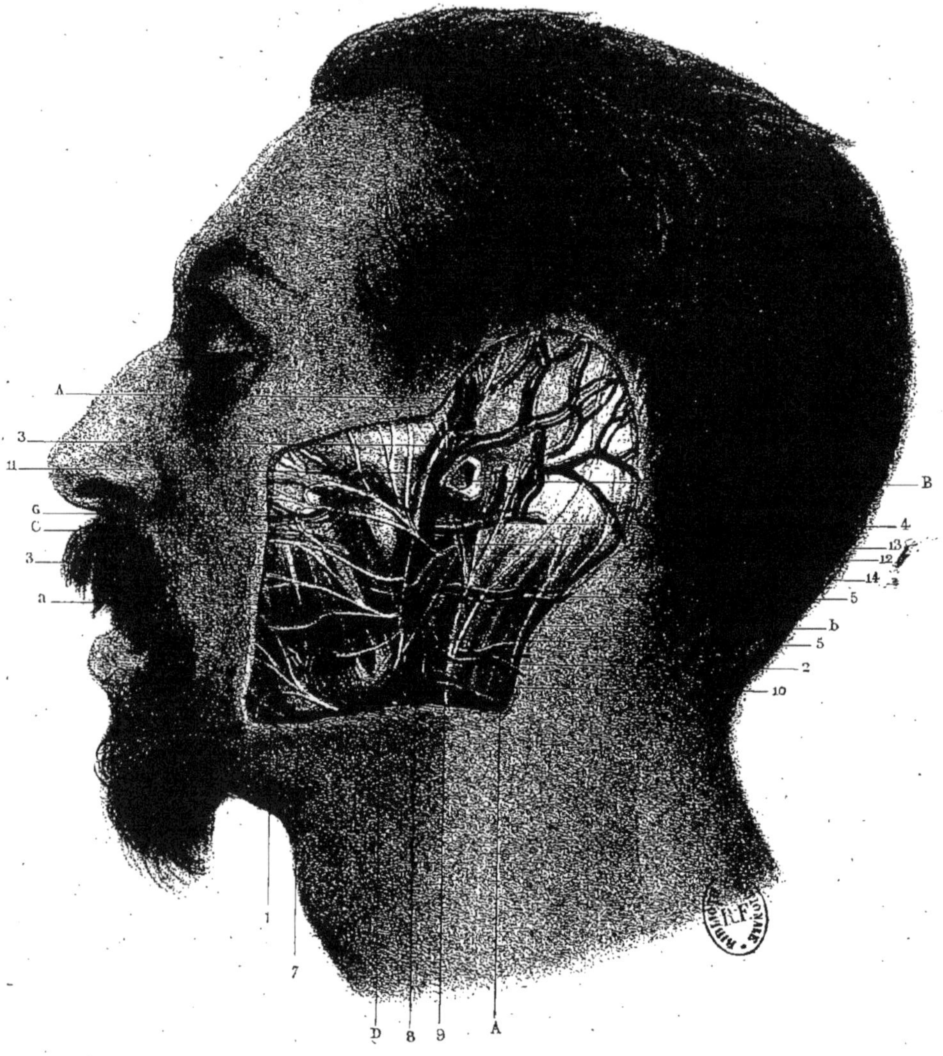

A
3
11
G
C
3
a

B
4
13
12
14
5
b
5
2
10

1
7
D
8
9
A

ıııe d'après nature par J. Sarazin

Préparé par Paulet

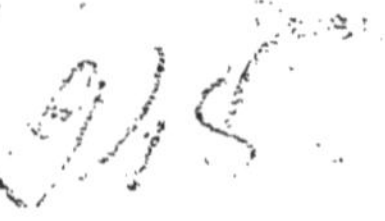

V. Mercier chromolith.

Imp. Lemercier & C.e Paris

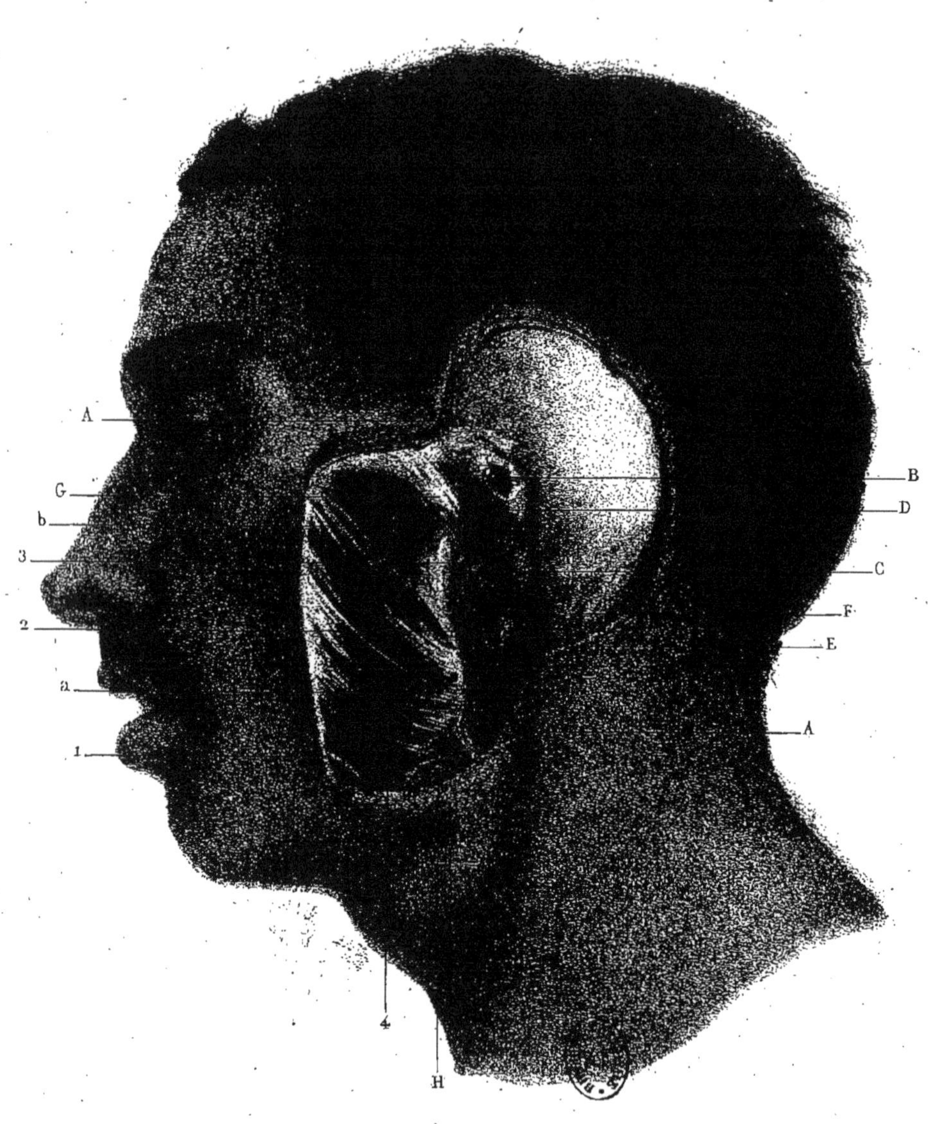

Dessiné d'après nature par J. Sarazin.

Préparé par Poulet

Chromolith. par V. Mercier

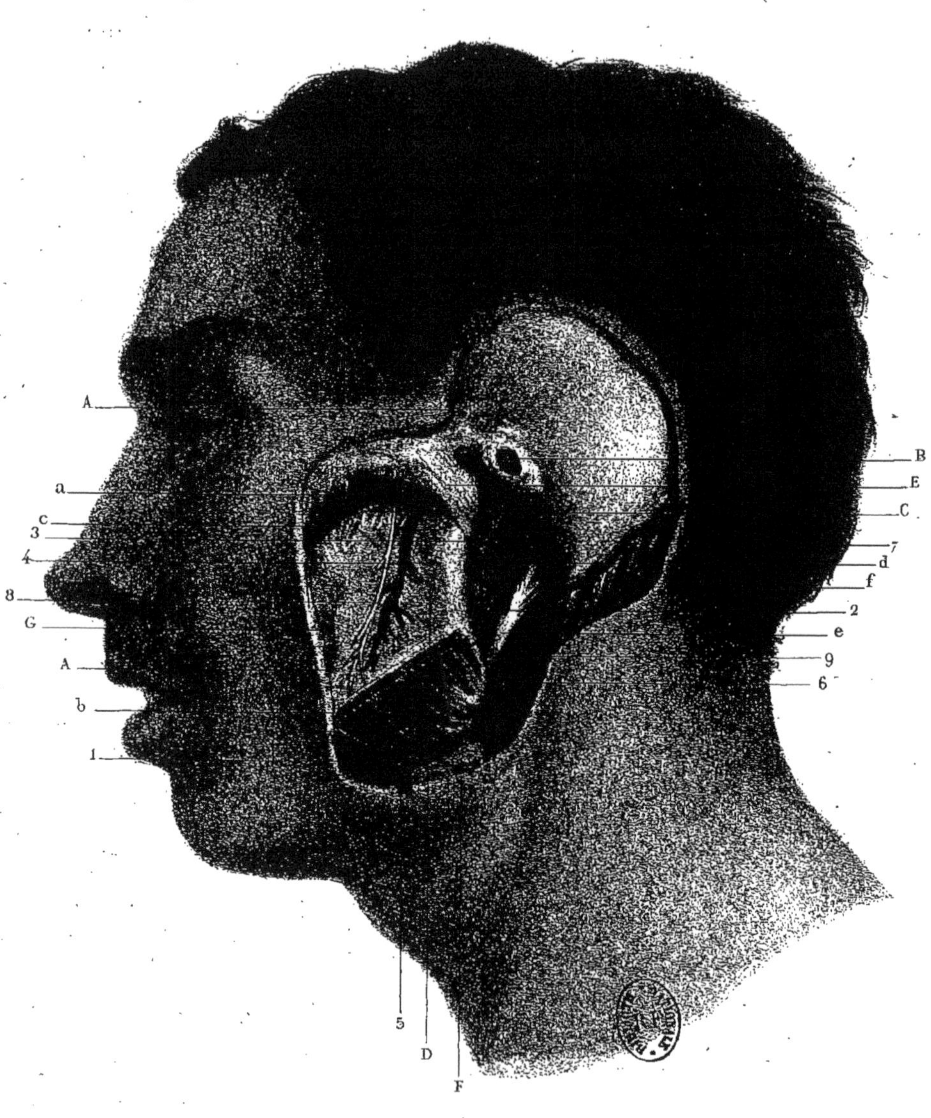

Dessiné d'après nature par J. Sarazin. Préparé par Paulet. V. Mercier chromo.

DÉPÔT LÉGAL

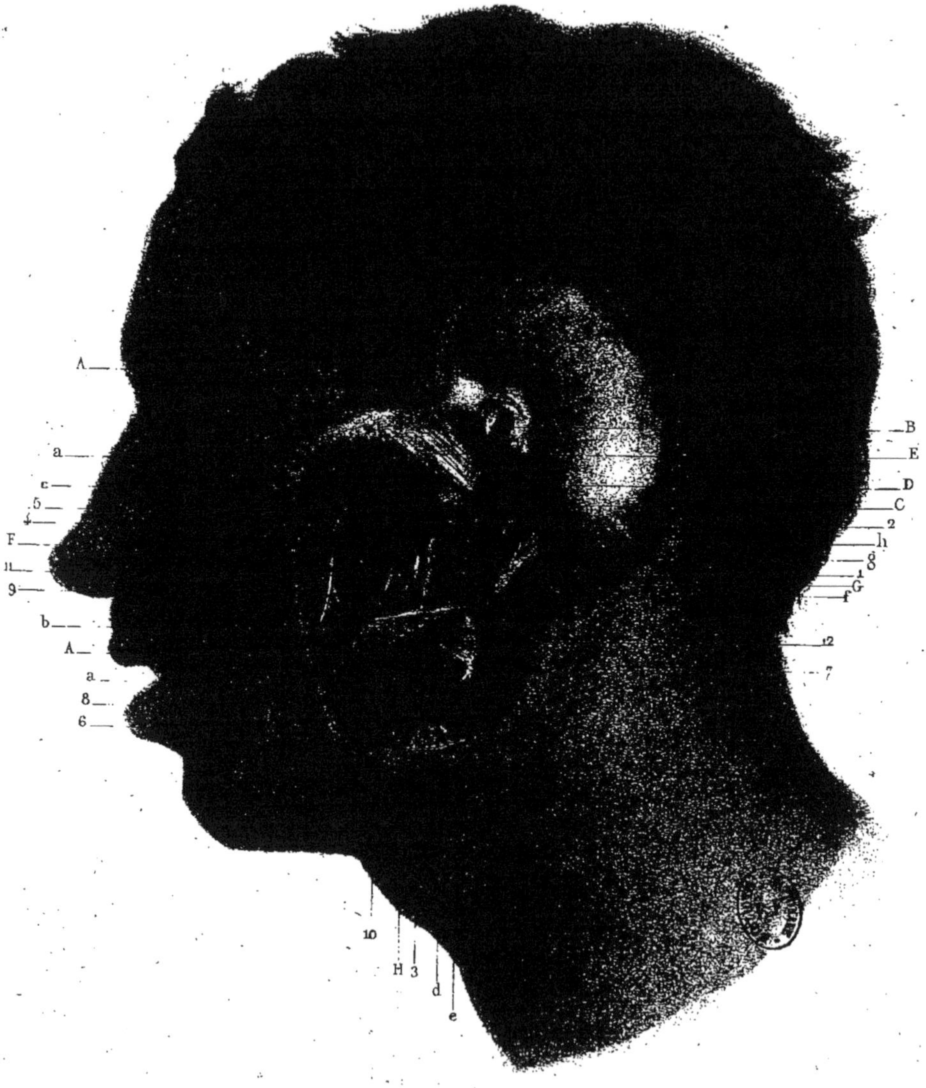

A
a
c
5
4
F
11
9
b
A
a
8
6
B
E
D
C
2
h
g
1
G
f
12
7
10
H
3
d
e

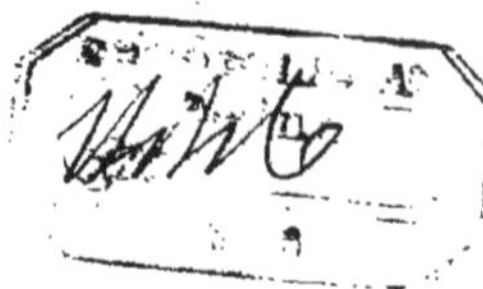

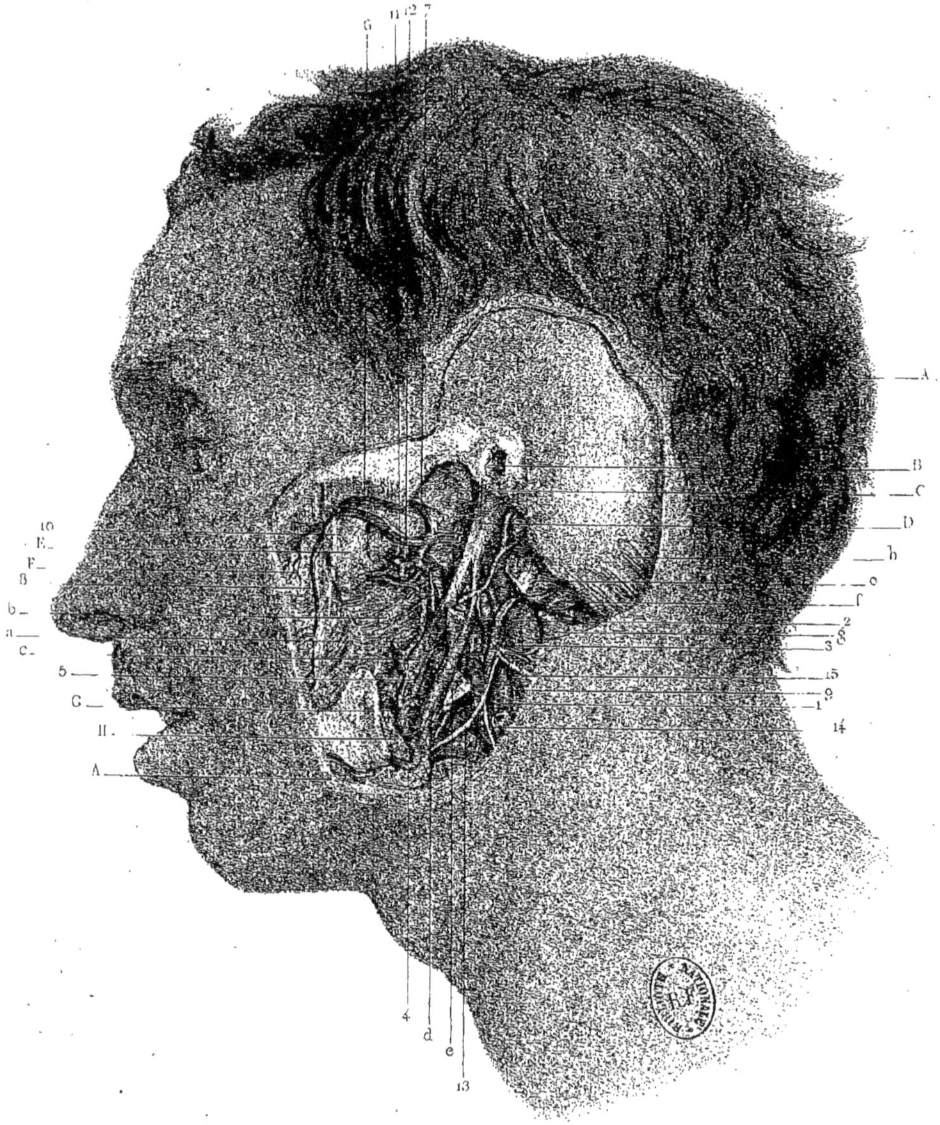

6
11
12
7
A
B
C
D
h
o
f
2
g
3
15
9
1
14
10
E
F
8
b
a
c
5
G
H
A
4
d
e
13

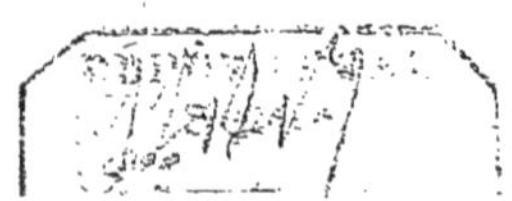

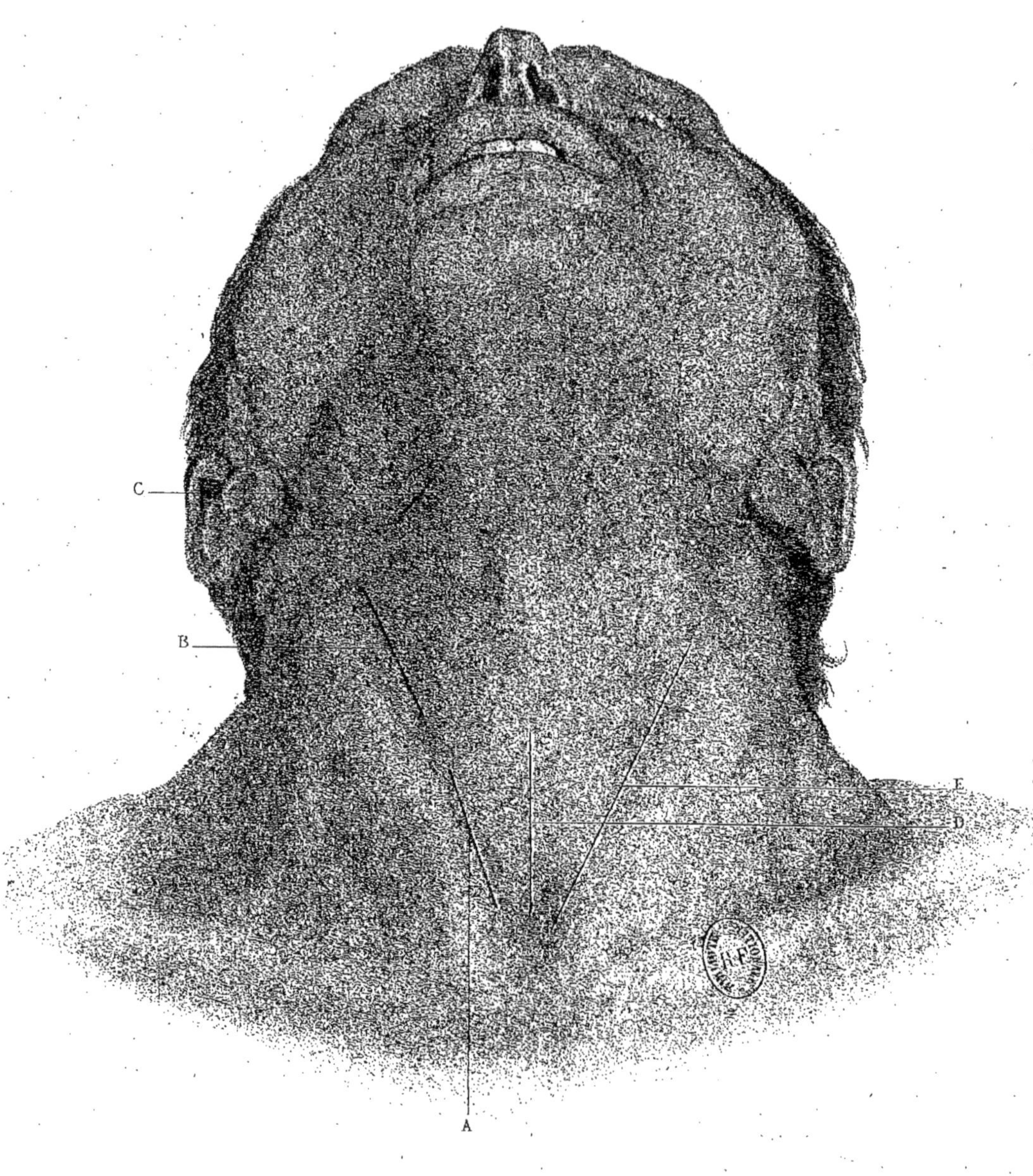

Dessiné d'après nature par J. Sarazin.

V Mercier Chromolith.

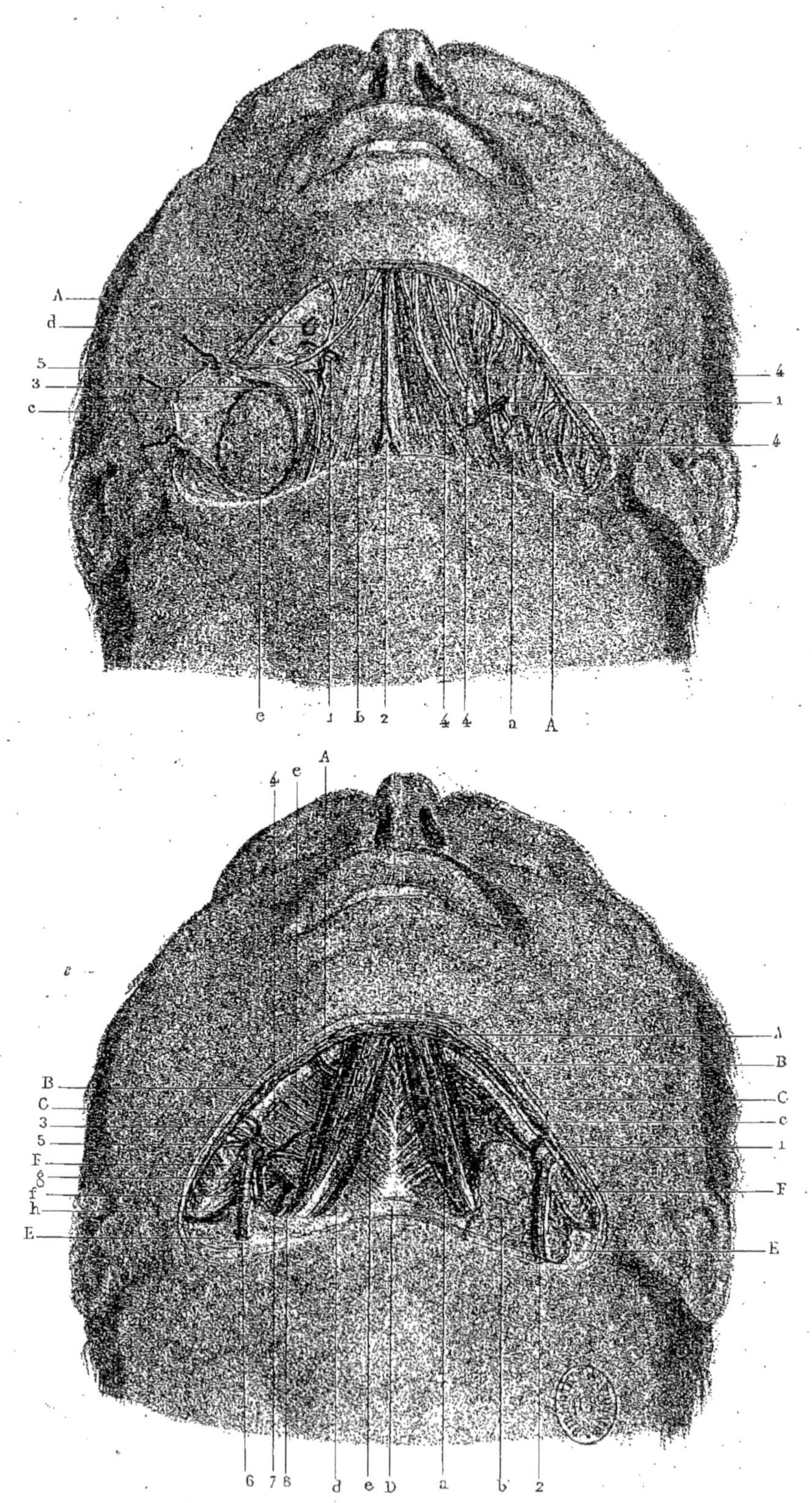

Dessiné d'après nature par J. Sarazin. Préparé par Paulet. V. Mercier Chrom.

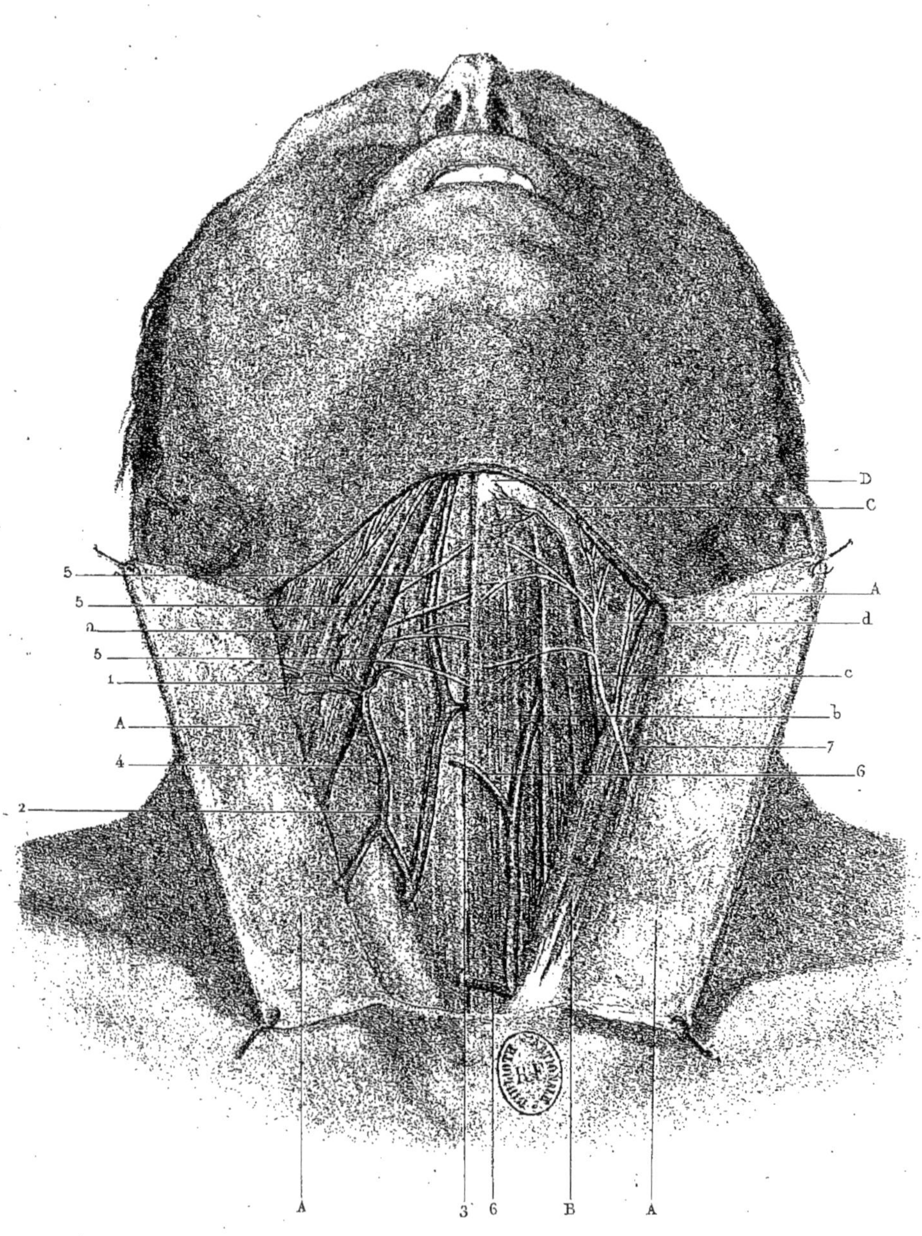

Dessiné d'après nature par J Sarazin. Préparé par Paulet V. Mercier

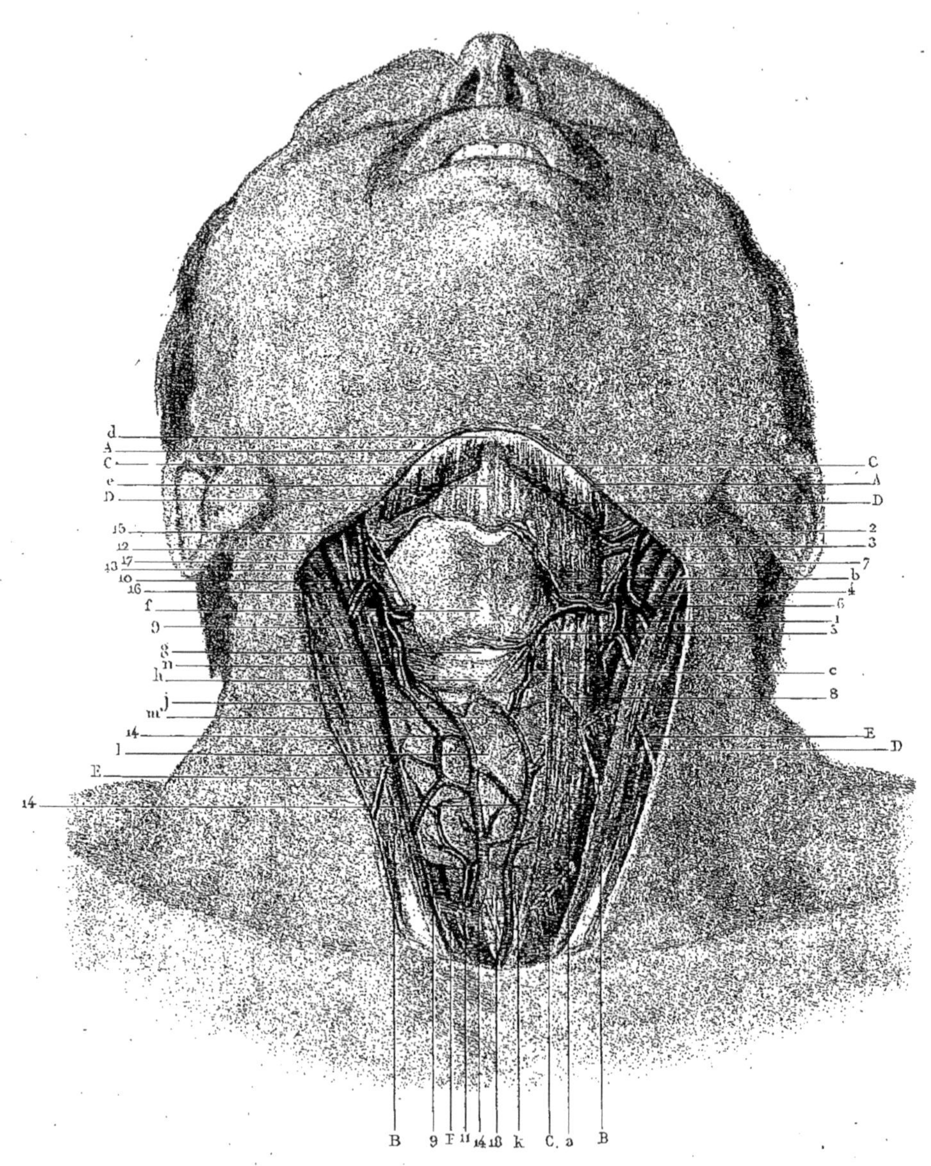
d
A
C
e
D
15
12
17
13
10
16
f
9
g
n
h
j
m
14
l
E
14
C
A
D
2
3
7
b
4
6
1
5
c
8
E
D
B
9
F
11
14
18
k
C.
a
B

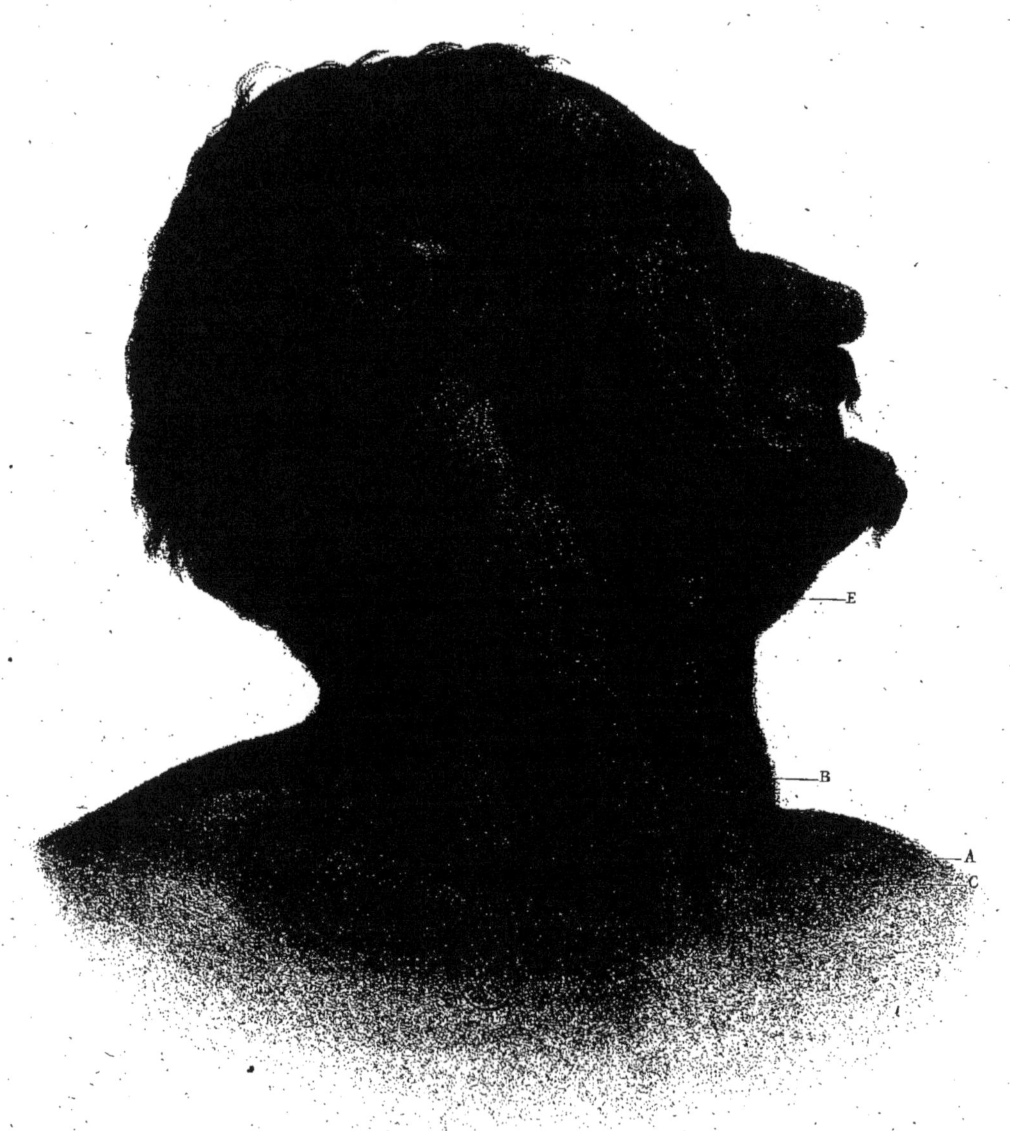

ıné d'après nature par J. Sarazin.

V. Mercier Chromolith.

DÉPÔT LÉGAL

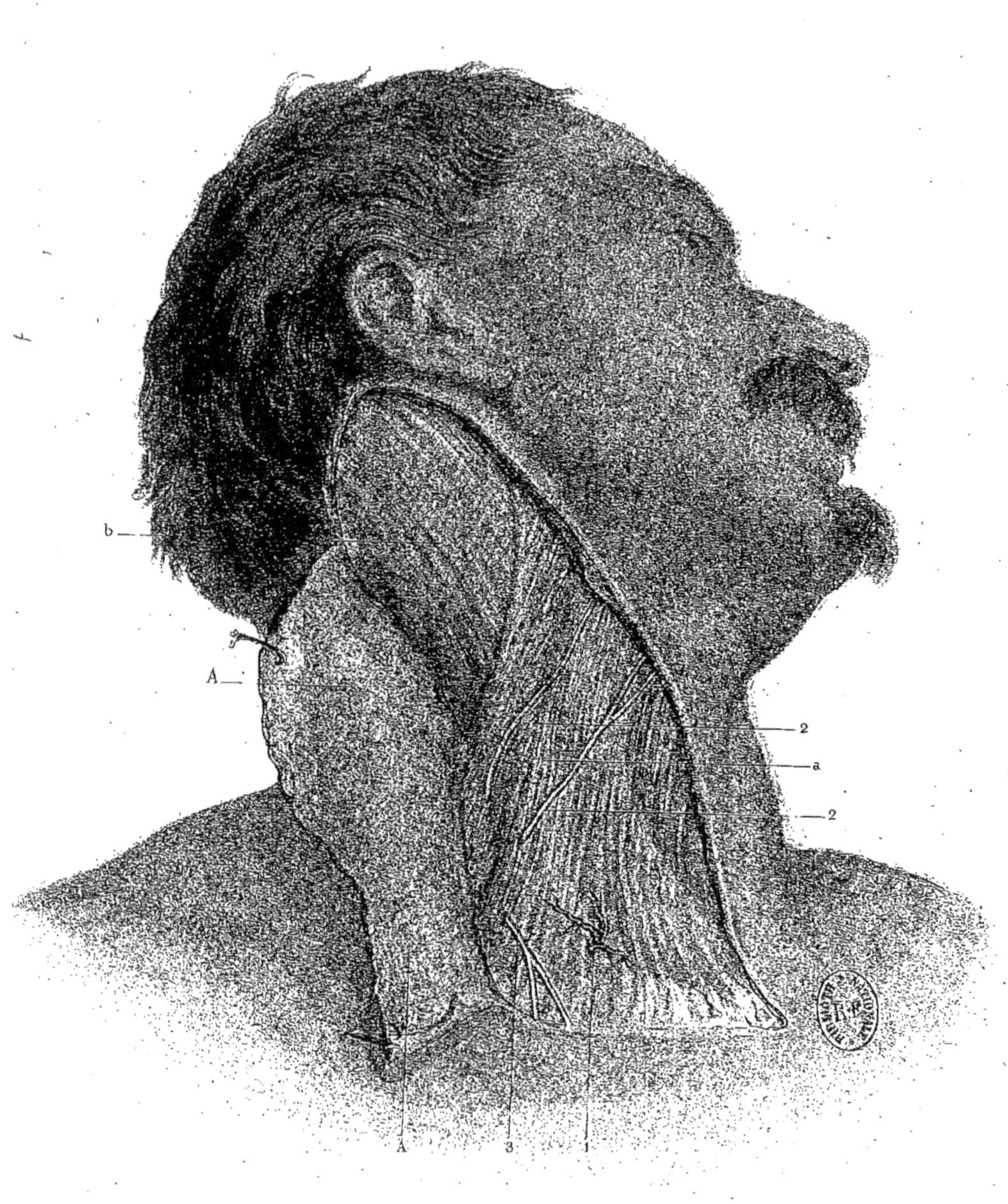

d'après nature par J. Sarazin

Préparé par Paulet

V. Mercier Chromolith.

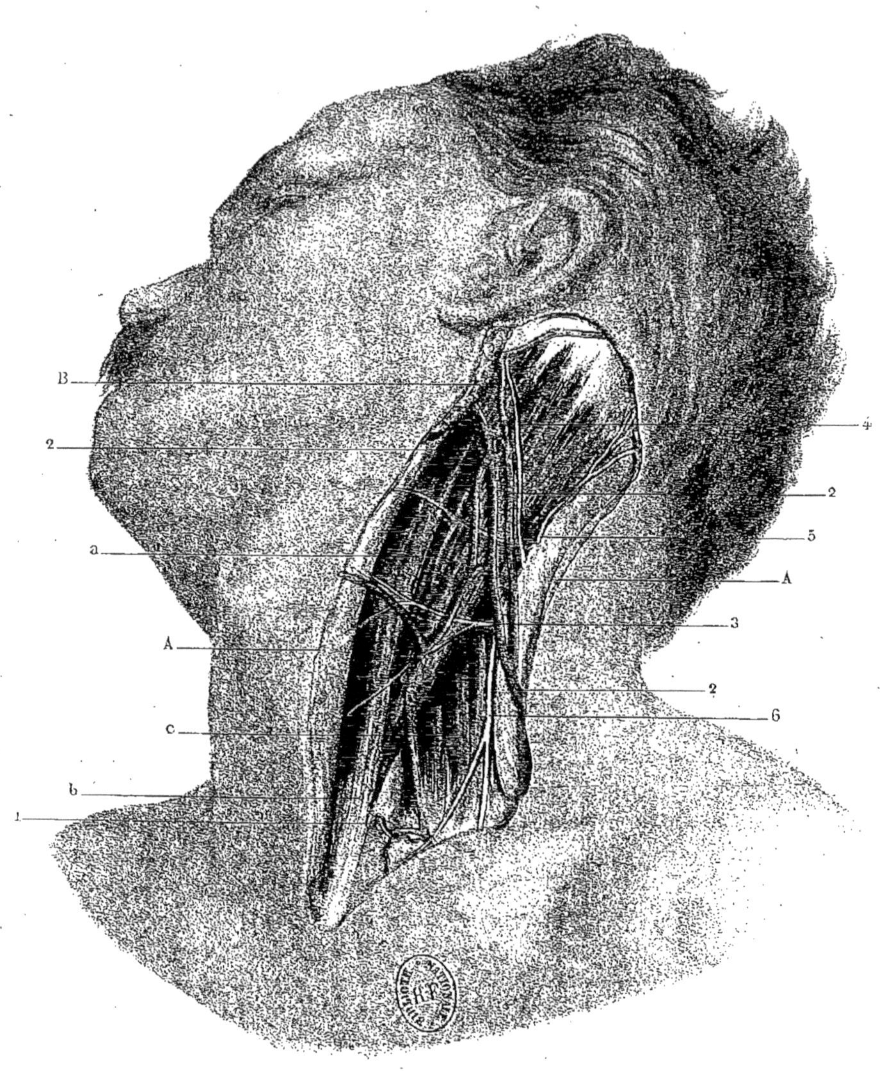

essiné d'après nature par J. Sarazin   Préparé par Paulet   V. Mercier Chromolith.

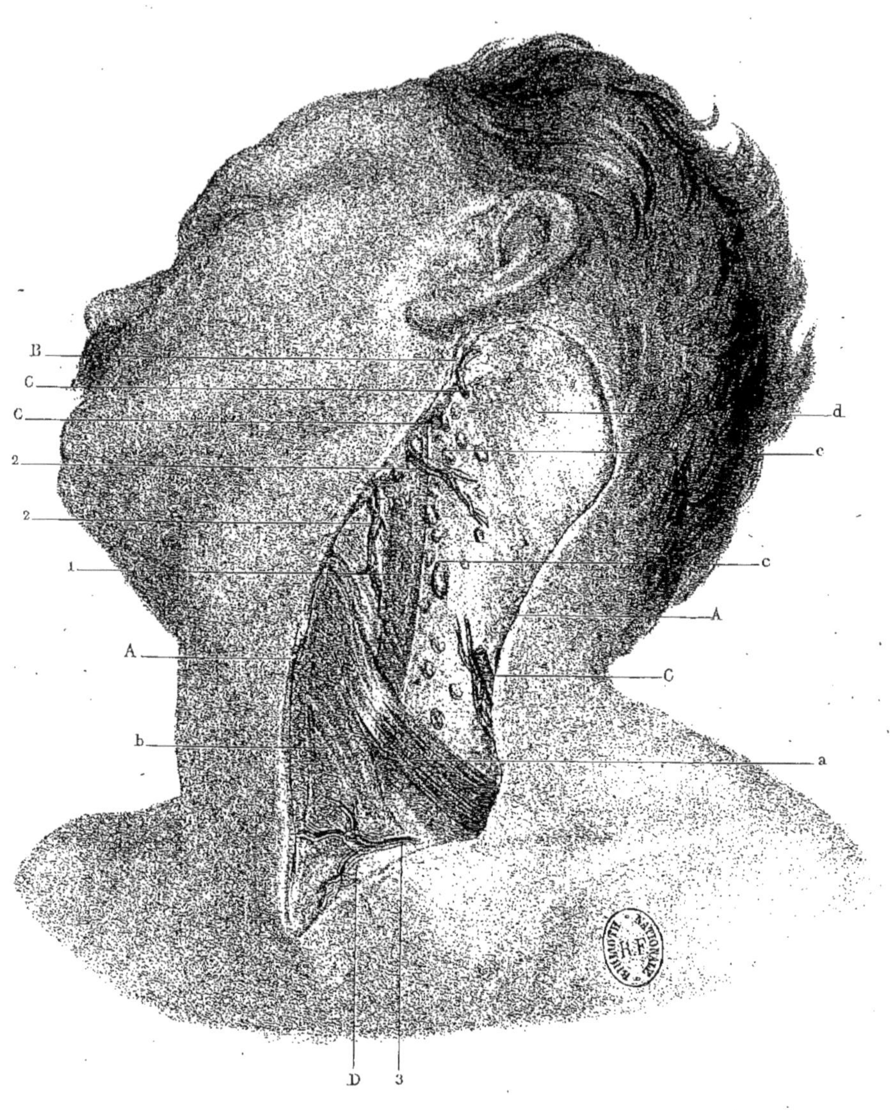

Dessiné d'après nature par J. Sarazin

Préparé par Paulet

V. Mercier Chromolith.

BIBLIOTH. NATIONALE R.F.

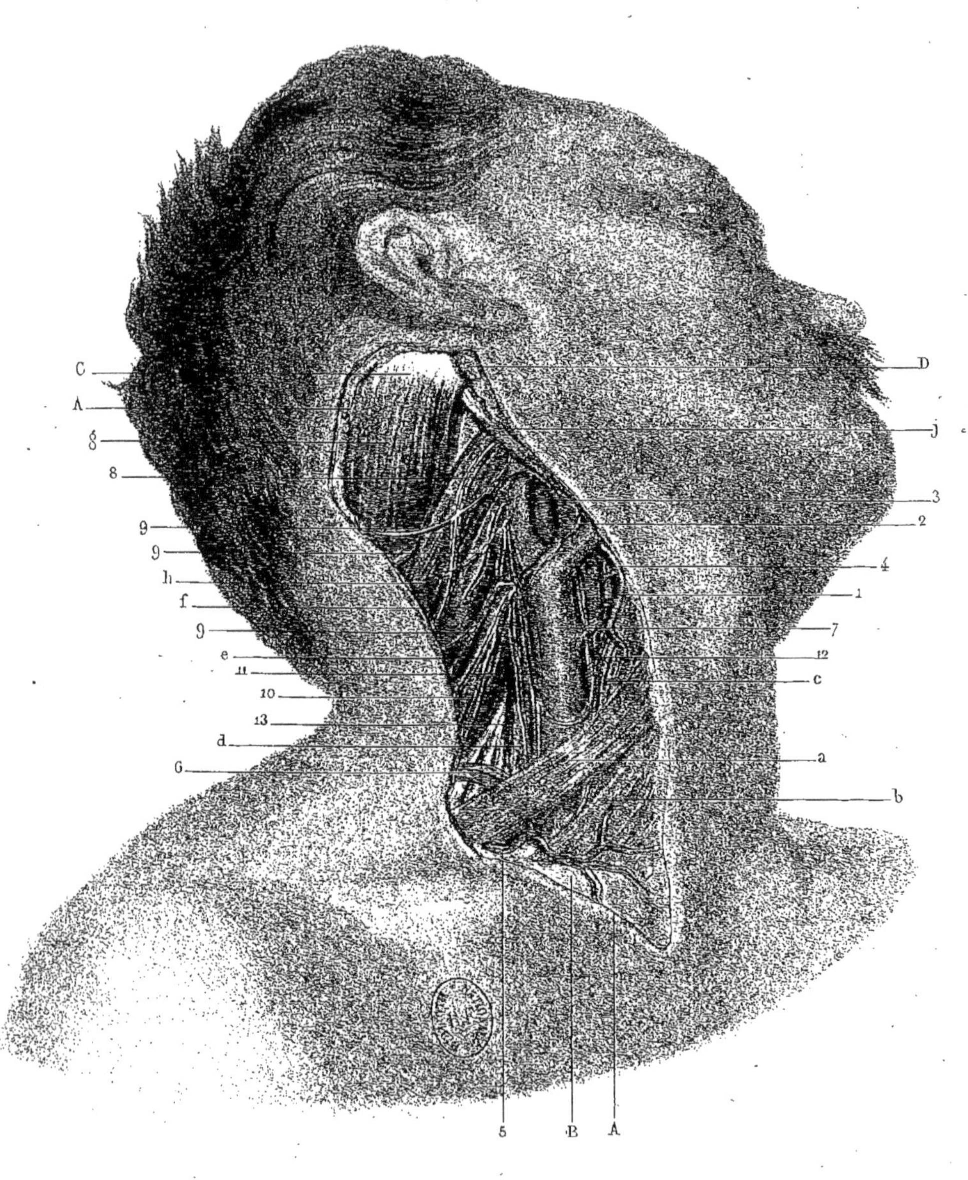

Dessiné d'après nature par J. Sarazin. Préparé par Paulet. V. Mercier Chromolith.

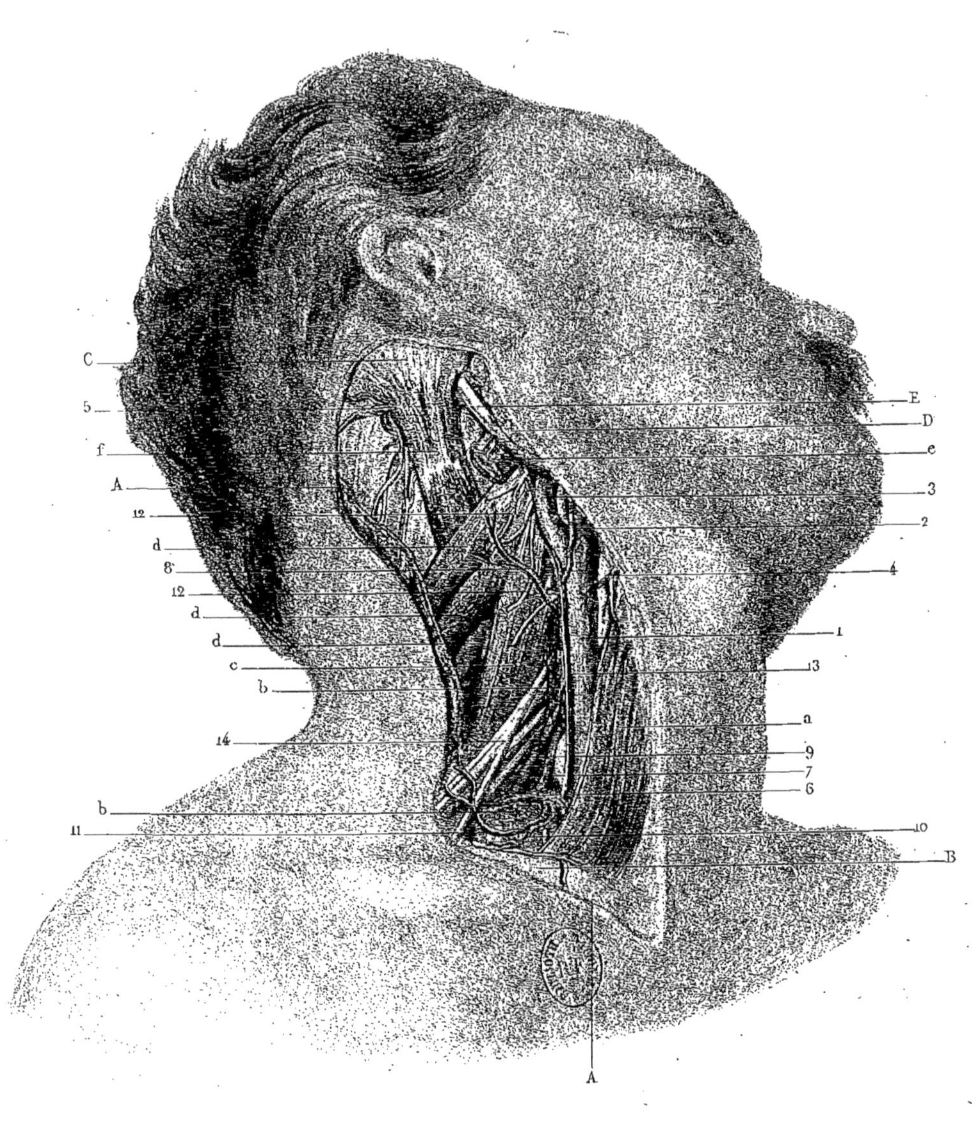

Dessiné d'après nature par J. Sarazin.

Préparé par Paulet

Imp Lemercier & Cie Paris

V. Mercier Chromol.

DÉPÔT LÉGAL

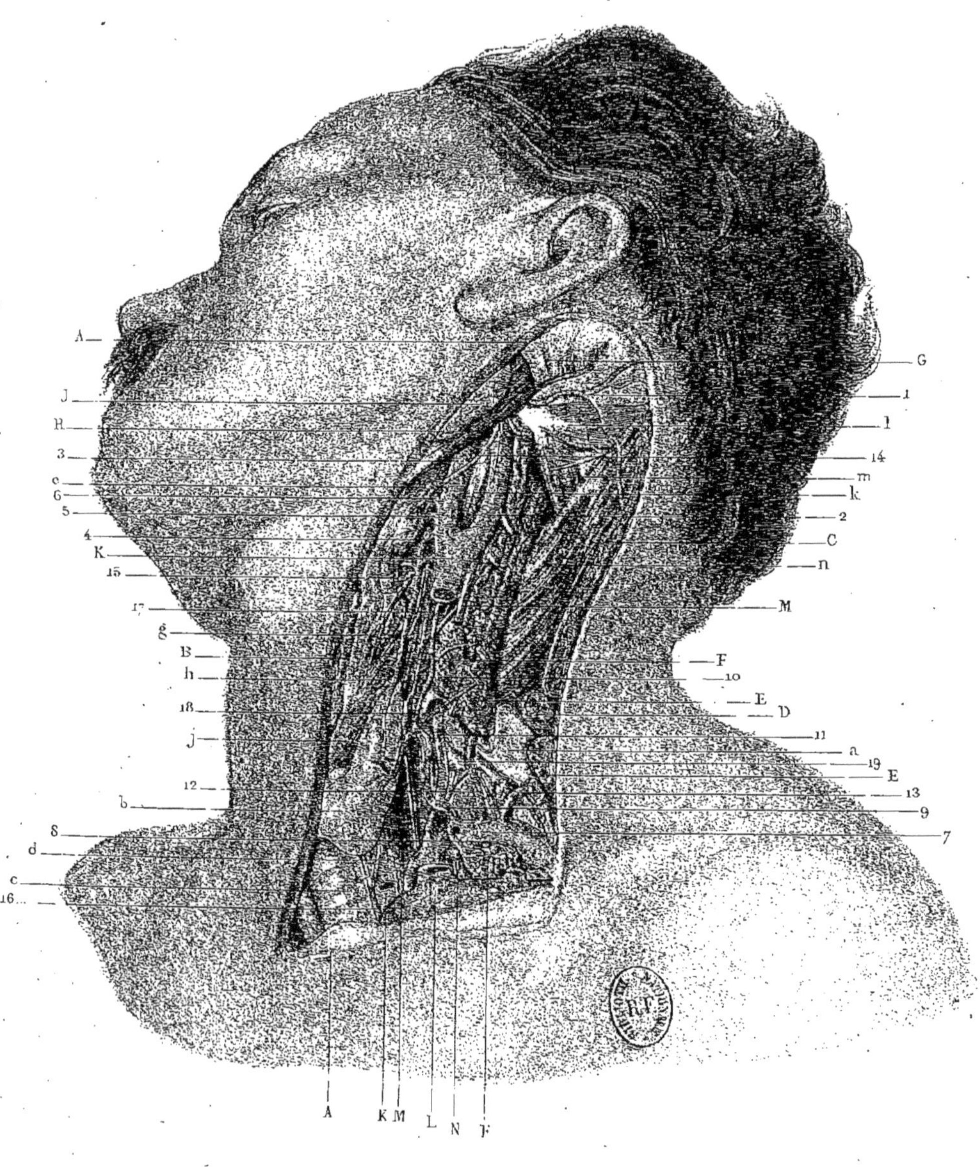

Dessiné d'après nature par J. Sarazin.

Préparé par Paulet

V. Mercier Chromolith

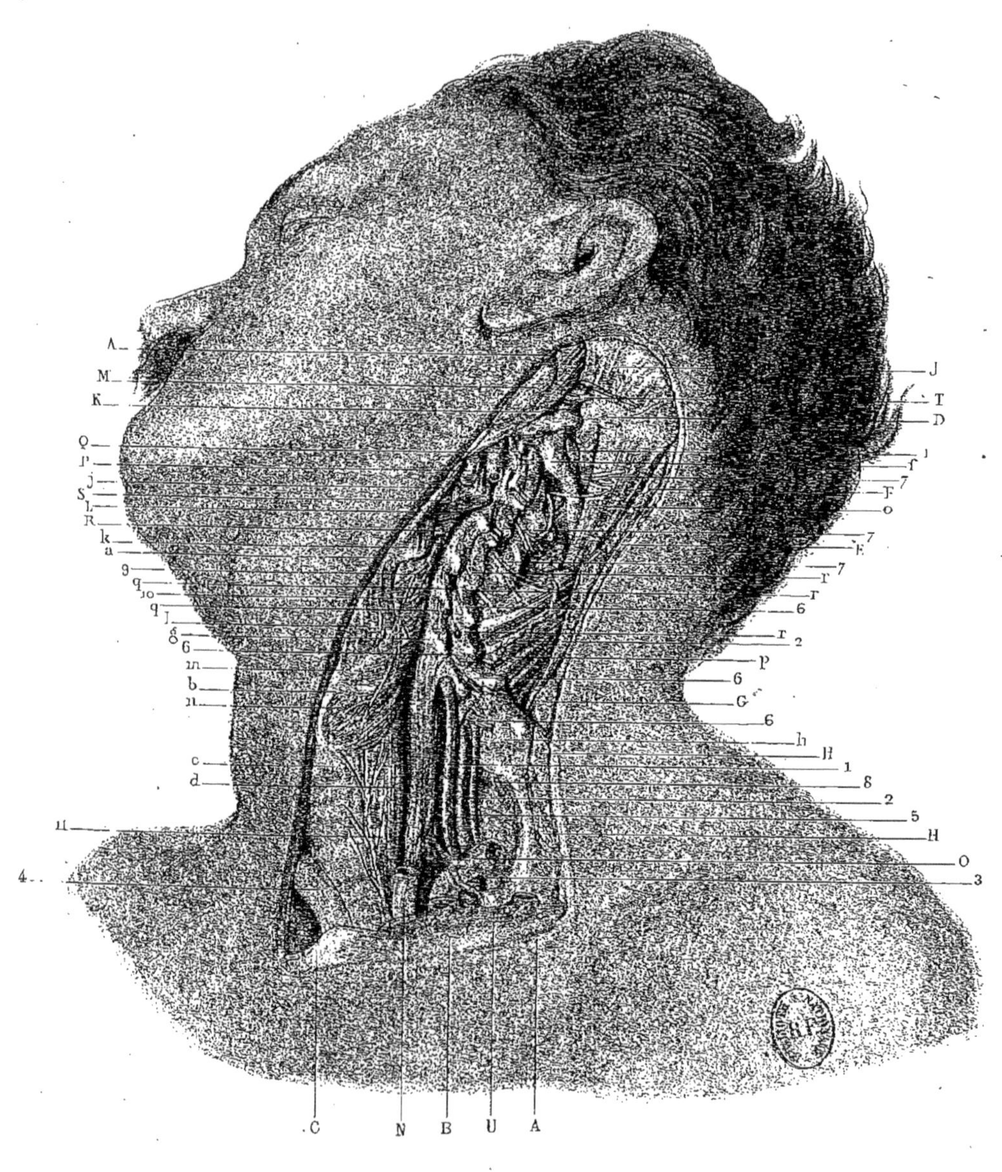

Dessiné d'après nature par J. Sarazin Préparé par Paulet V. Mercier Chromolith.

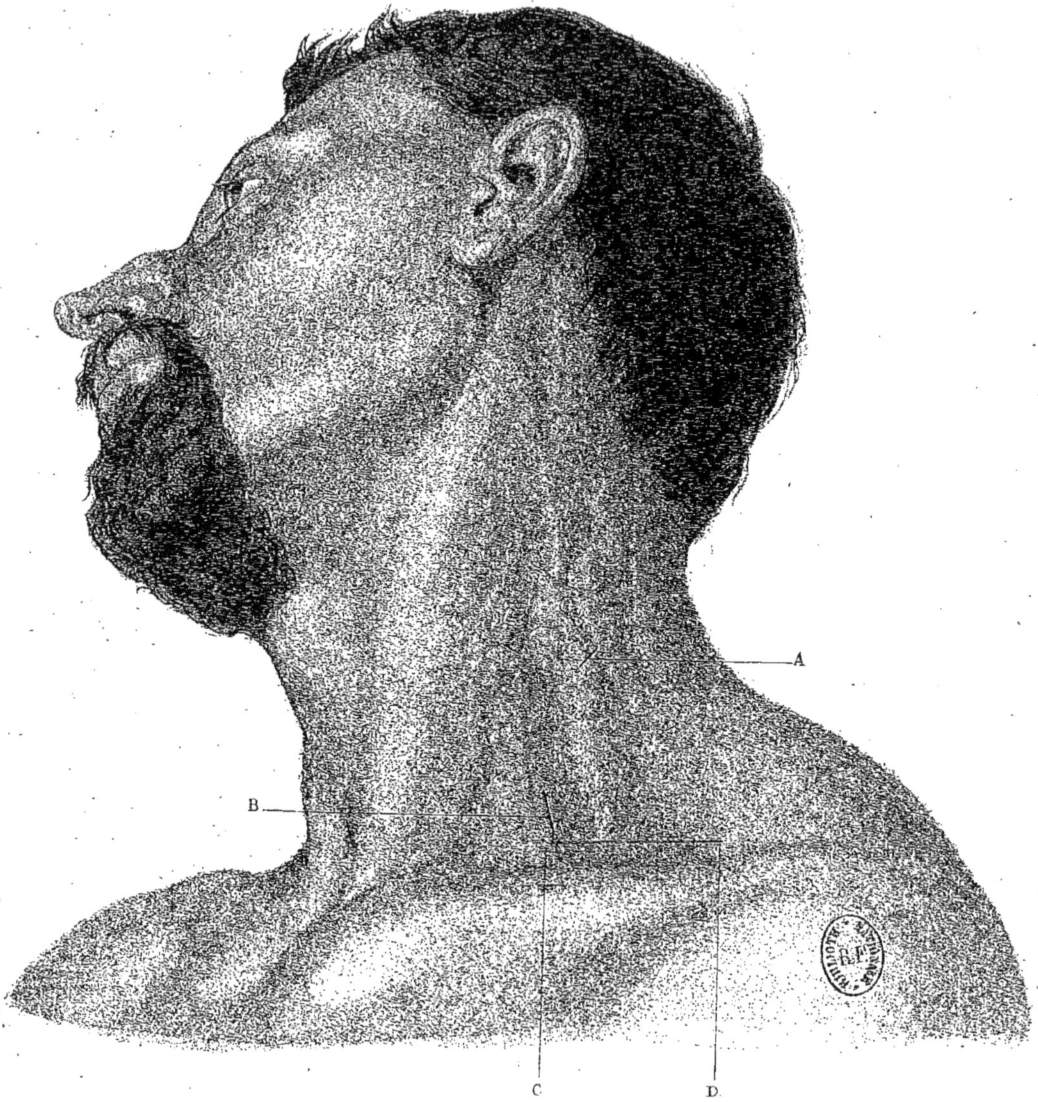

A

B

C

D

Dessiné d'après nature par J. Sarazin

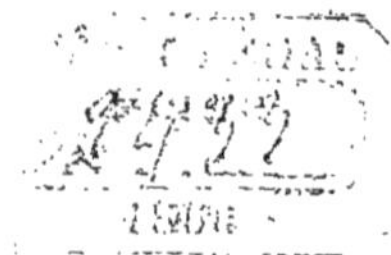

V. Mercier Chromolith

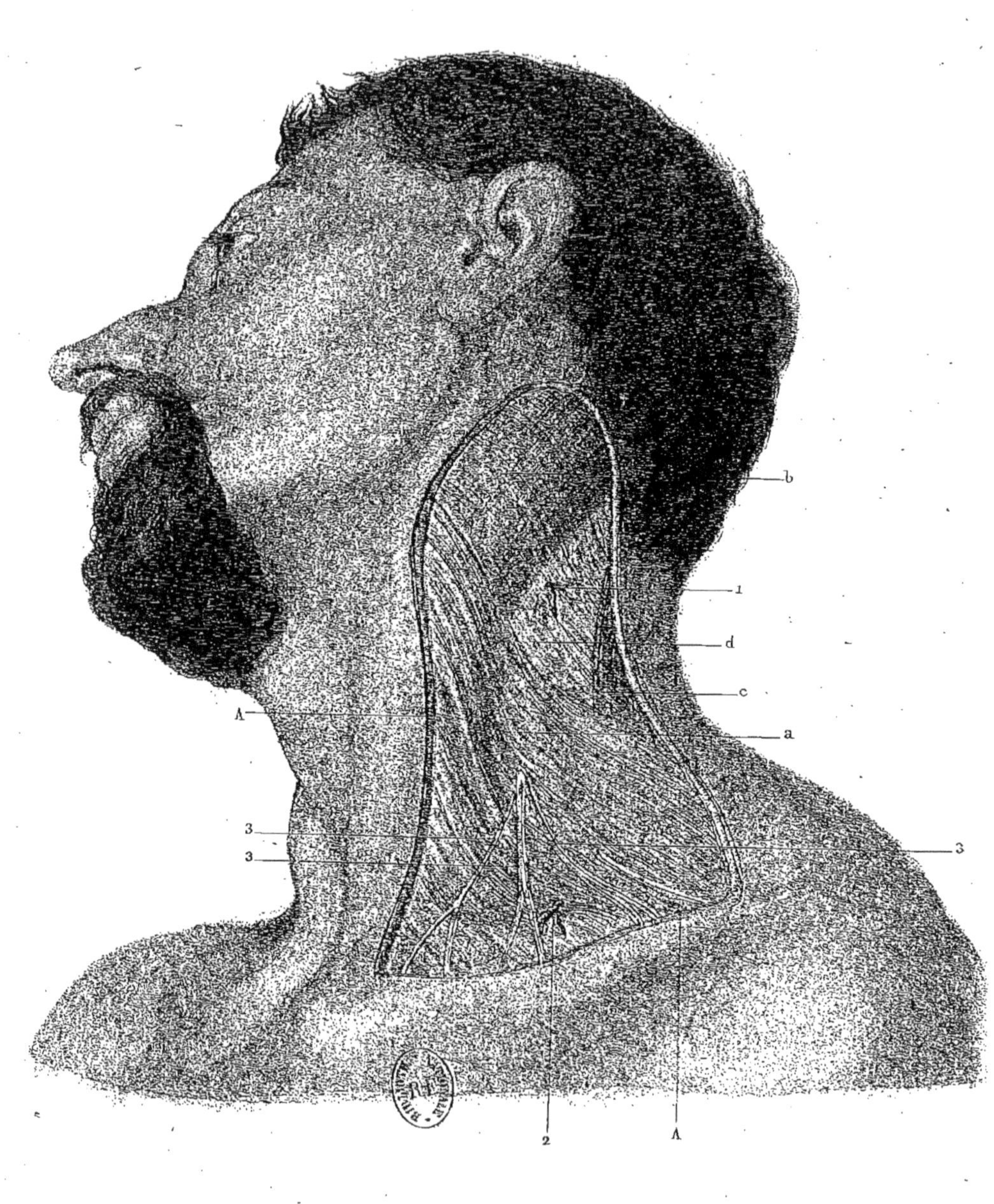

2624

Dessiné d'après nature par J. Sarazin

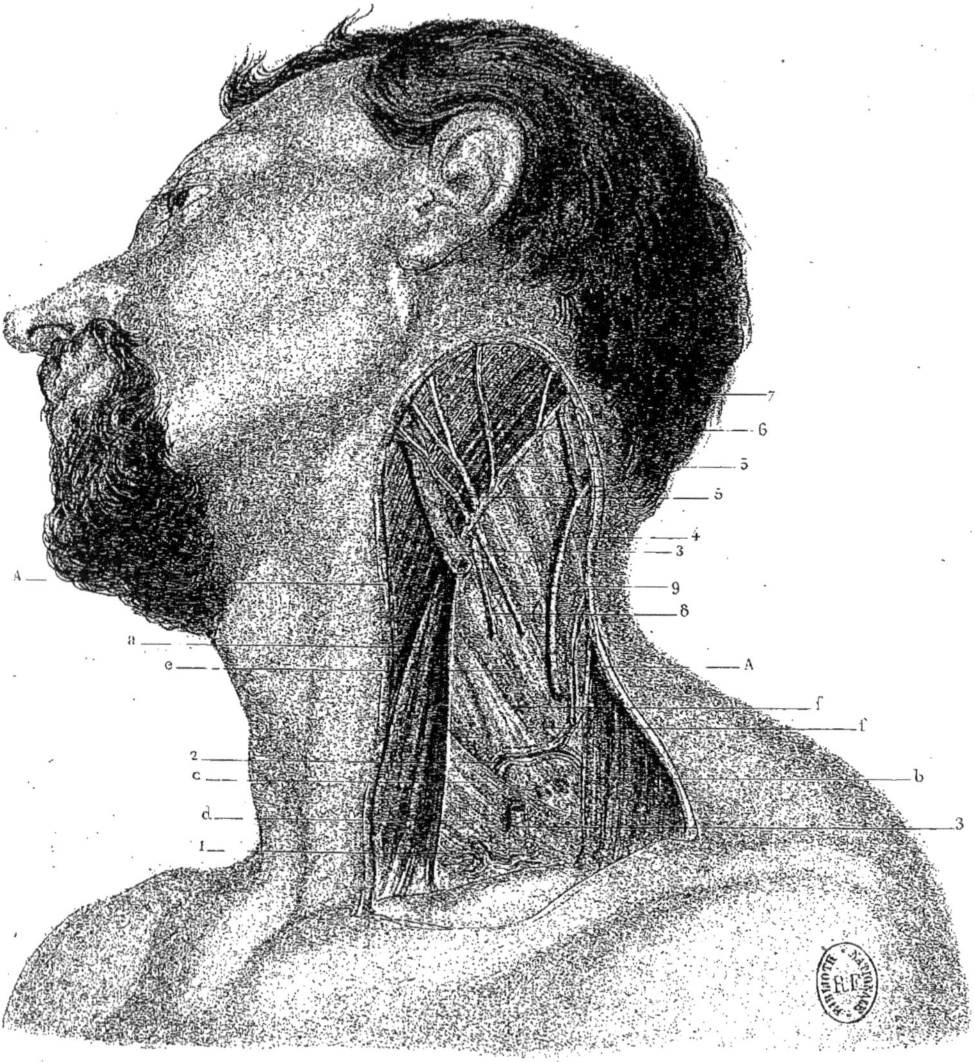

7
6
5
5
4
3
A
9
8
a
e
A
f
f
2
b
c
d
3
1

BIBLIOTHÈQUE NATIONALE R.F.

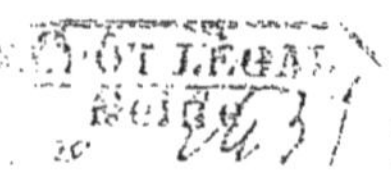

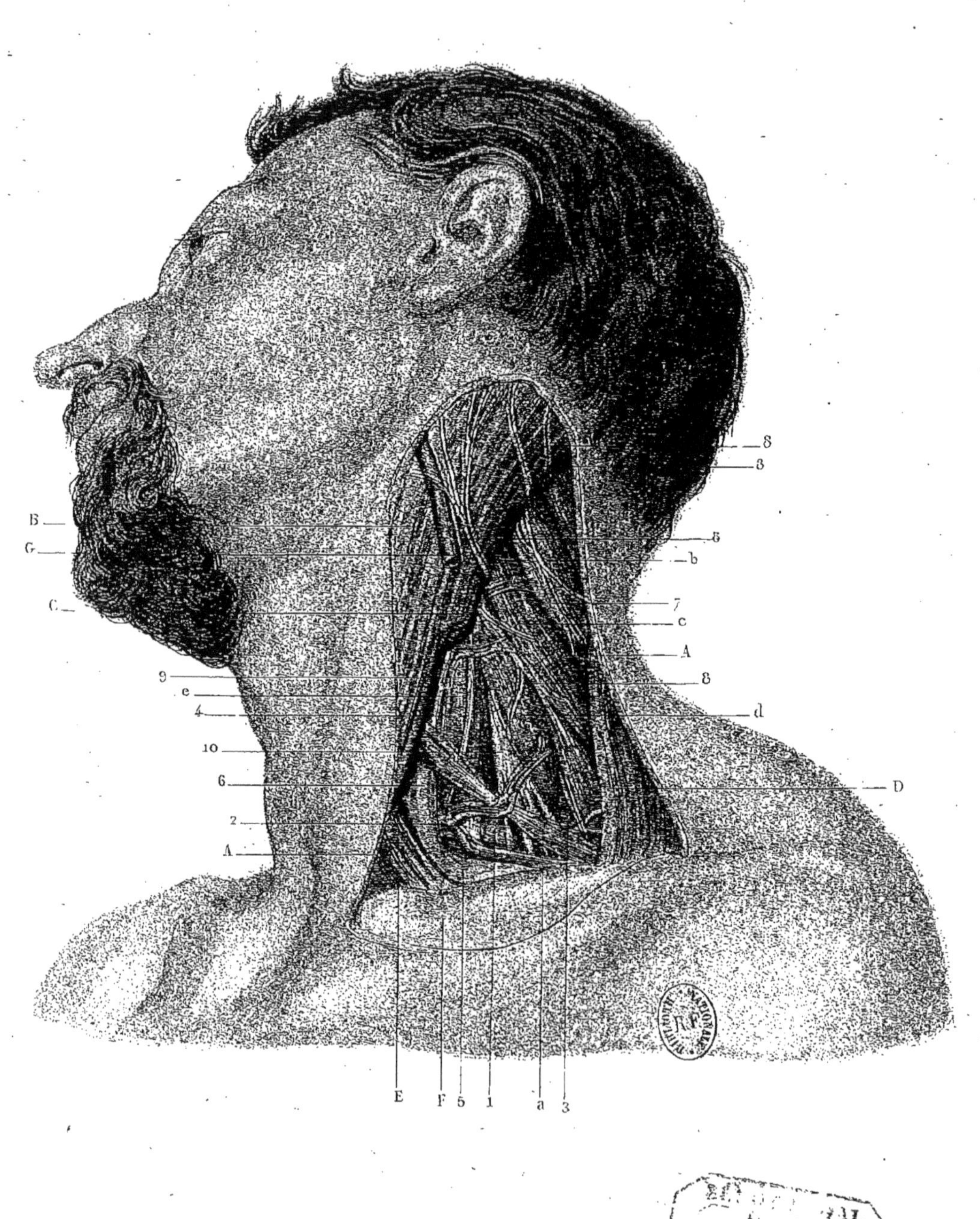

BIBLIOTHÈQUE NATIONALE R.F.

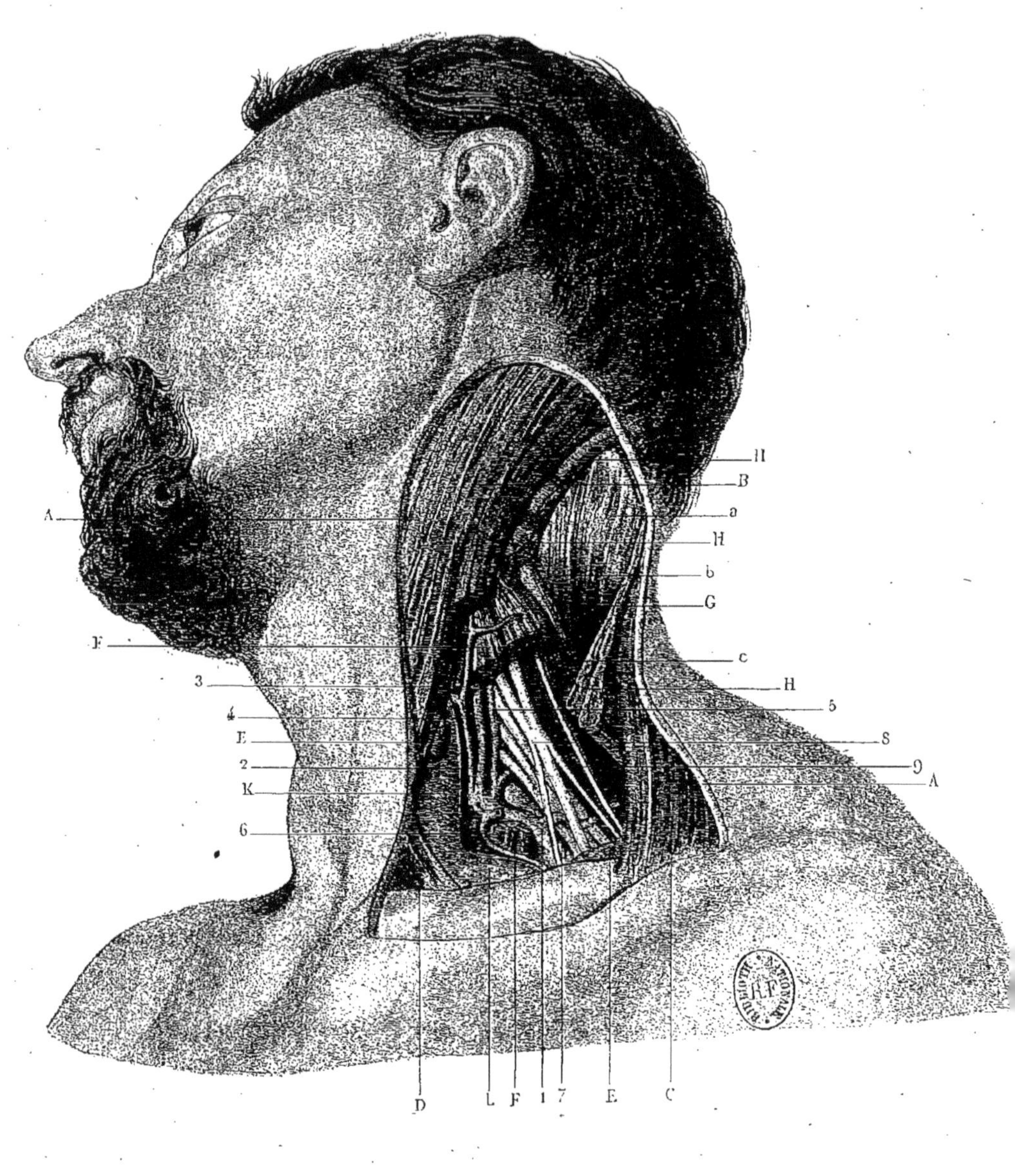

Dessiné d'après nature par J. Sarazin. Préparé par Paulet V. Mercier Chromolith.

BIBLIOTH. NATIONALE R.F

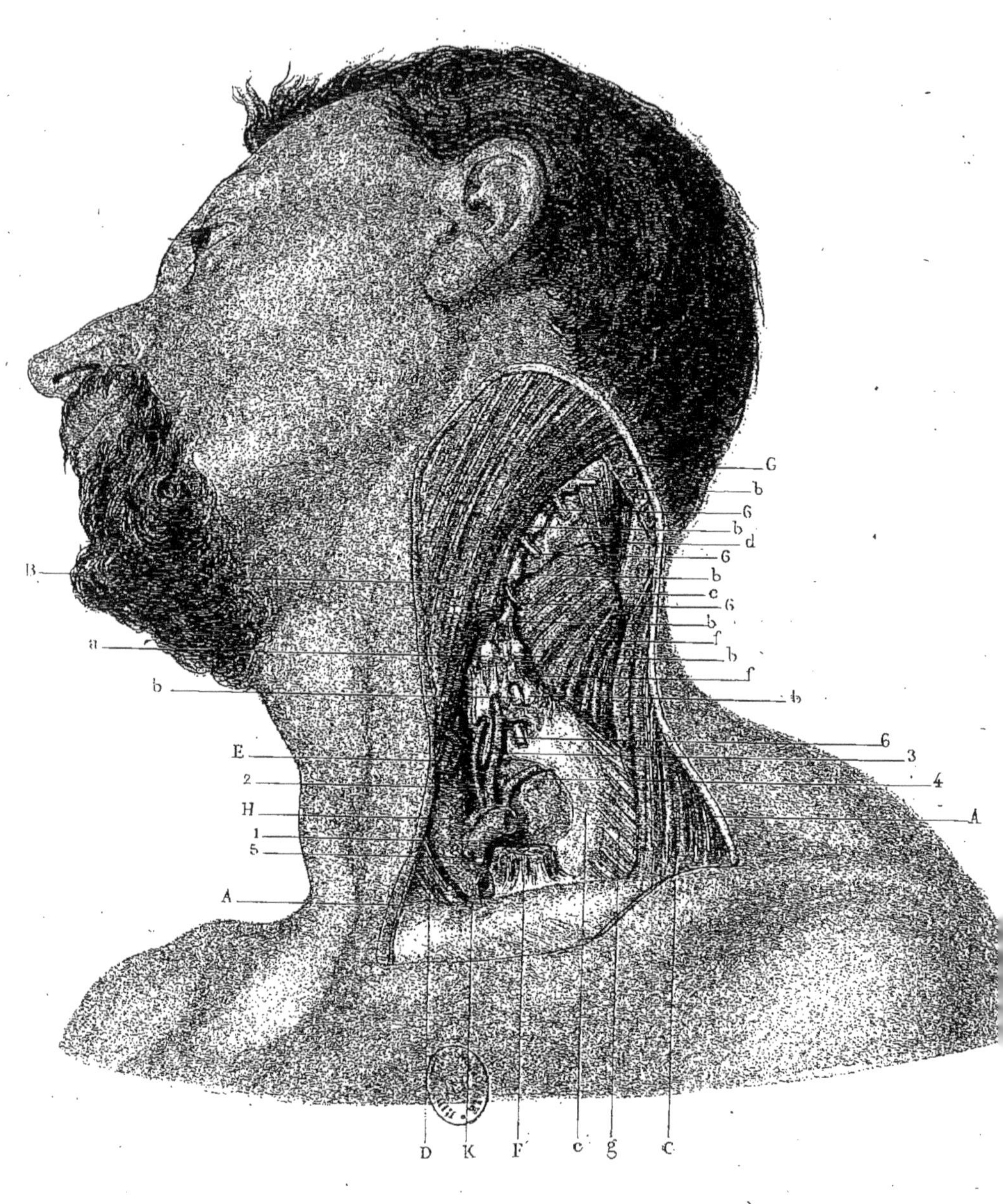

Dessiné d'après nature par J. Sarazin

Préparé par Paulet

V. Mercier Chromolith

3
1
B
c
e
c
b
7
A
6
d
5
a
4
1
A
2
C
4
2
4
2

C
3
f
d
H
D
g
G
e
F
A
a
2
I
G
F
A
2
a
h
E
b
c
E

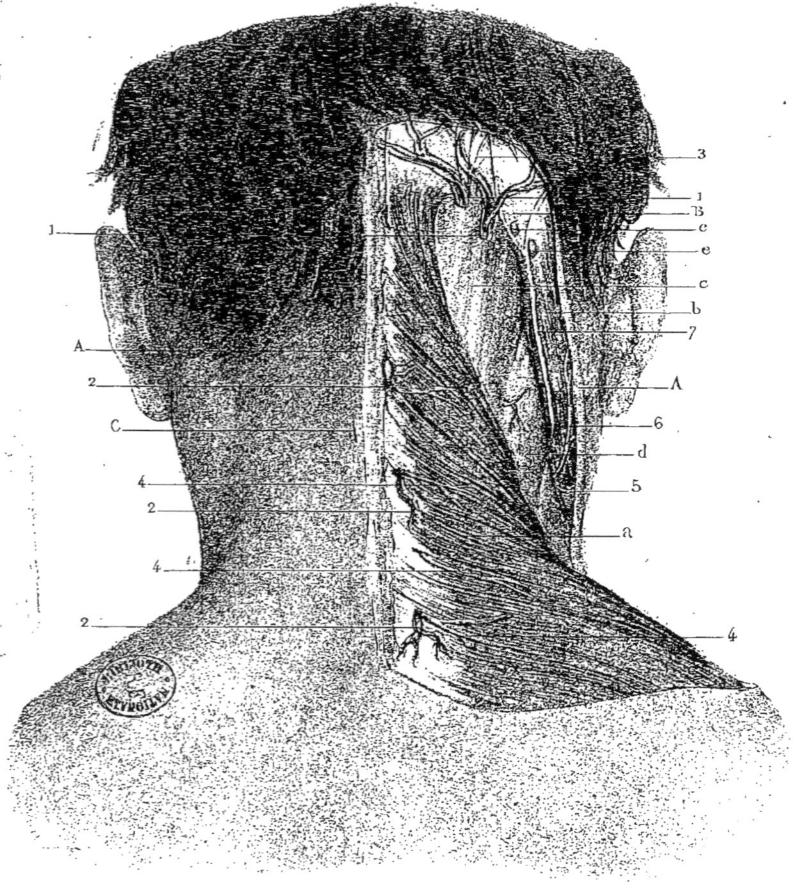

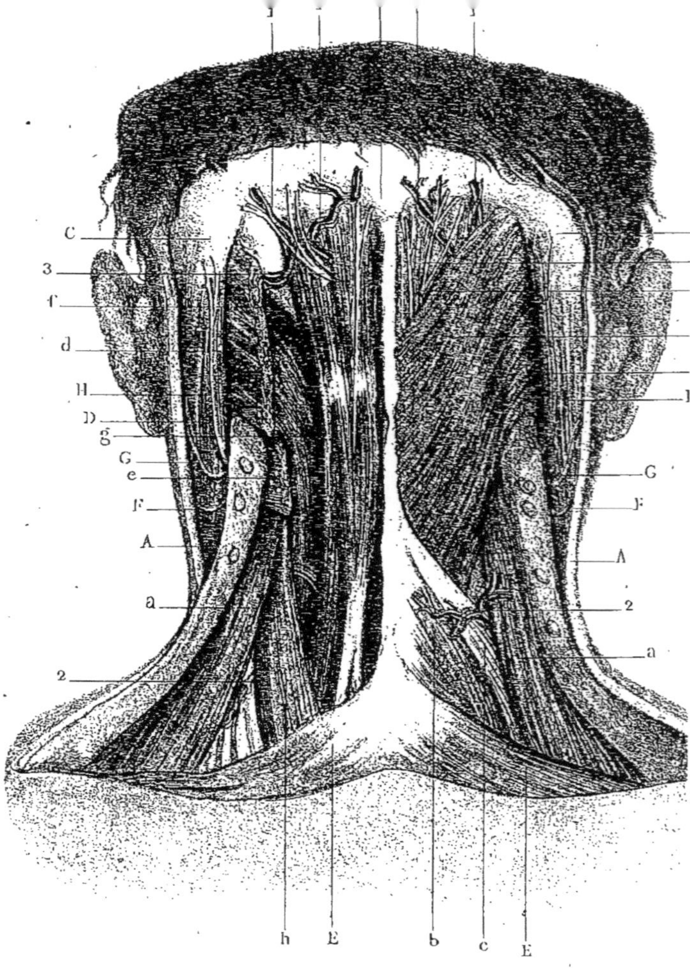

Fig. 1.

C
p
z
aB
m
B
I
6
n
1
k
C
A
E
7
f
o
7
b
8
f
D
5
c
D
8
8
c
3
8
g
g
A
d
c
c
F
j
h
q
q
h
F
i
4

Fig. 2.

F
k
D
C
a
B
C
g
f
k
F
A
E
E
b
c
A
h
e
m
d
e
h
d
e
h
d
e
h
d
o
n
m
G
c
c
c

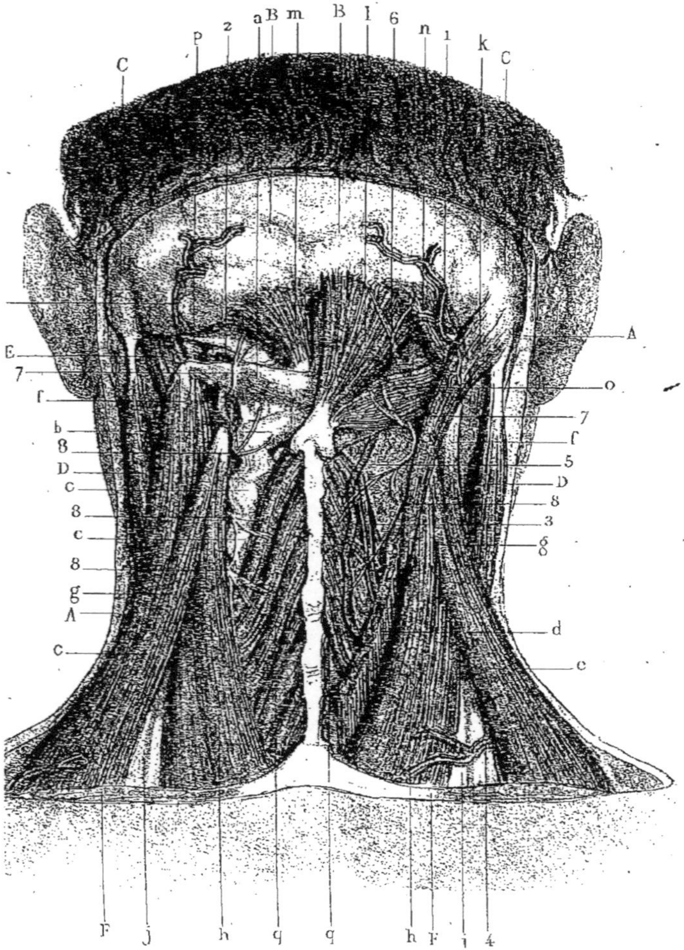

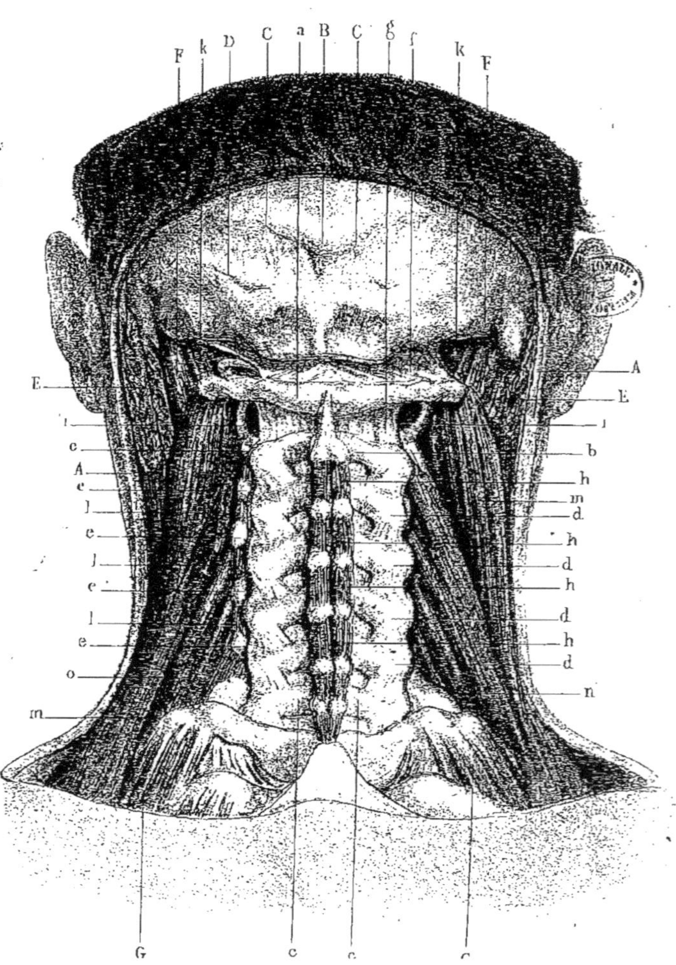

Fig. 1.

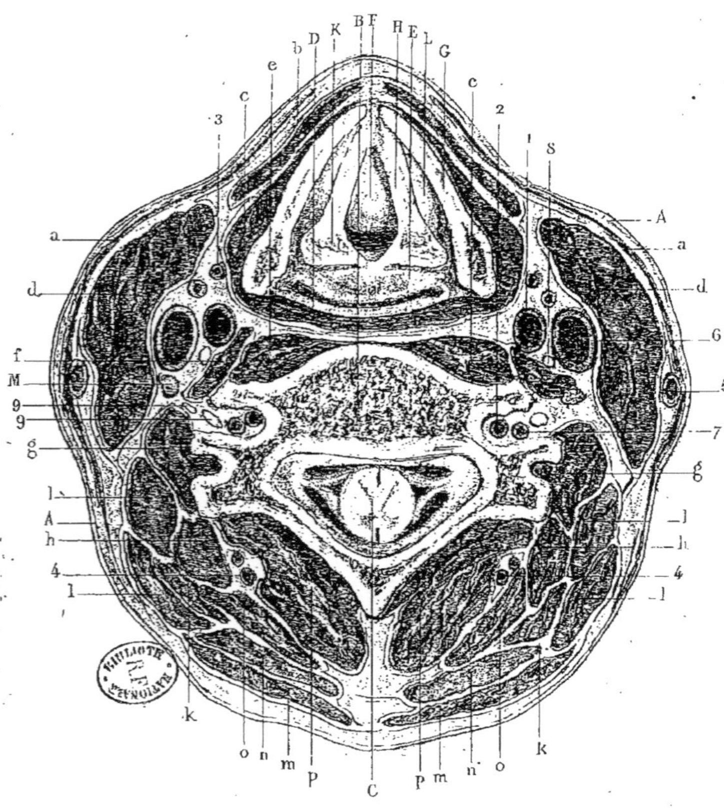

Fig. 2.

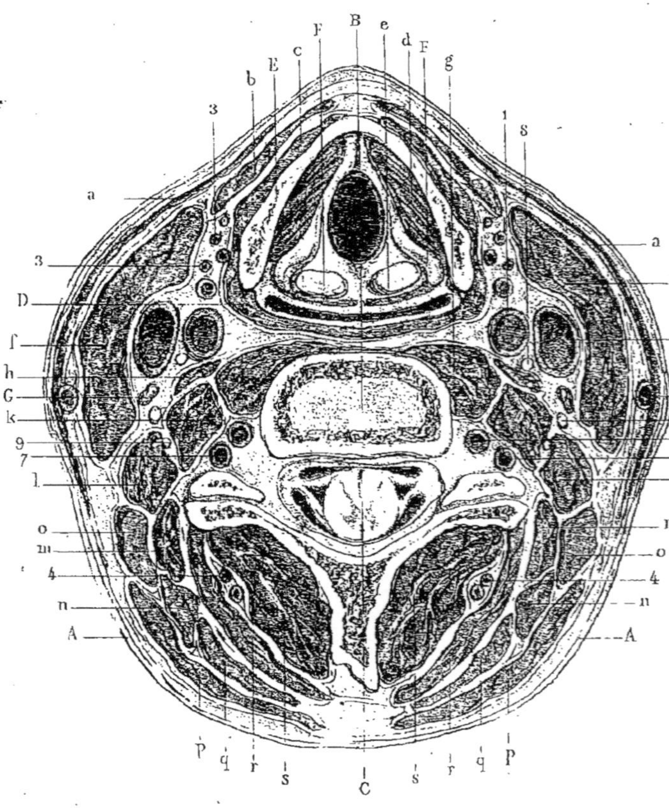

Fig. 1.

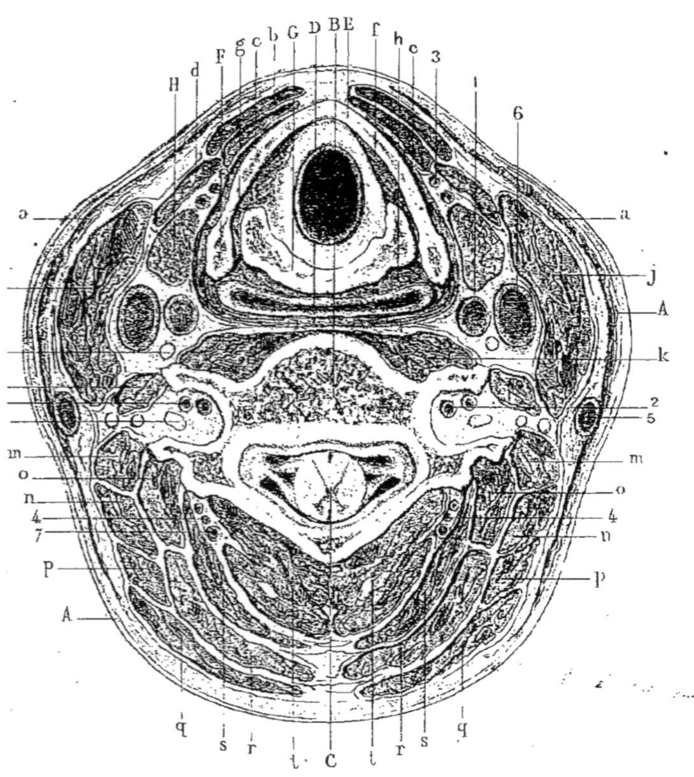

Fig. 2.

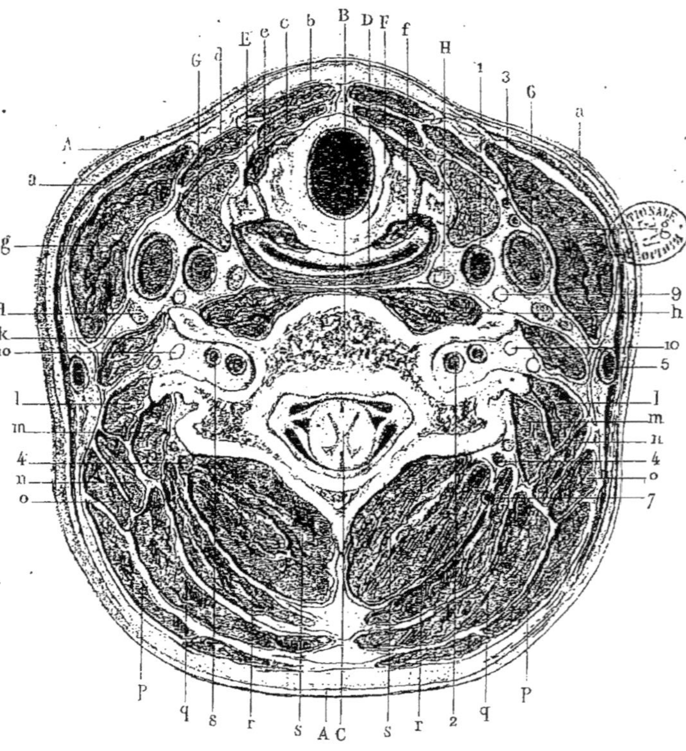

NATIONALE

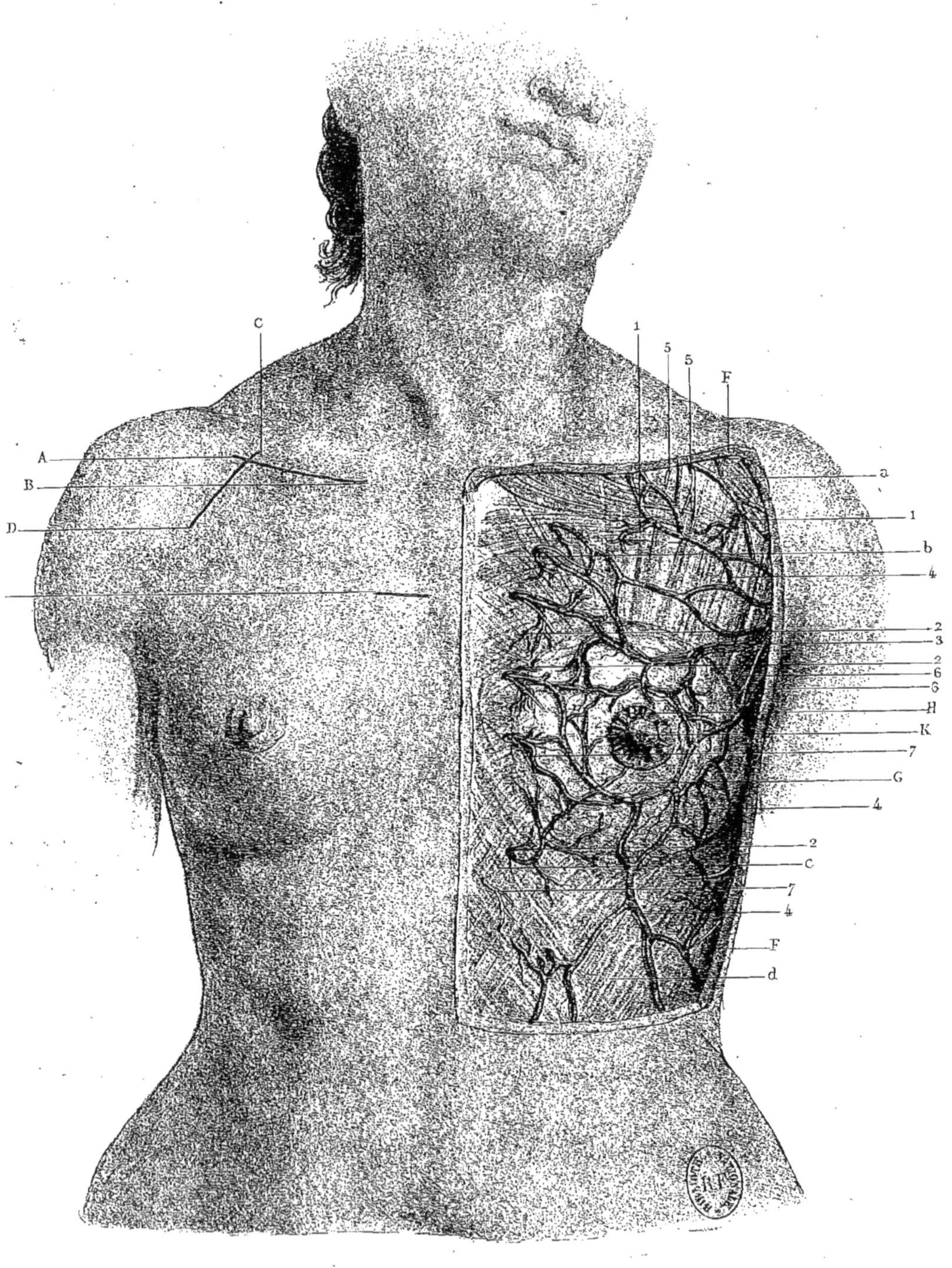

Dessiné d'après nature par J. Sarazin. Préparé par Sarazin. V Mercier Chromolith.

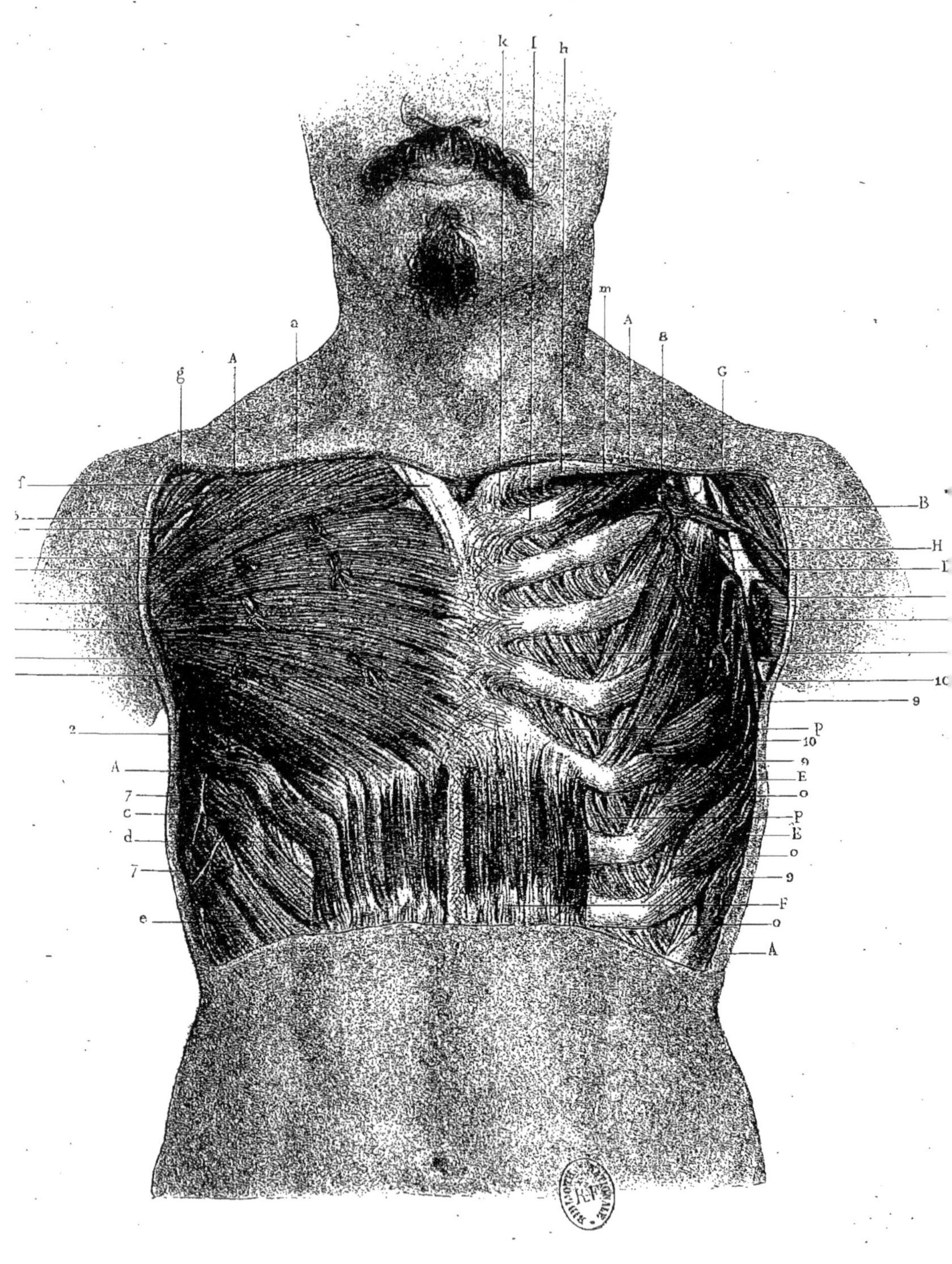

Dessiné d'après nature par J. Sarazin.

Préparé par Paulet

V. Mercier Chromolith.

Imp. Lemercier & Cie Paris

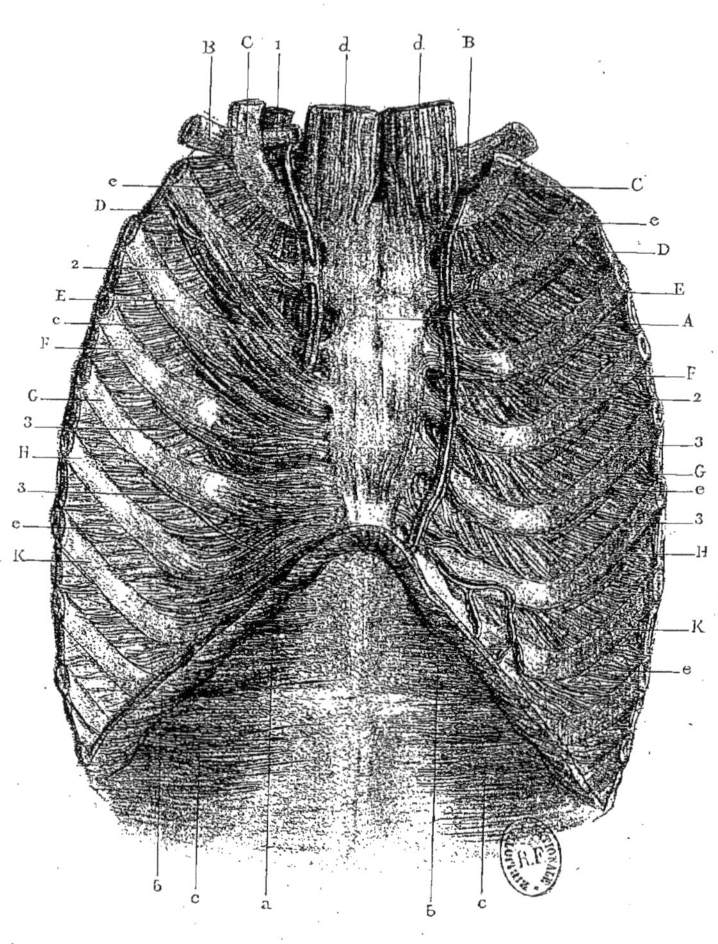

Dessiné d'après nature par J. Sarazin. Préparé par Paulet. V. Mercier Chromolith.

R.F.

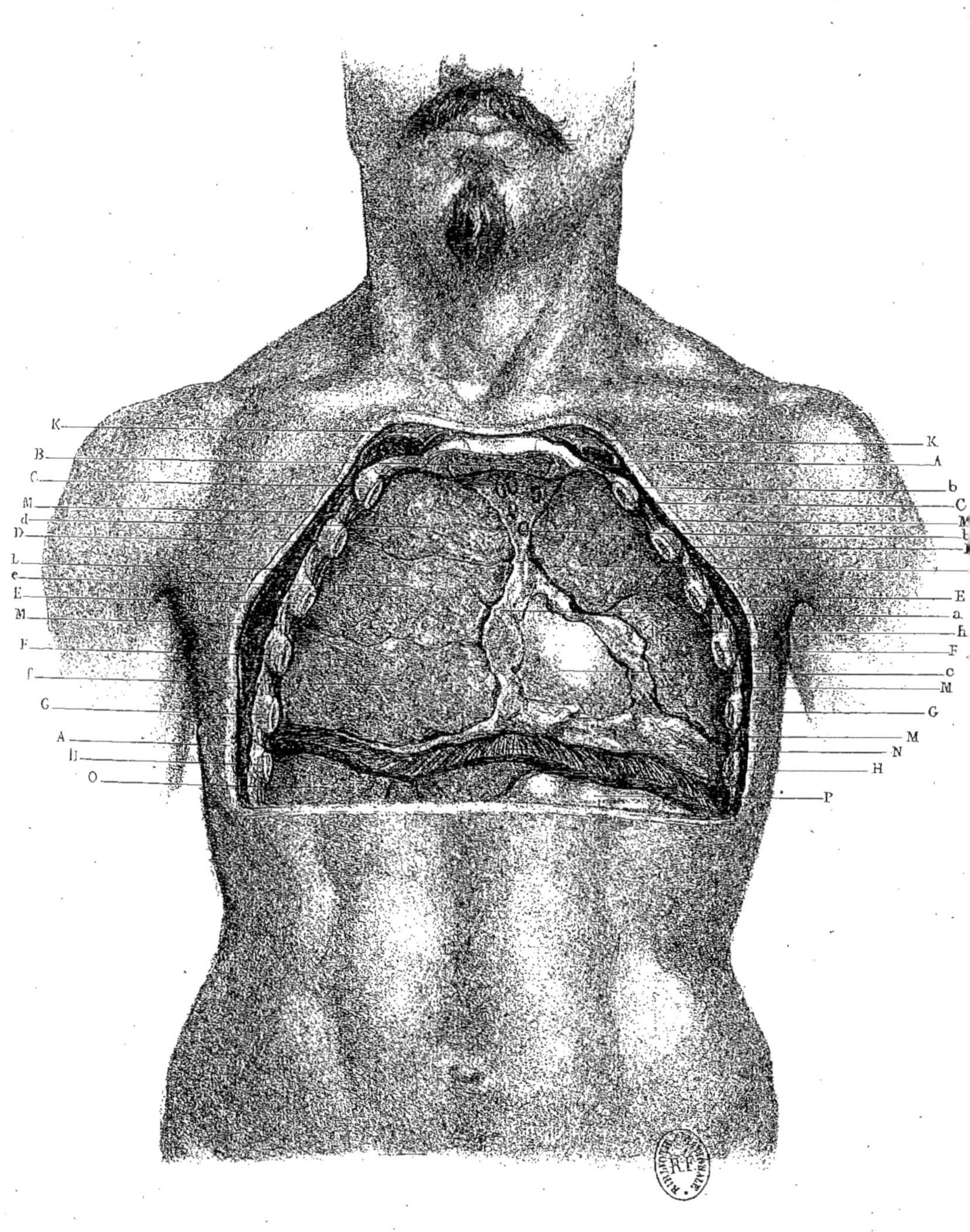

Dessiné d'après nature par J. Sarazin. Préparé par Paulet. V. Mercier Chromolith.

RF

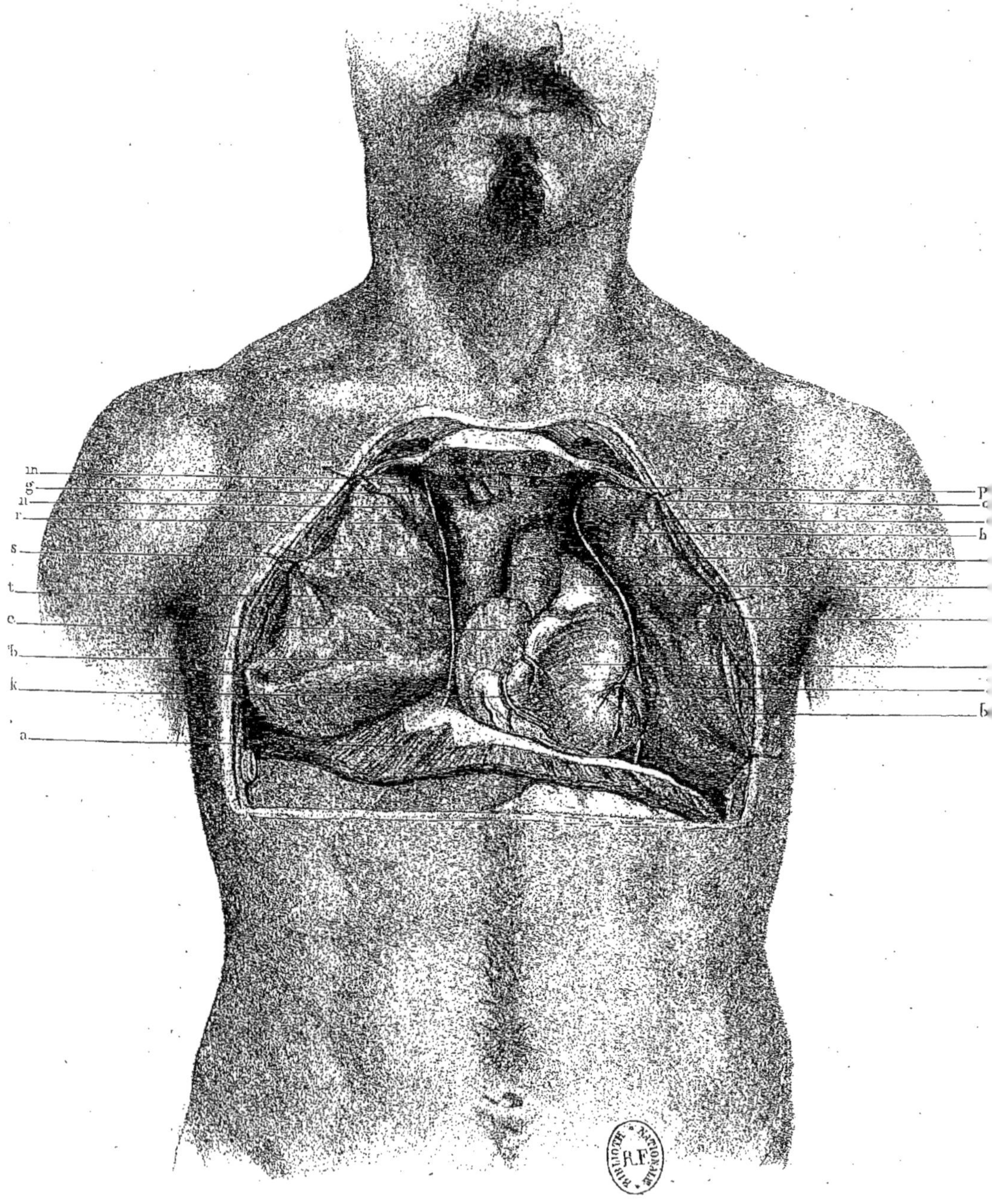

Dessiné d'après nature par J. Sarazin. Préparé par Paulet 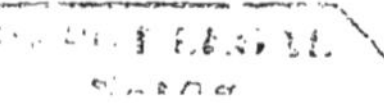 V. Mercier chromolith.

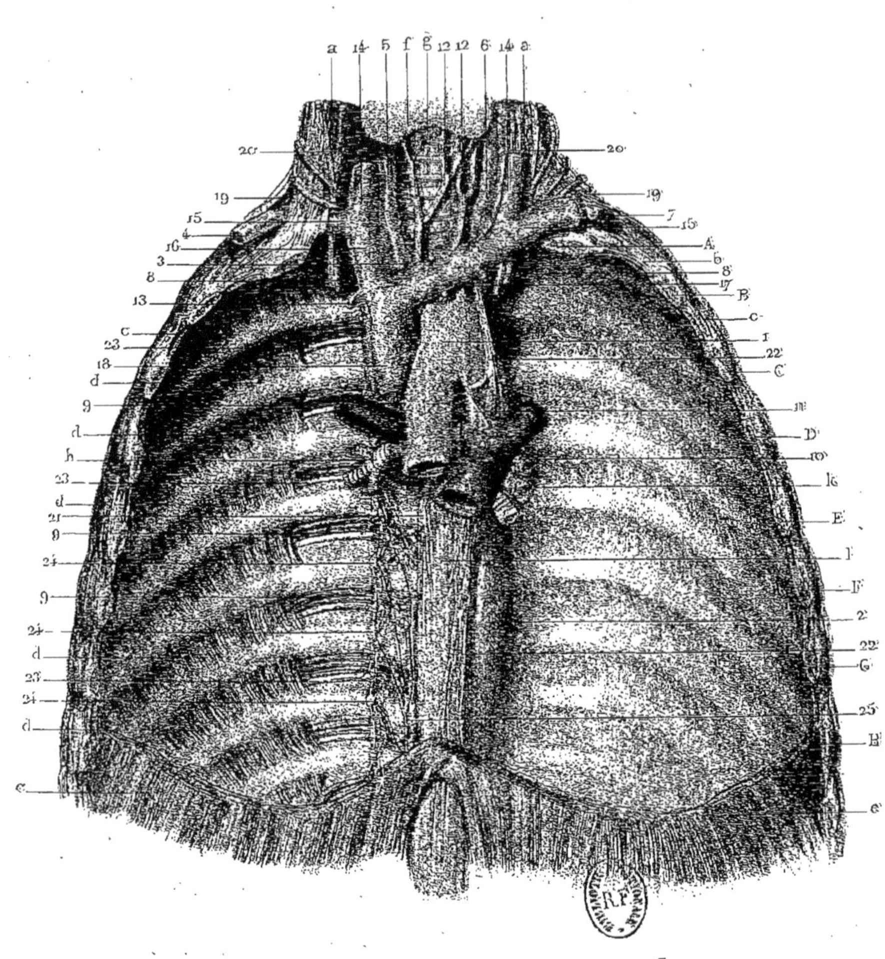

R.F.

iné d'après nature par J. Sarazin. Préparé par Paulet V. Mercier chromolith.

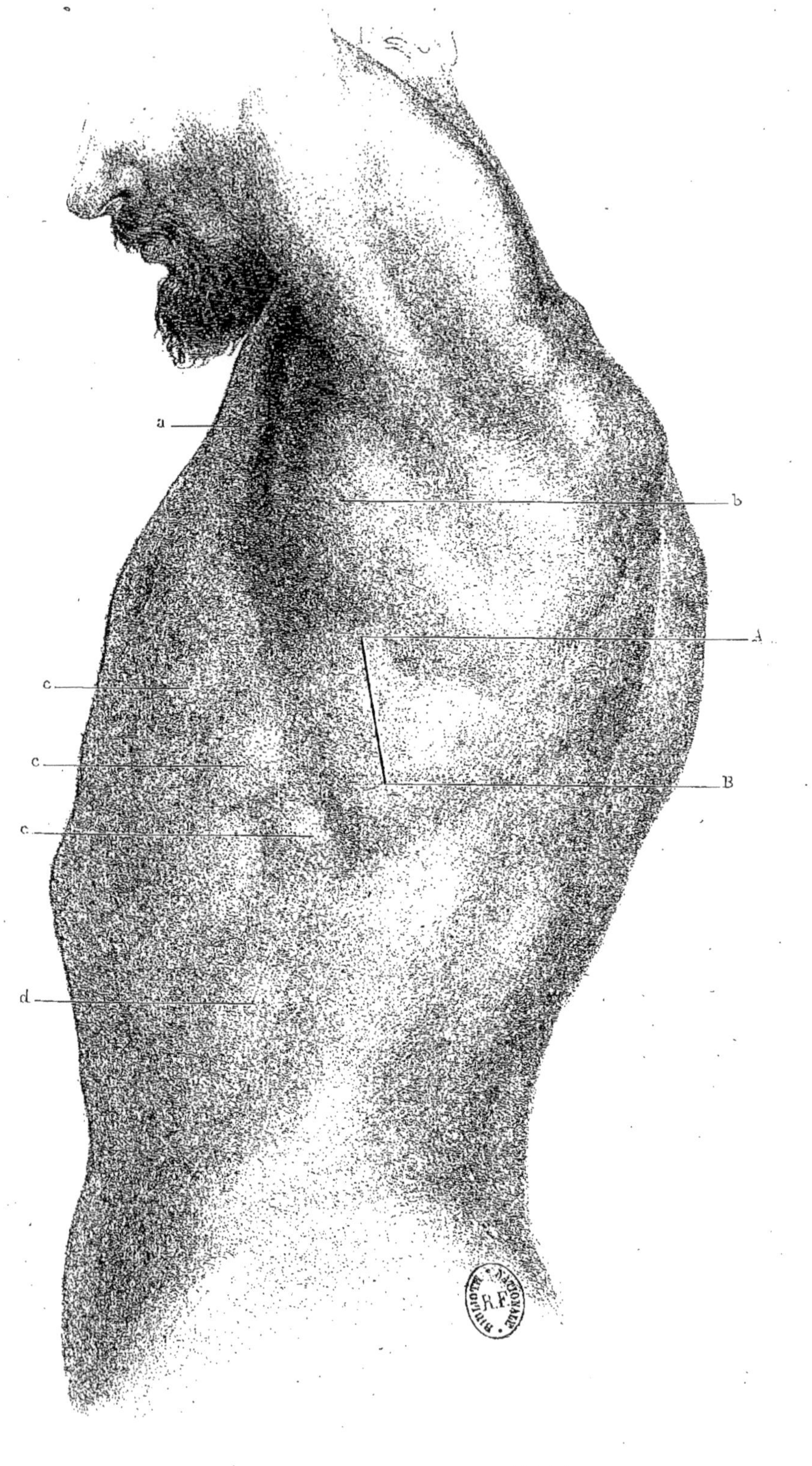

Dessiné d'après nature par J. Sarazin   V. Mercier Chromolith

BIBLIOTHÈQUE NATIONALE R.F.

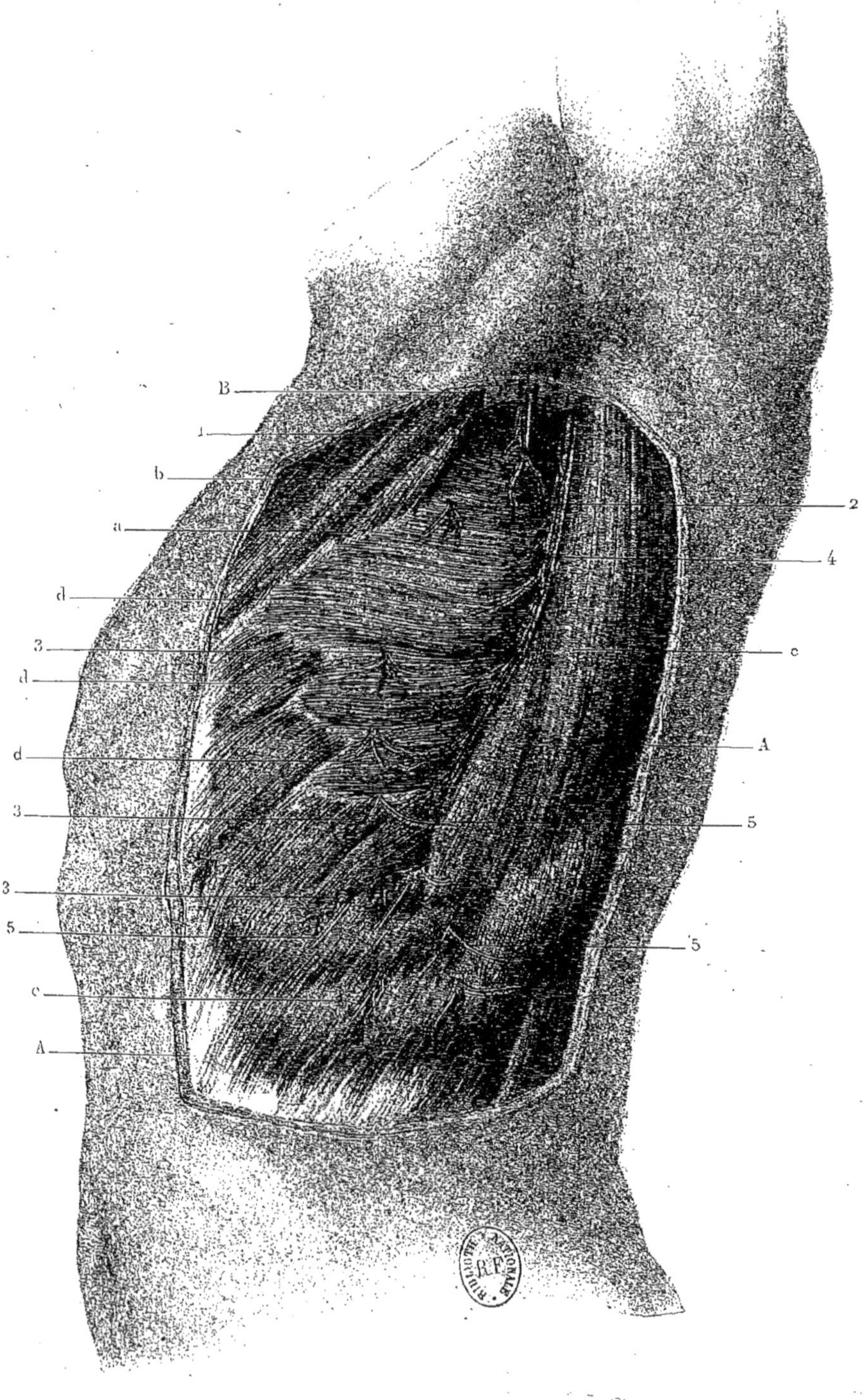

B
1
b
a
d
3
d
d
3
3
5
c
A

2
4
c
A
5
5

BIBLIOTHÈQUE NATIONALE R.F.

Dessiné d'après nature par J. Sarazin

Préparé par Paulet

Imp. Lemercier & Cie Paris

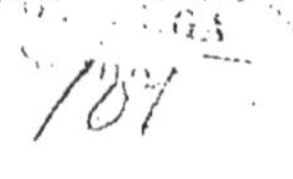

V. Mercier Chromolith.

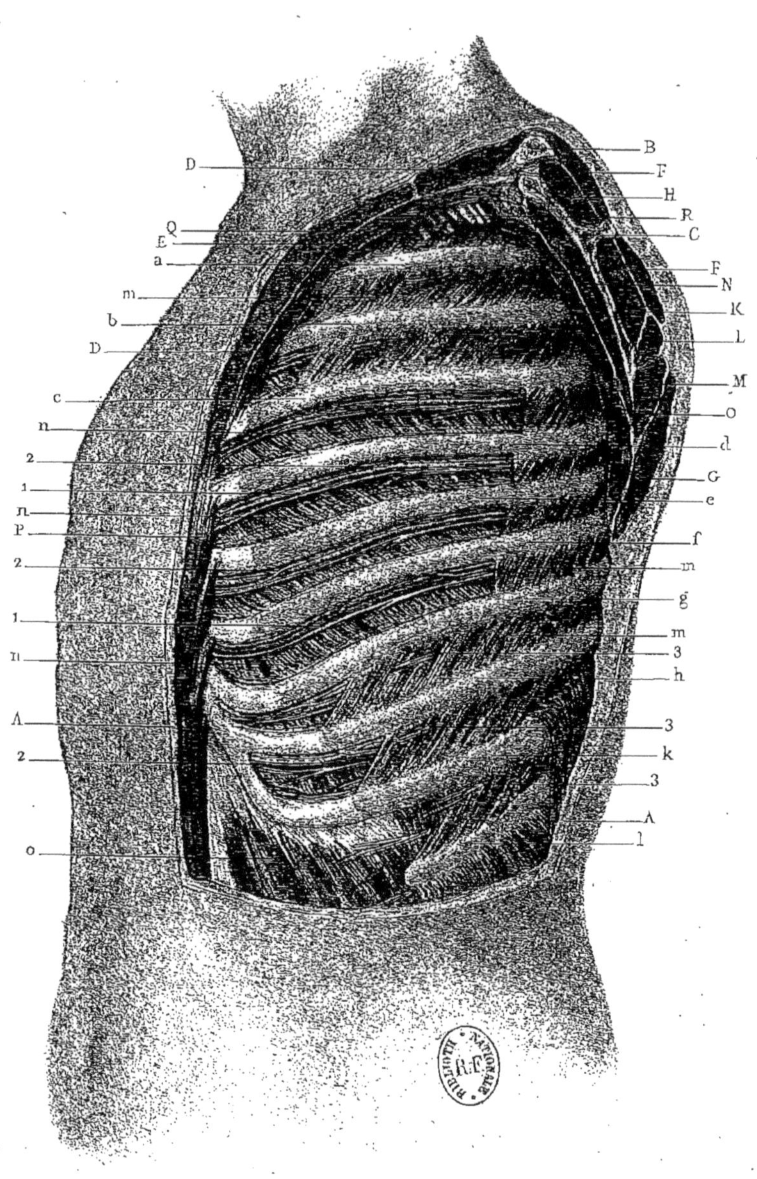

BIBLIOTH. NATIONALE R.F.

Dessiné d'après nature par J. Sarazin

Préparé par Faulot

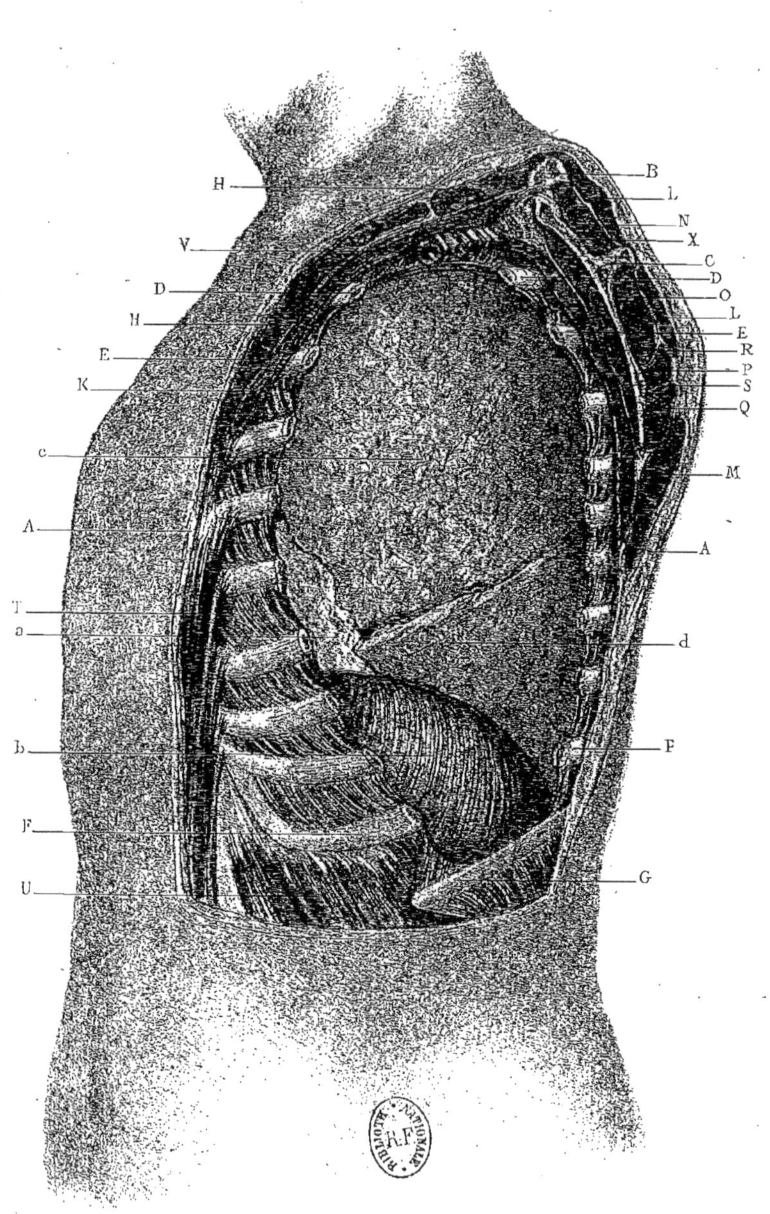

BIBLIOTH. NATIONALE R.F.

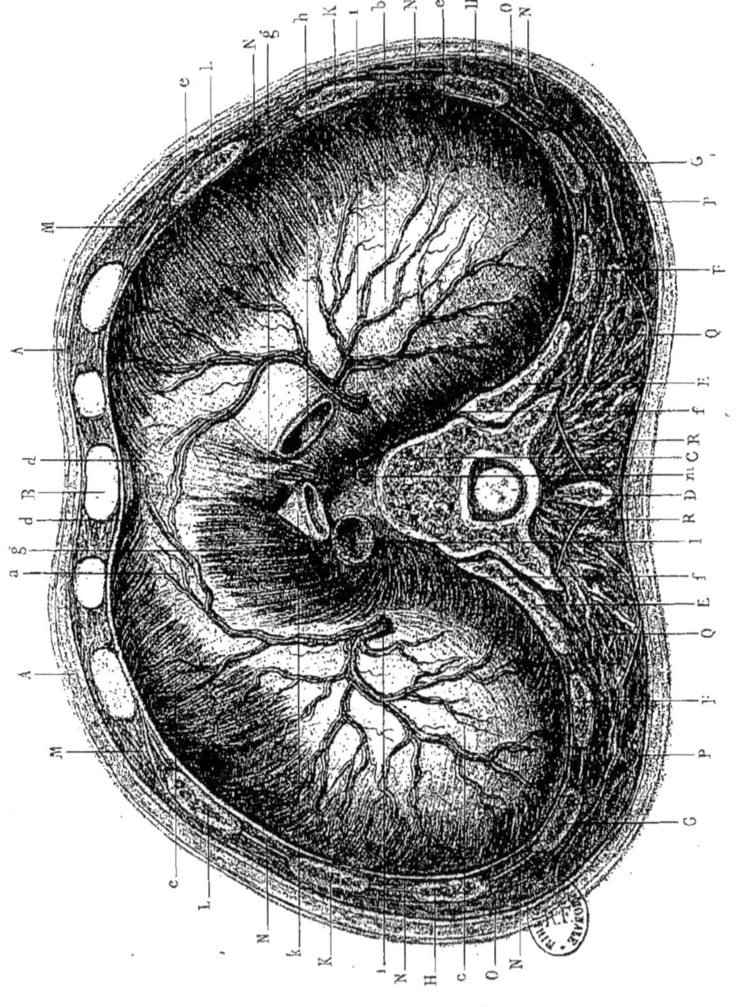

d'après nature par J. Sarazin. Préparé par Paulet. V. Mercier chromolith.

Imp. Lemercier & Cie, Paris

DÉPÔT LÉGAL Seine

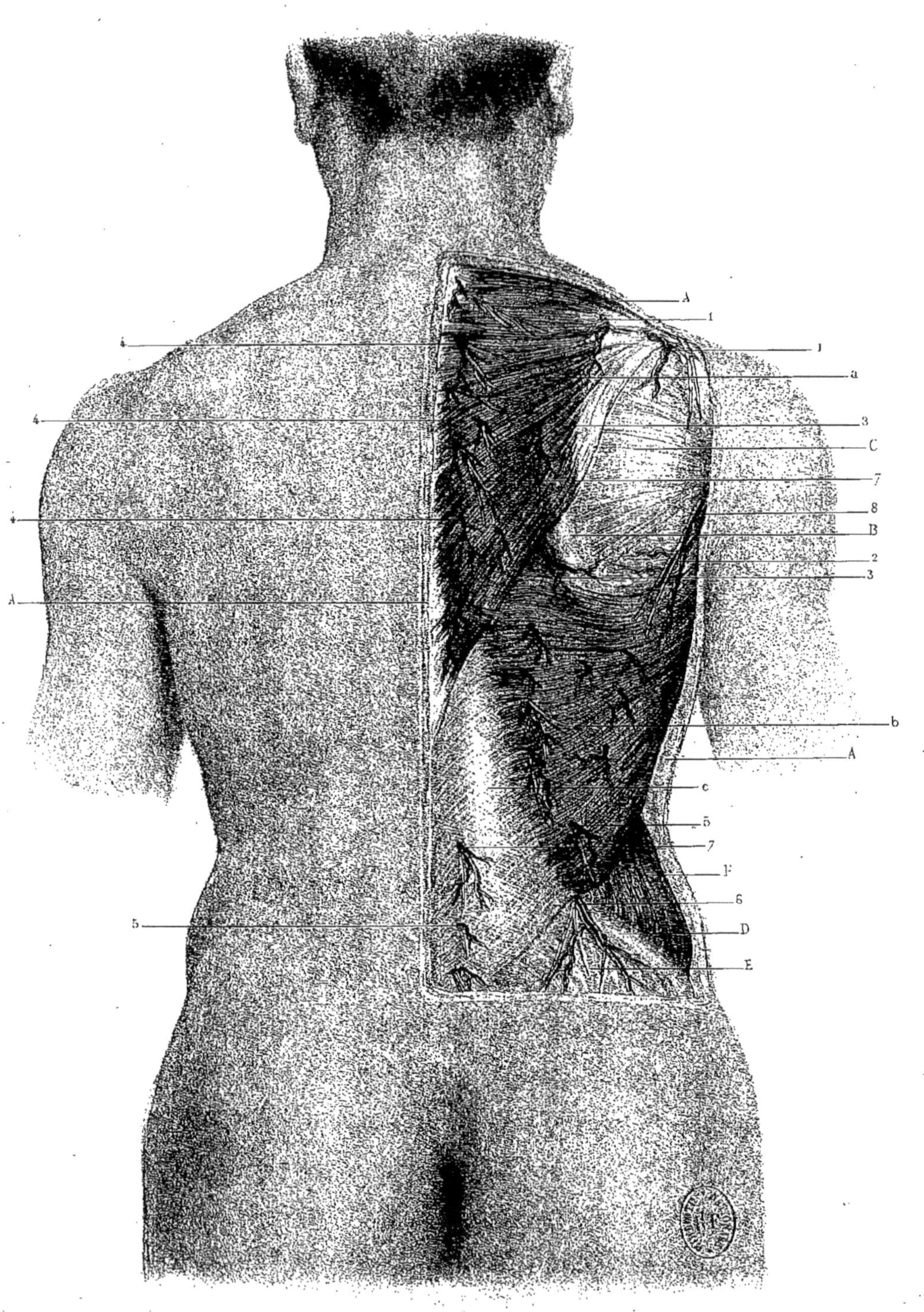

Dessiné d'après nature par J Sarazin.

Préparé par Paulet

V. Mercier, chromolith

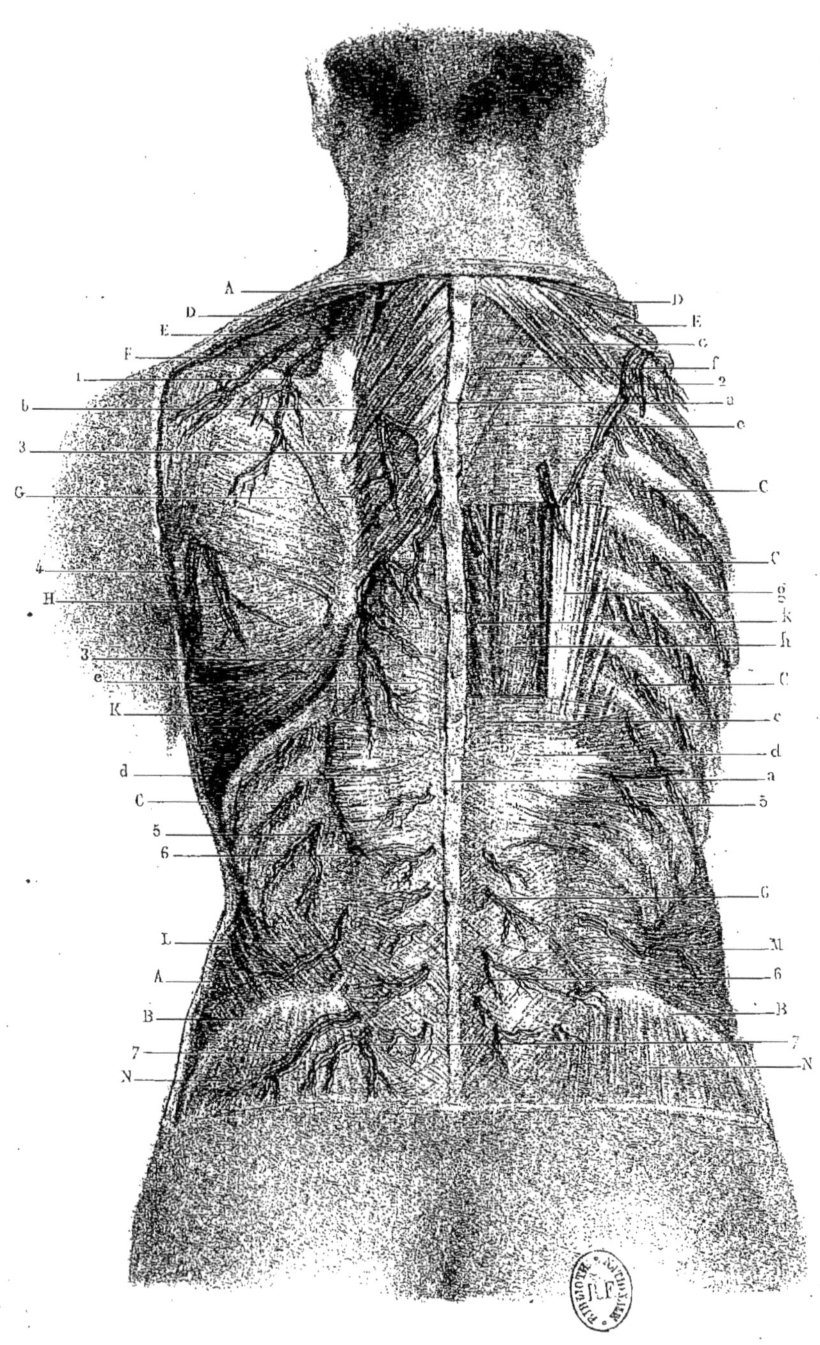

essiné d'après nature par J. Sarazin | Préparé par Paulet | V. Mercier Chromolith.

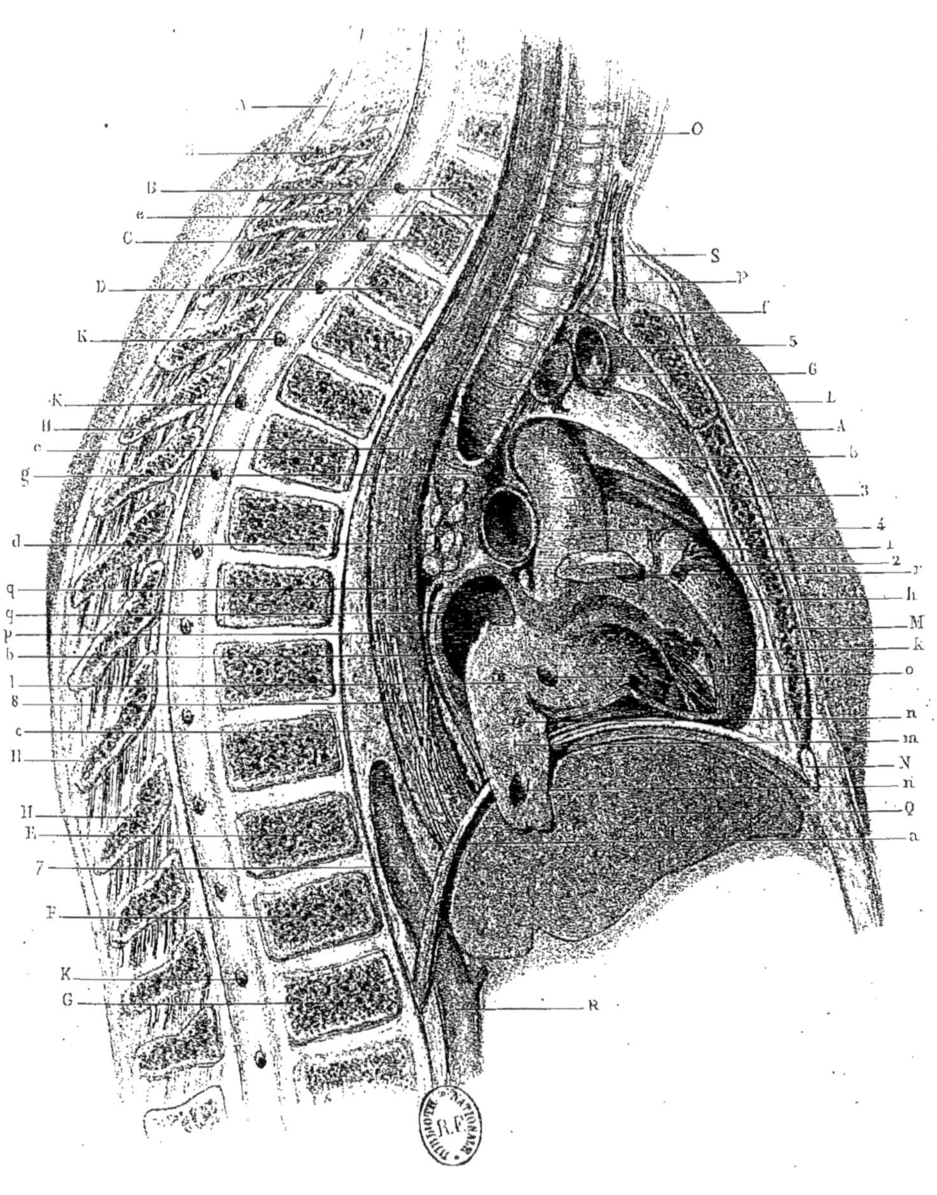

BIBLIOTHÈQUE NATIONALE R.F.

Dessiné d'après nature par J. Sarazin. Préparé par Sarazin DÉPÔT LÉGAL V. Mercier Chromolith

ssiné d'après nature par J. Sarazin. Préparé par Paulet. D. 1. P. V. Mercier Chromolith

BIBLIOTHÈQUE NATIONALE R.F.

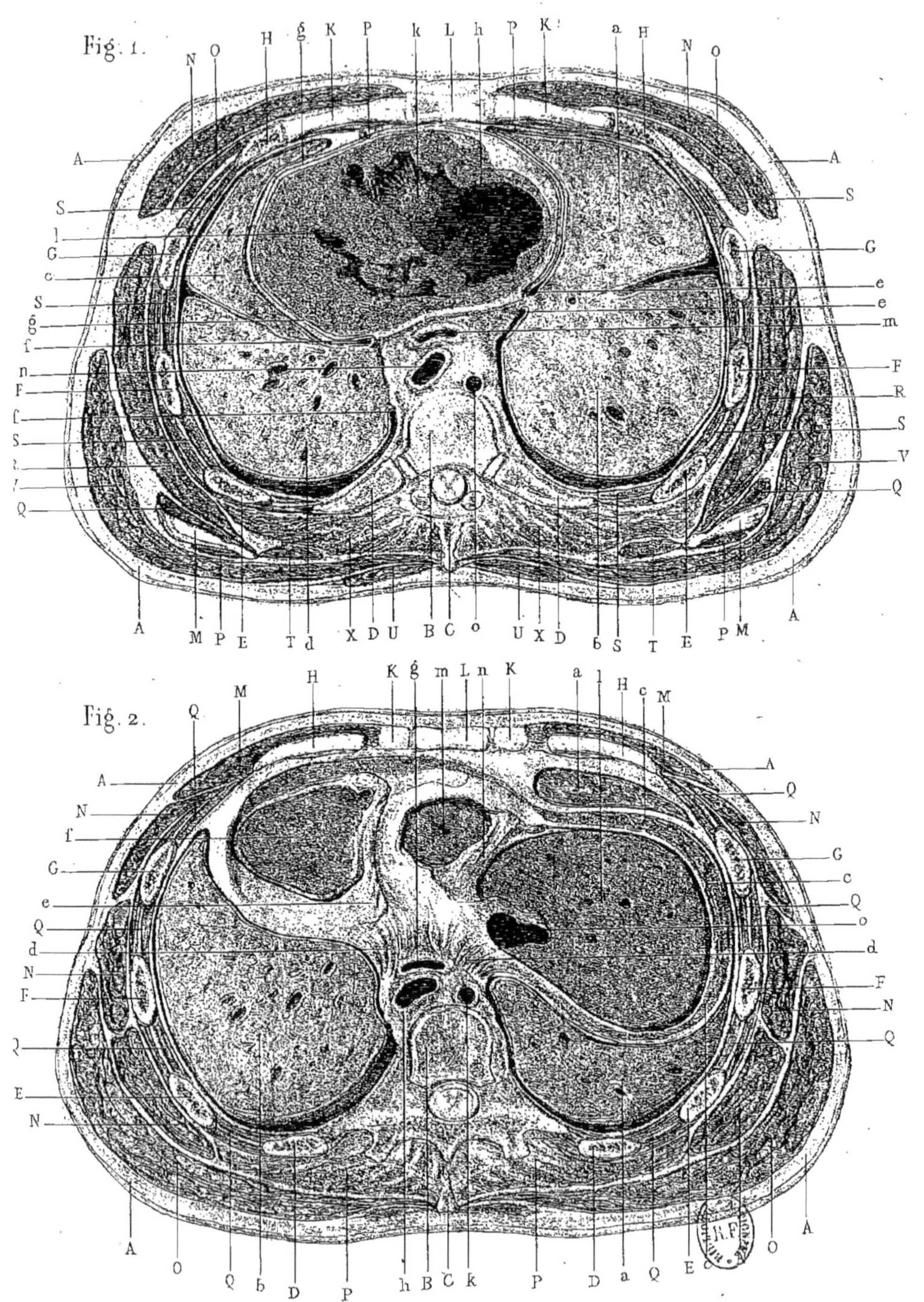

Fig. 1.
N O H g K P k L h P K a H N O
A A
S S
l G
G e
c e
S m
g f
n F
F R
f S
S V
Q Q
A M P E T d X D U B C o U X D b S T E P M A
Fig. 2.
H K g m L n K a l H c M
Q M
A A
N Q
f N
G G
e c
Q Q
d o
N d
F F
Q N
E Q
N
A O Q b D P h B C k P D a Q E O A

R.F.

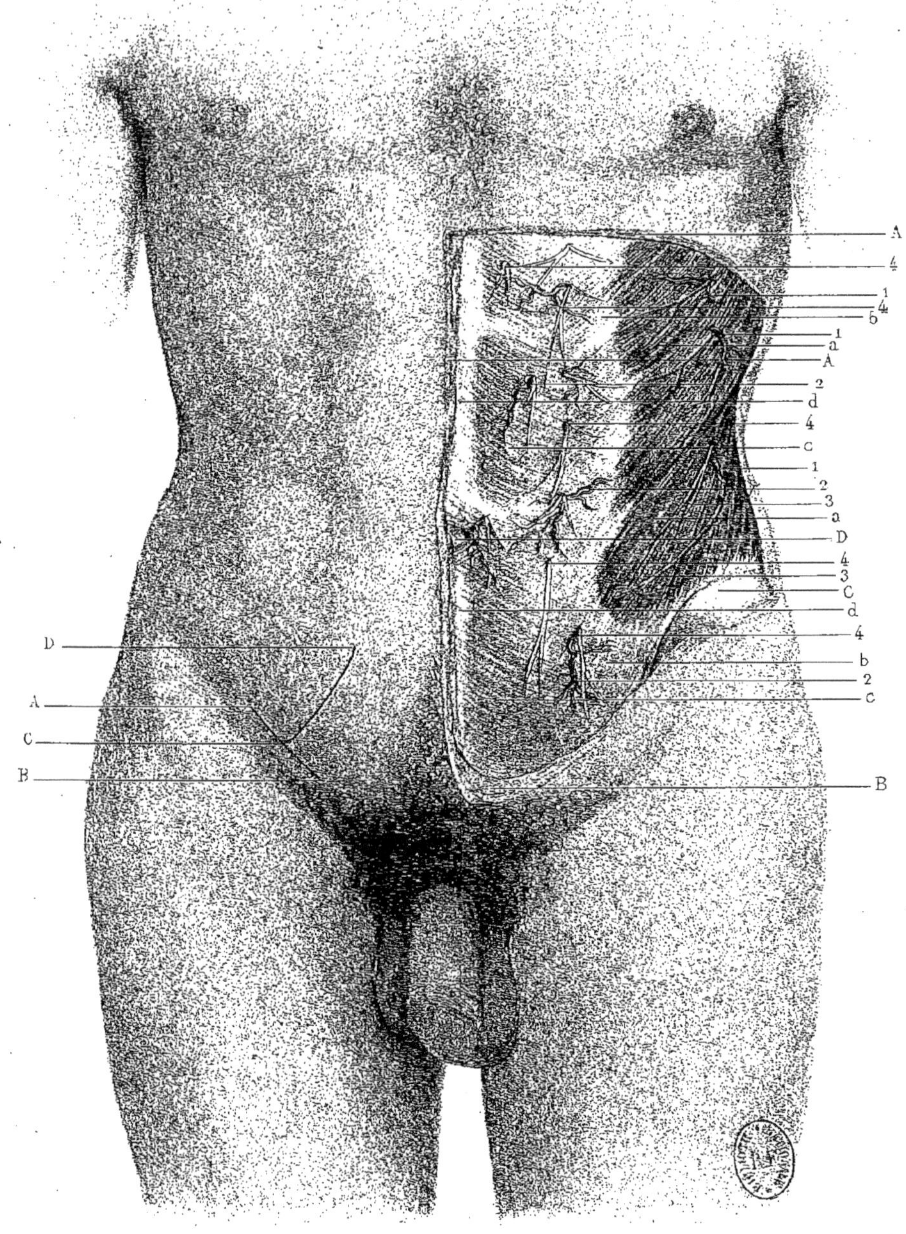
A
4
1
4
b
1
a
A
2
d
4
c
1
2
3
a
D
4
3
C
d
4
b
2
c
B
D
A
C
B

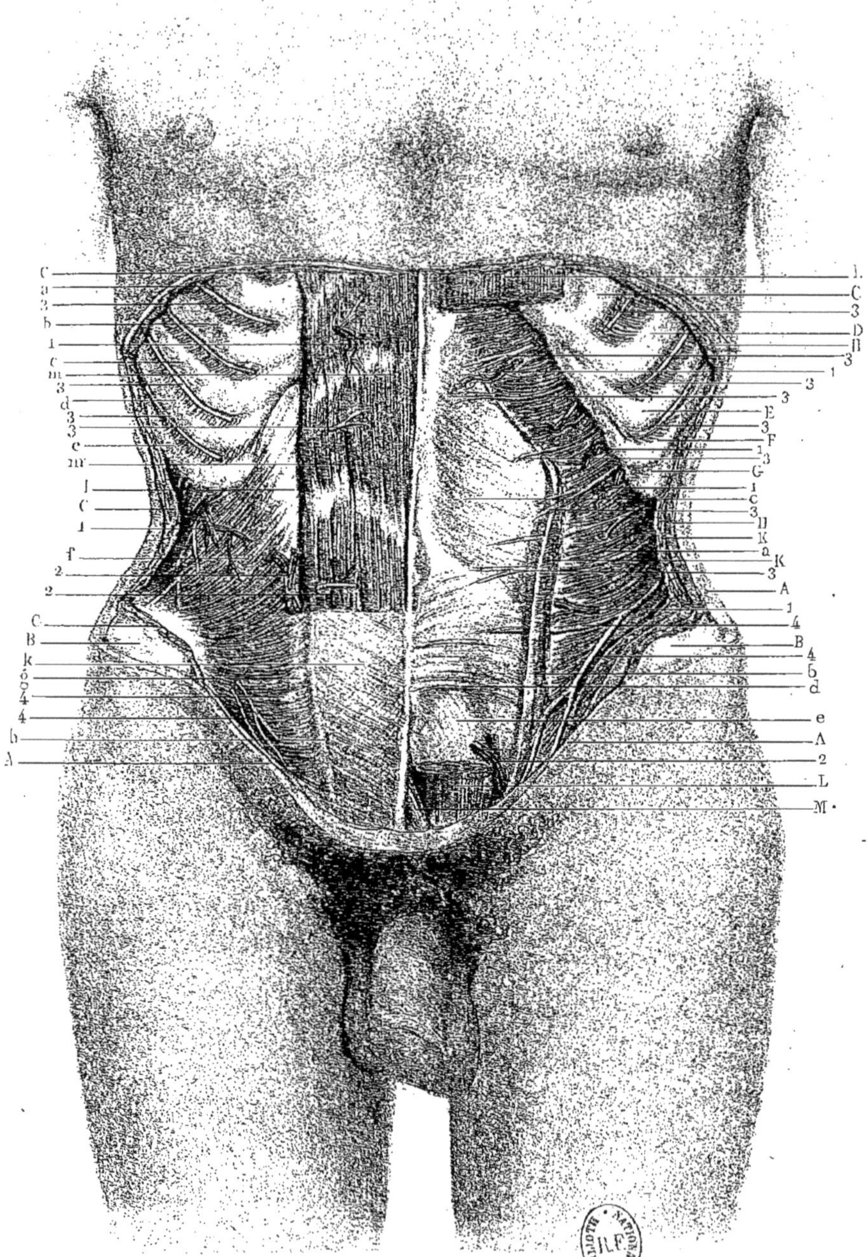

BIBLIOTH. NATIONALE R.F.

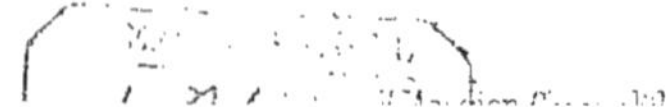

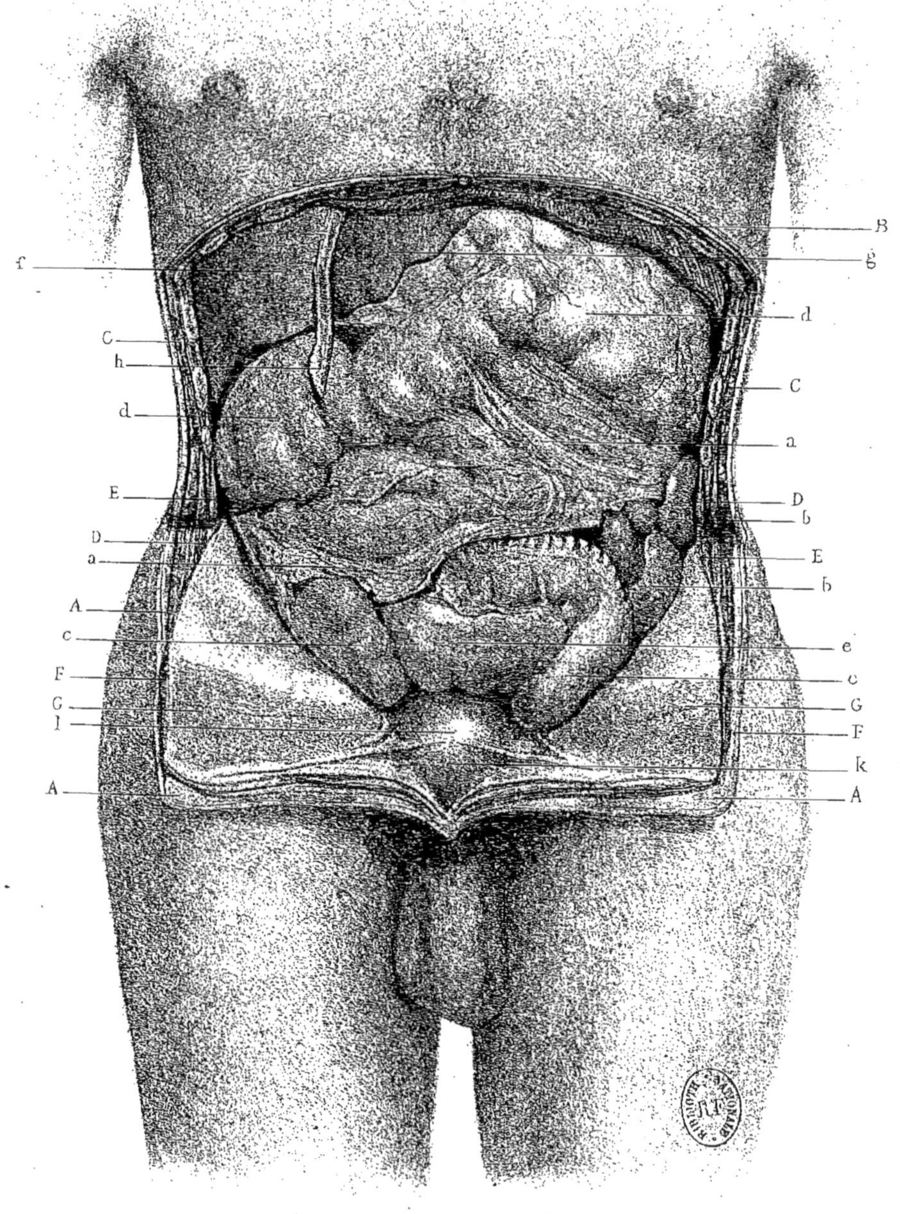

Dessiné d'après nature par J. Sarazin

Préparé par Paulet

V Mercier Chromolith

BIBLIOTH. NATIONALE

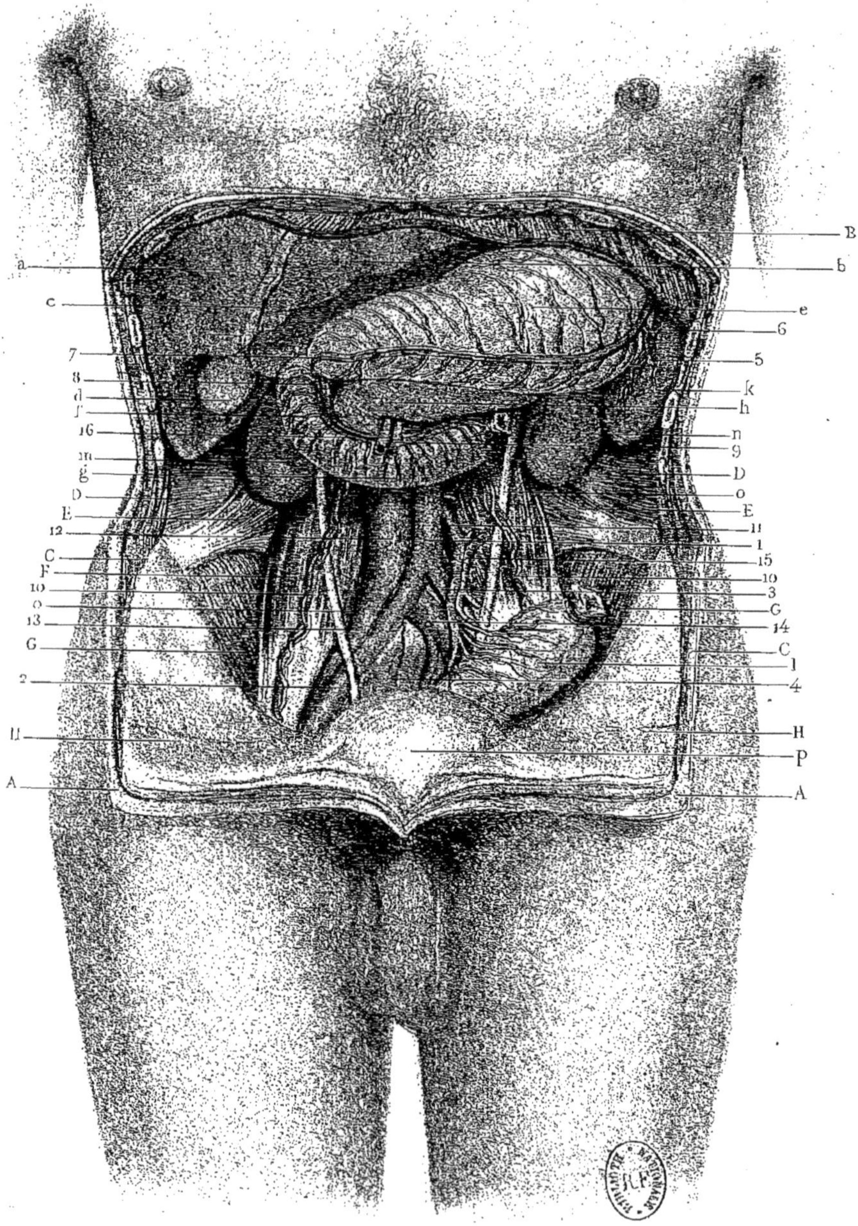

Dessiné d'après nature par J. Sarazin

Préparé par Paulet

Imp Lemercier & Cie Paris

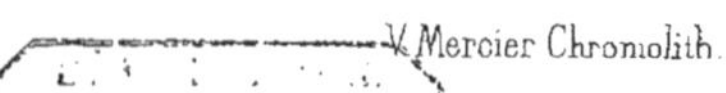

V. Mercier Chromolith.

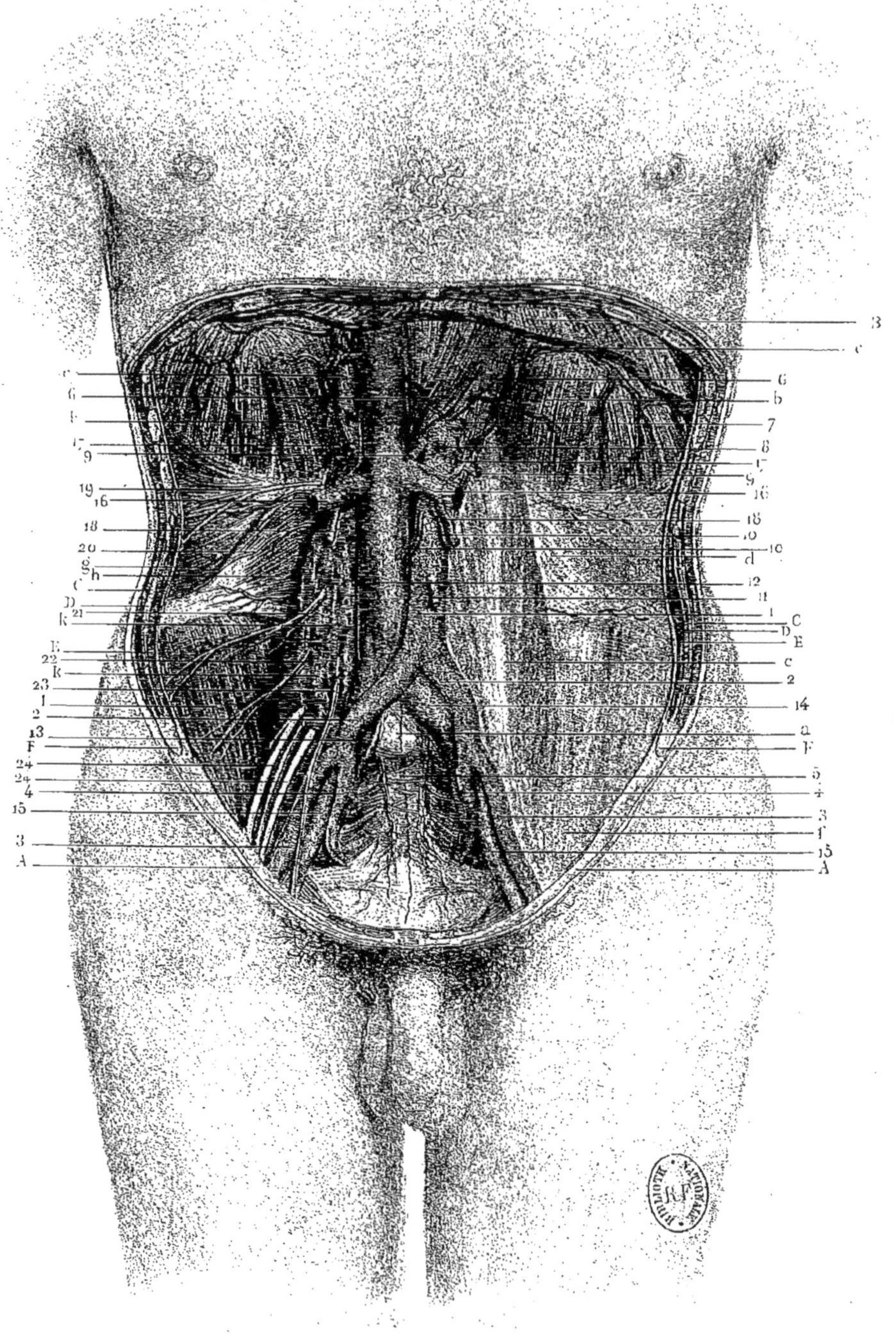

Dessiné d'après nature par J. Sarazin.

Préparé par Paulet

V. Mercier, Chromolith.

BIBLIOTH. NATIONALE R.F.

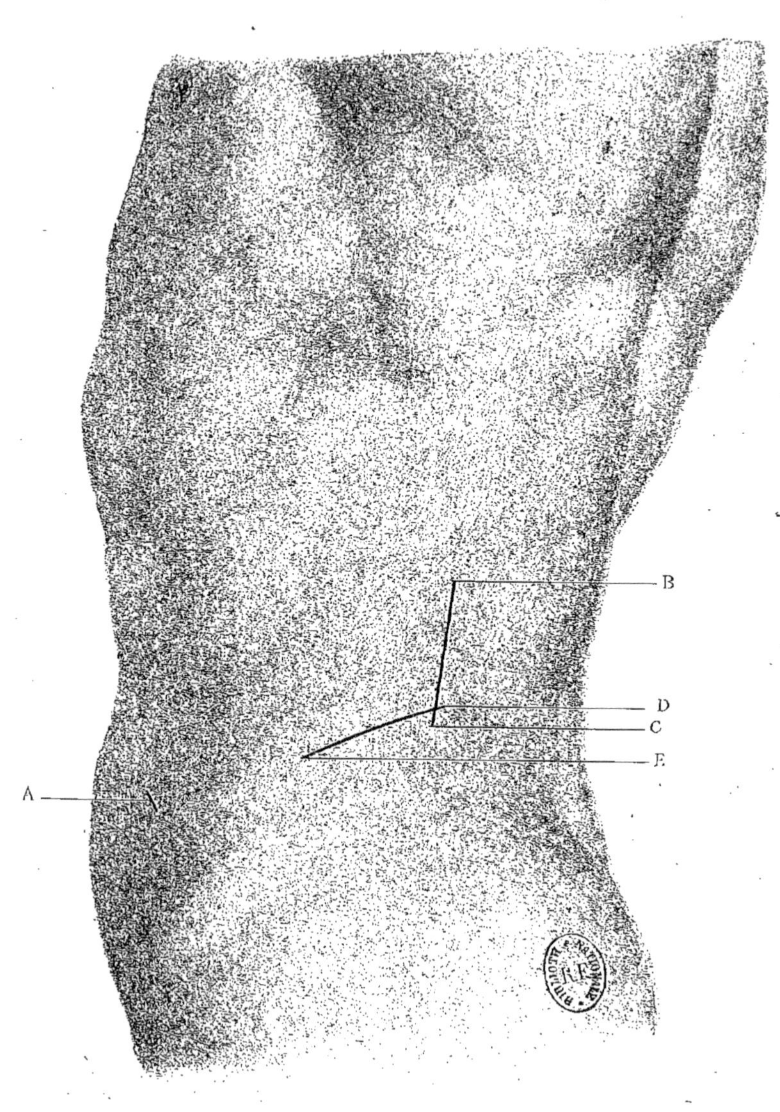

BIBLIOTH. NATIONALE R.F.

Dessiné d'après nature par J. Sarazin

Imp. Lemercier & Cie Paris

G. V. Mercier Chromolith

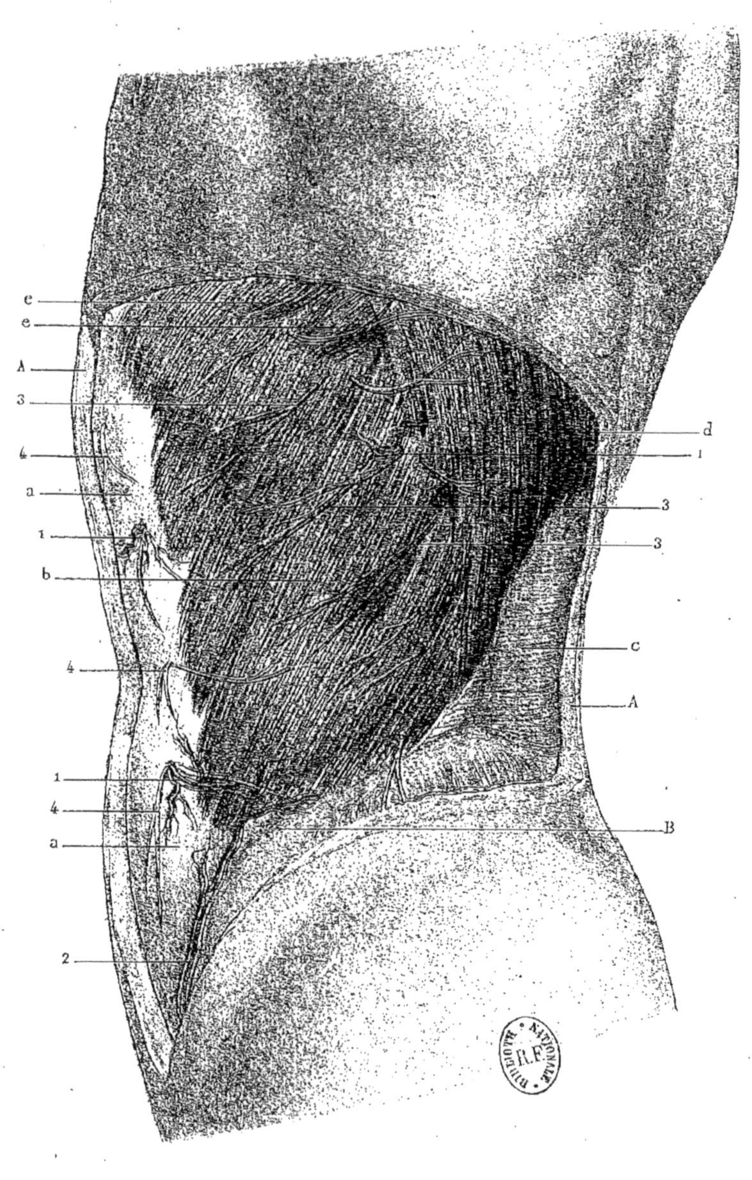

Dessiné d'après nature par J. Sarazin Préparé par Paulet V. Mercier Chromolith.

BIBLIOTH. NATIONALE R.F.

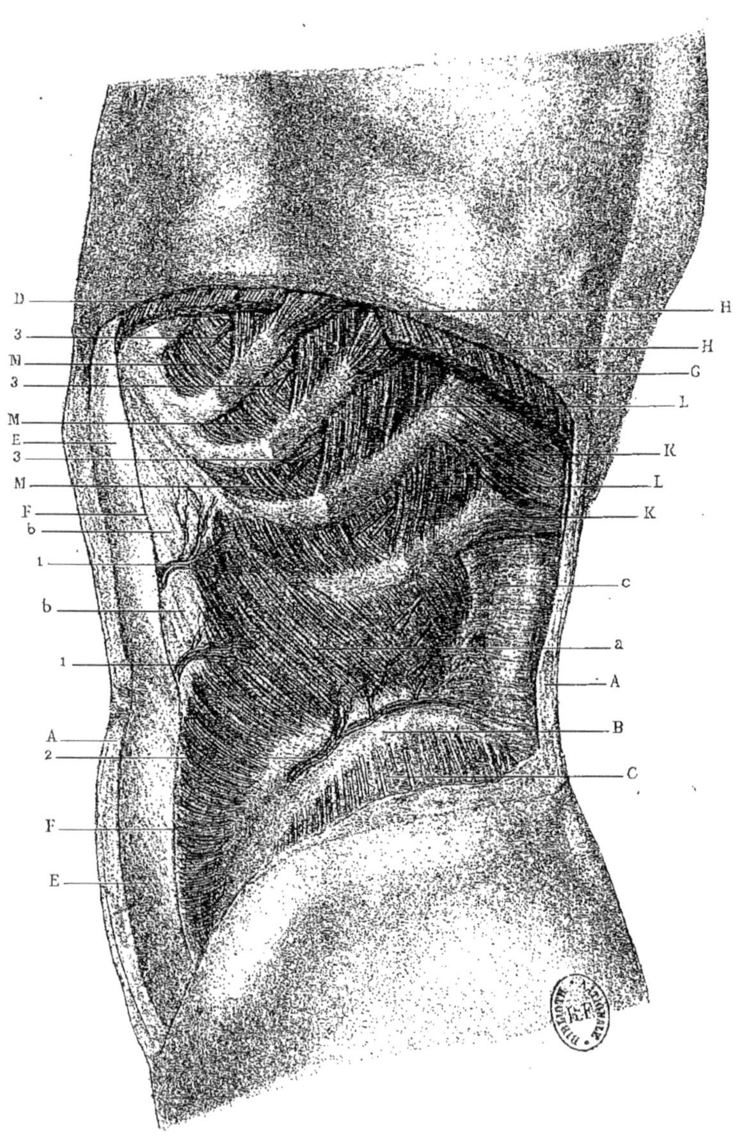

Dessiné d'après nature par J. Sarazin

Préparé par Paulet

V. Mercier Chromolith.

DÉPÔT LÉGAL

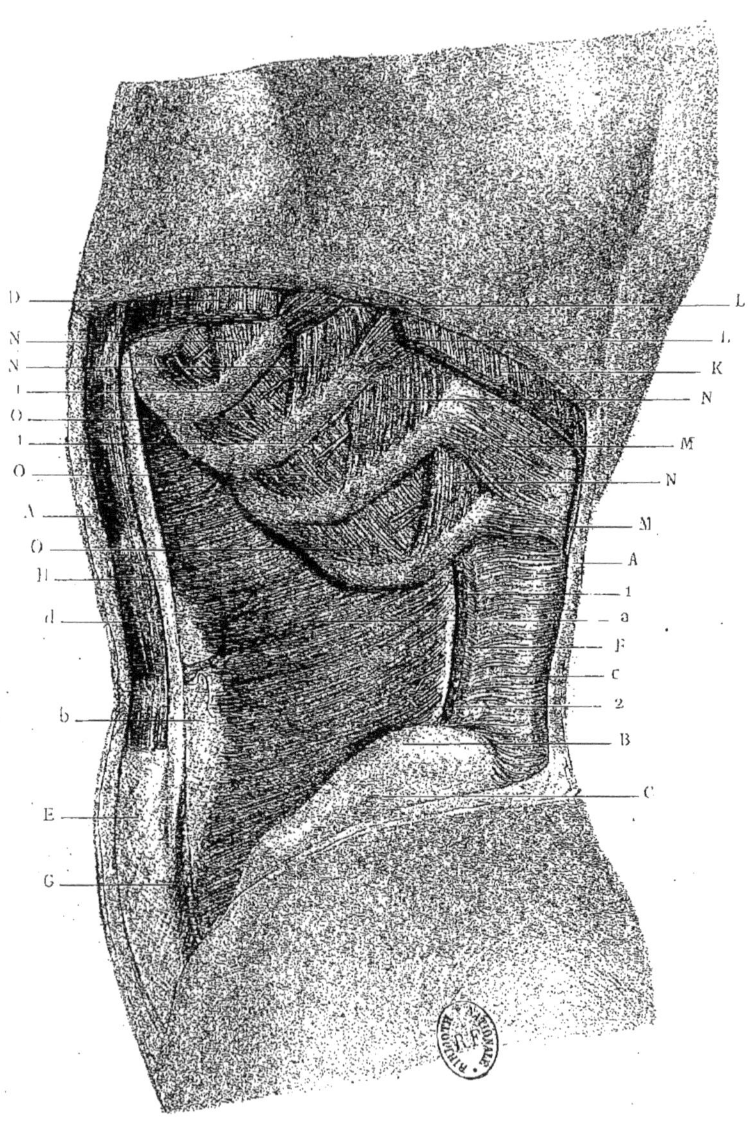

Dessiné d'après nature par J. Sarazin

Preparé par Paulet

Mercier Chromolith

DÉPÔT LÉGAL

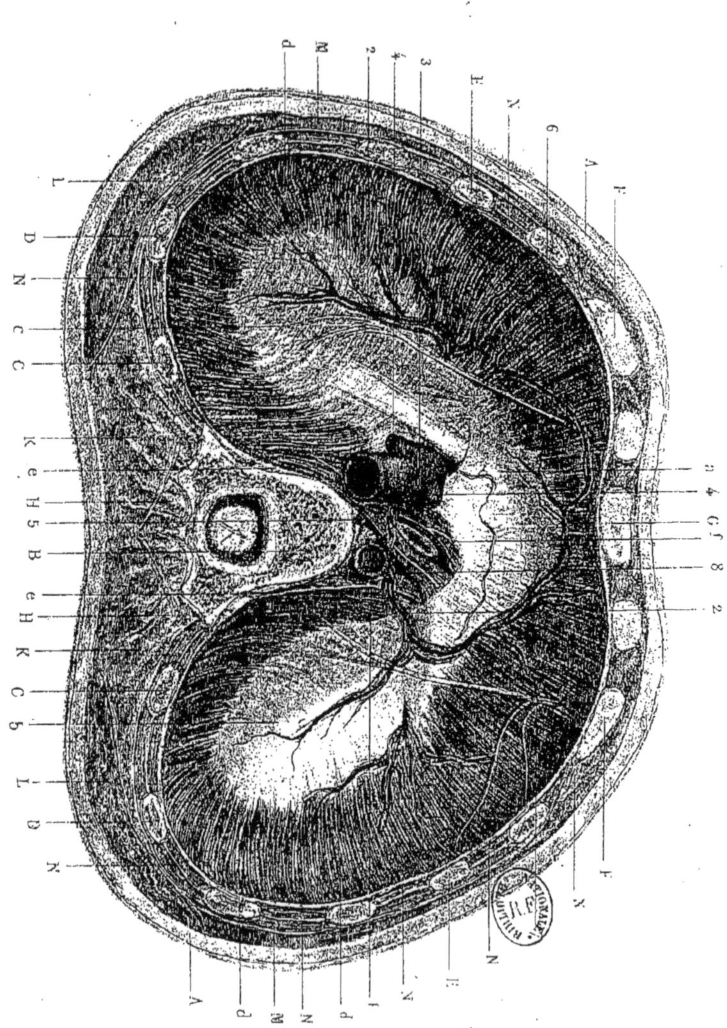

ié d'après nature par J Sarazin Préparé par Paulet V Mercier Chromolith.

Imp. Lemercier & Cie Paris

DÉPÔT LÉGAL

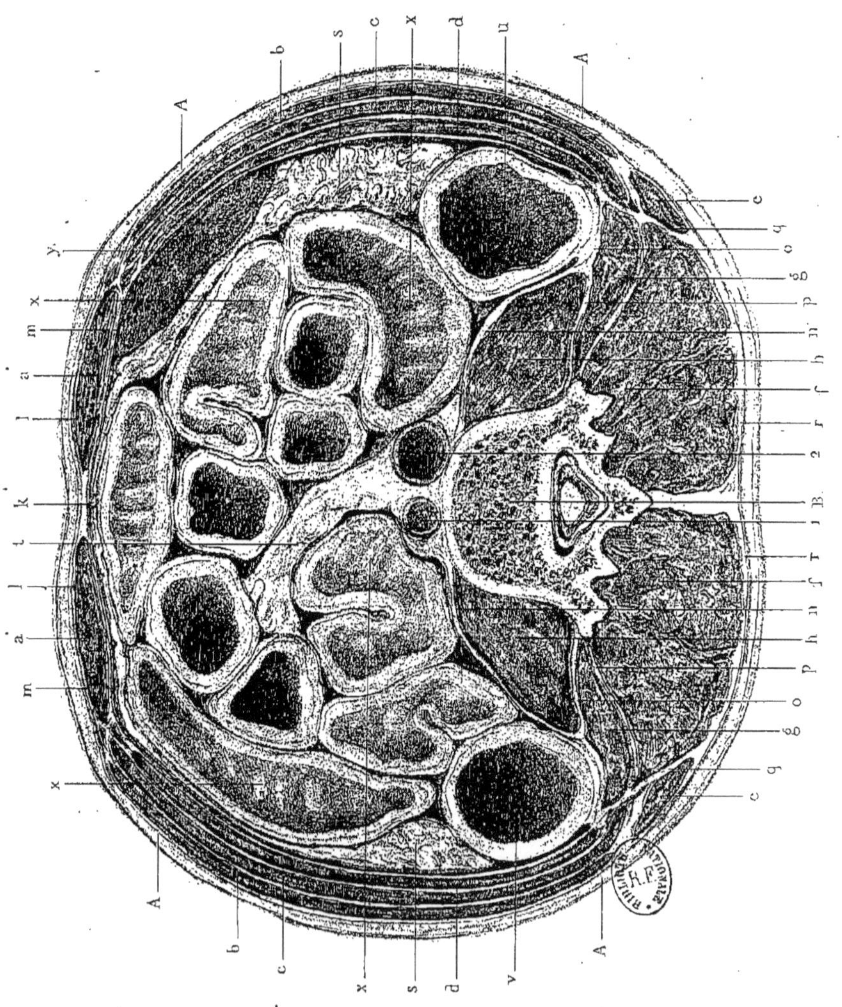

après nature par J. Sarazin. Préparé par Paulet V. Mercier Chromolith

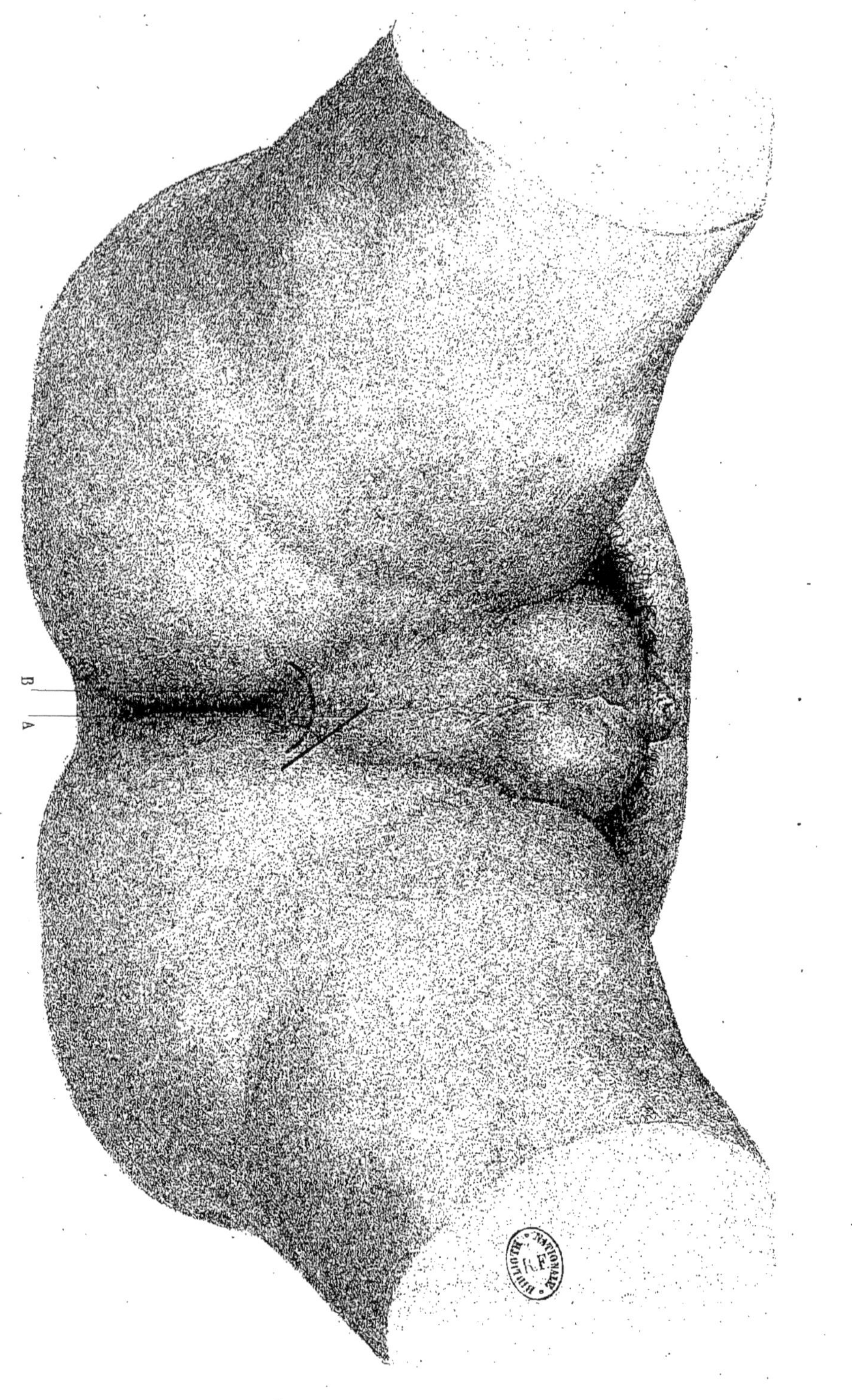

né d'après nature par J. Sarazin.

Imp. Lemercier & Cie Paris

V. Mercier Chromolith

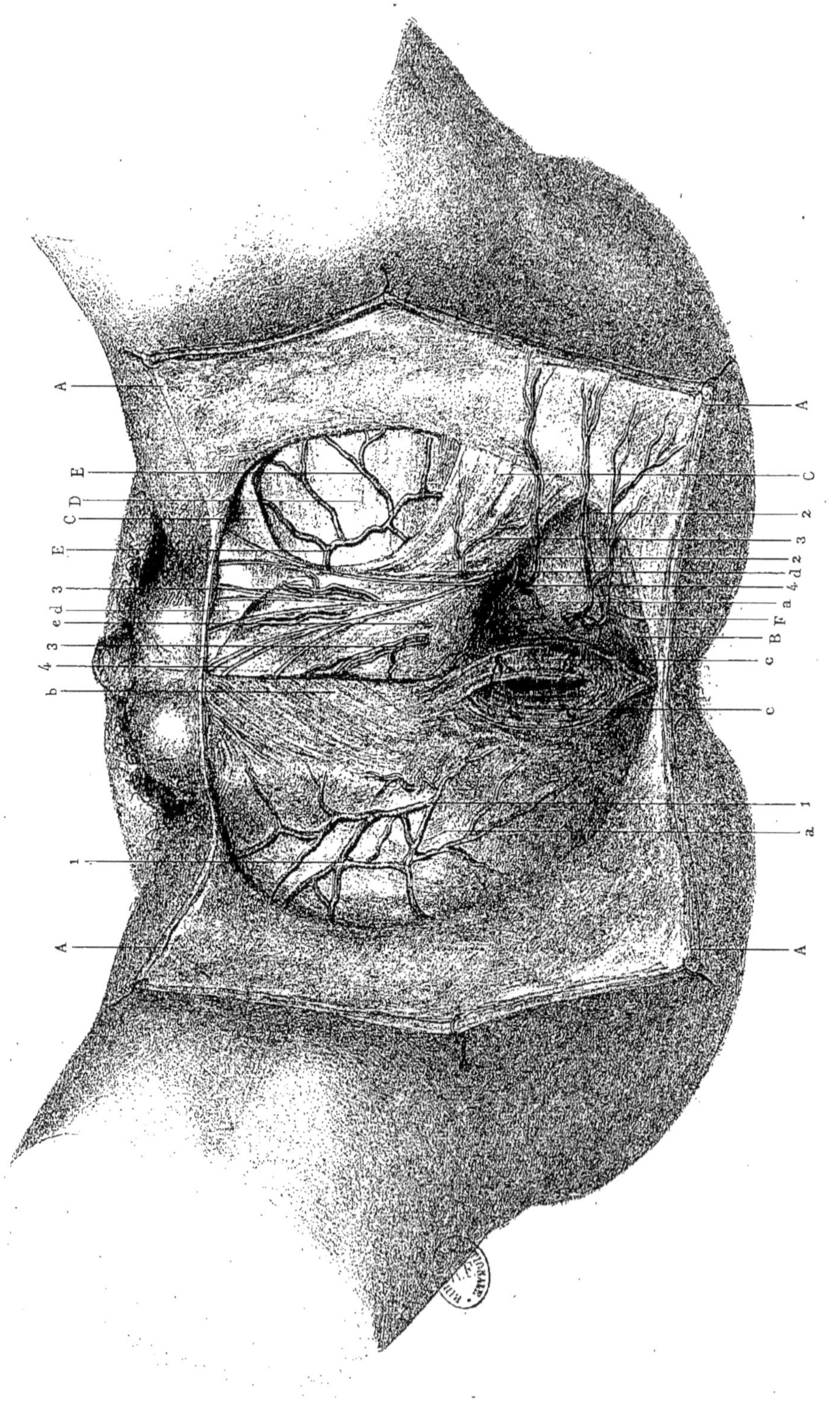

d'après nature par J. Sarazin. Préparé par Paulet. V. Mercier Chromolith.

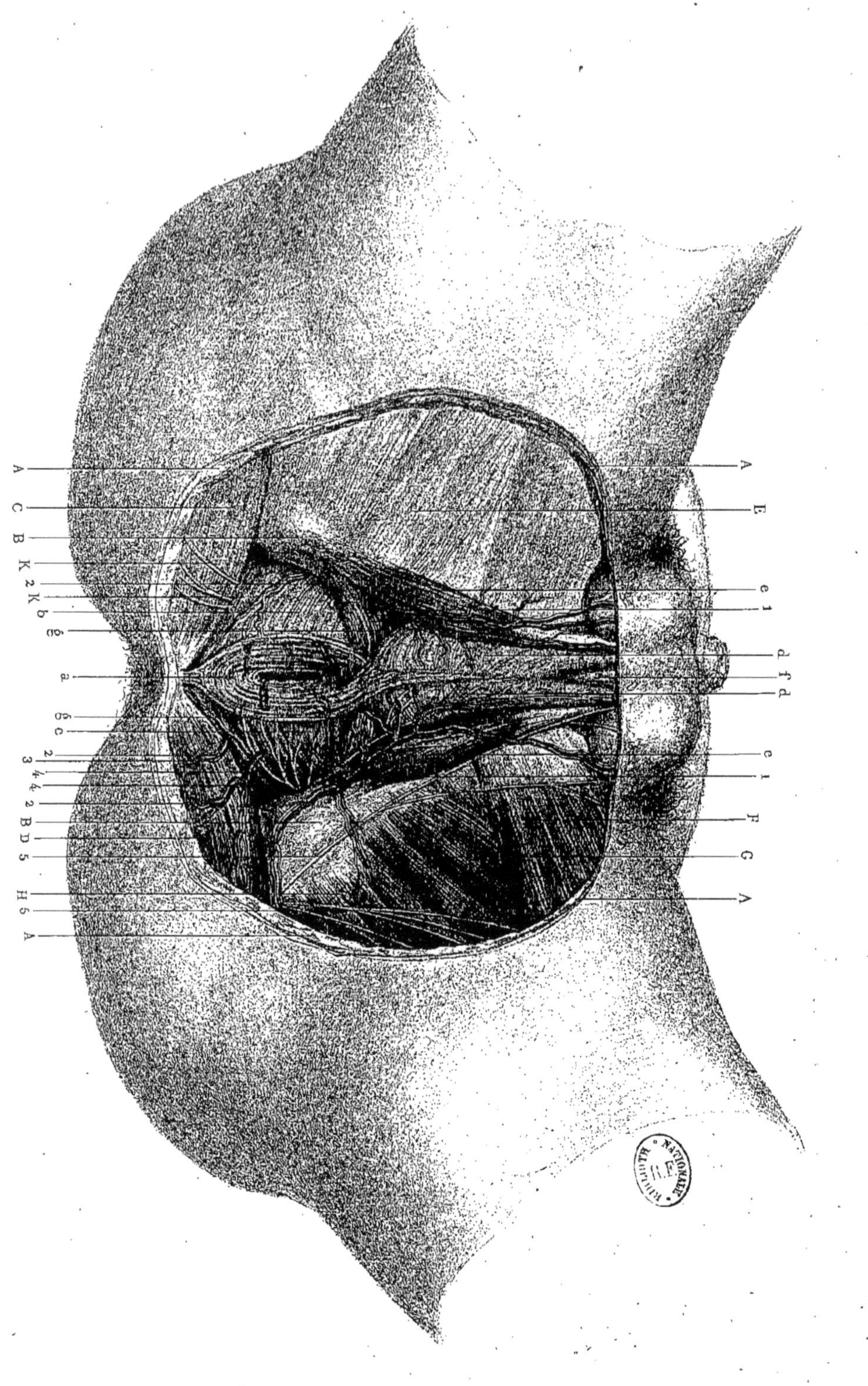

Dessiné d'après nature par J. Sarazin — Préparé par Paulet — V. Mercier Chromolith

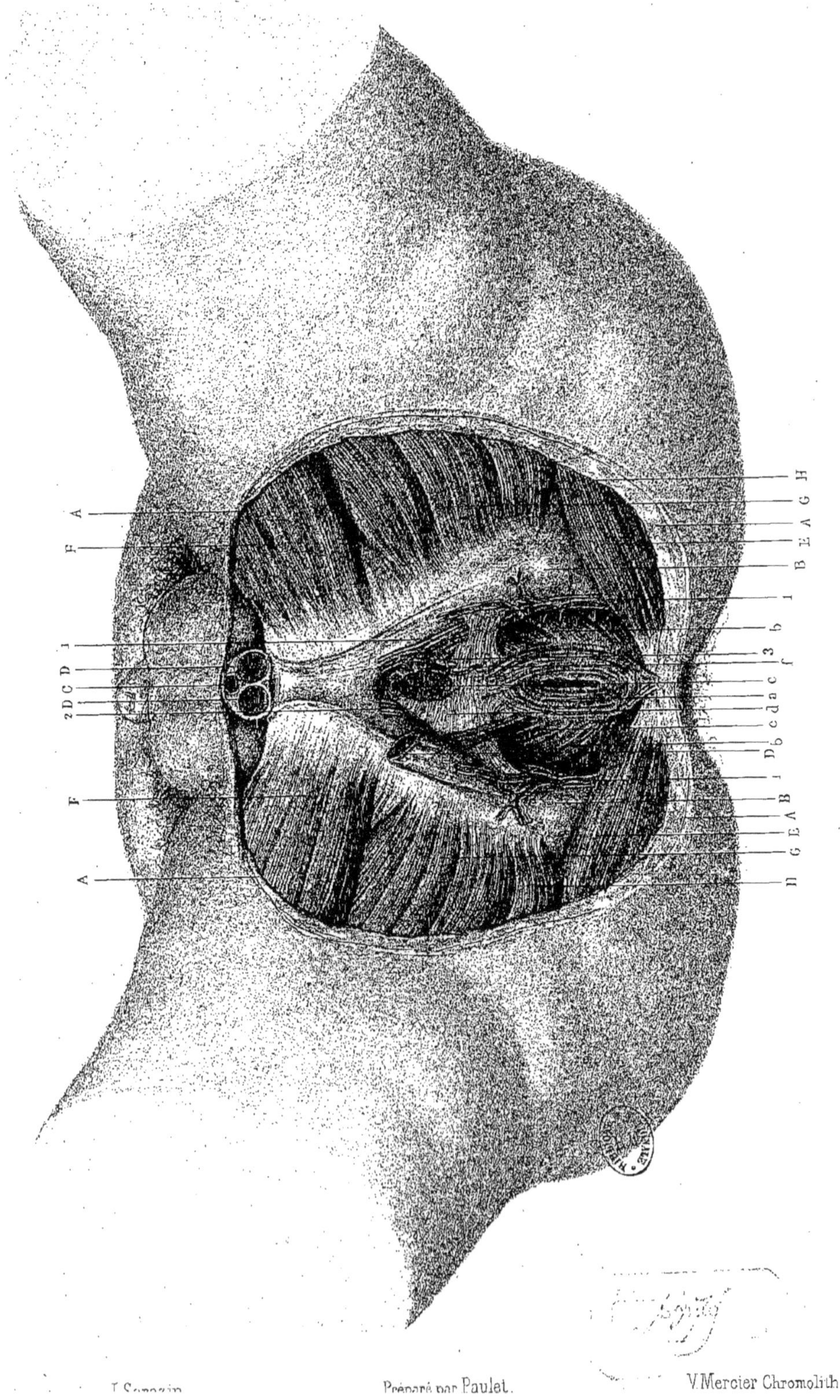

I. Sarrazin   Préparé par Paulet.   V. Mercier Chromolith

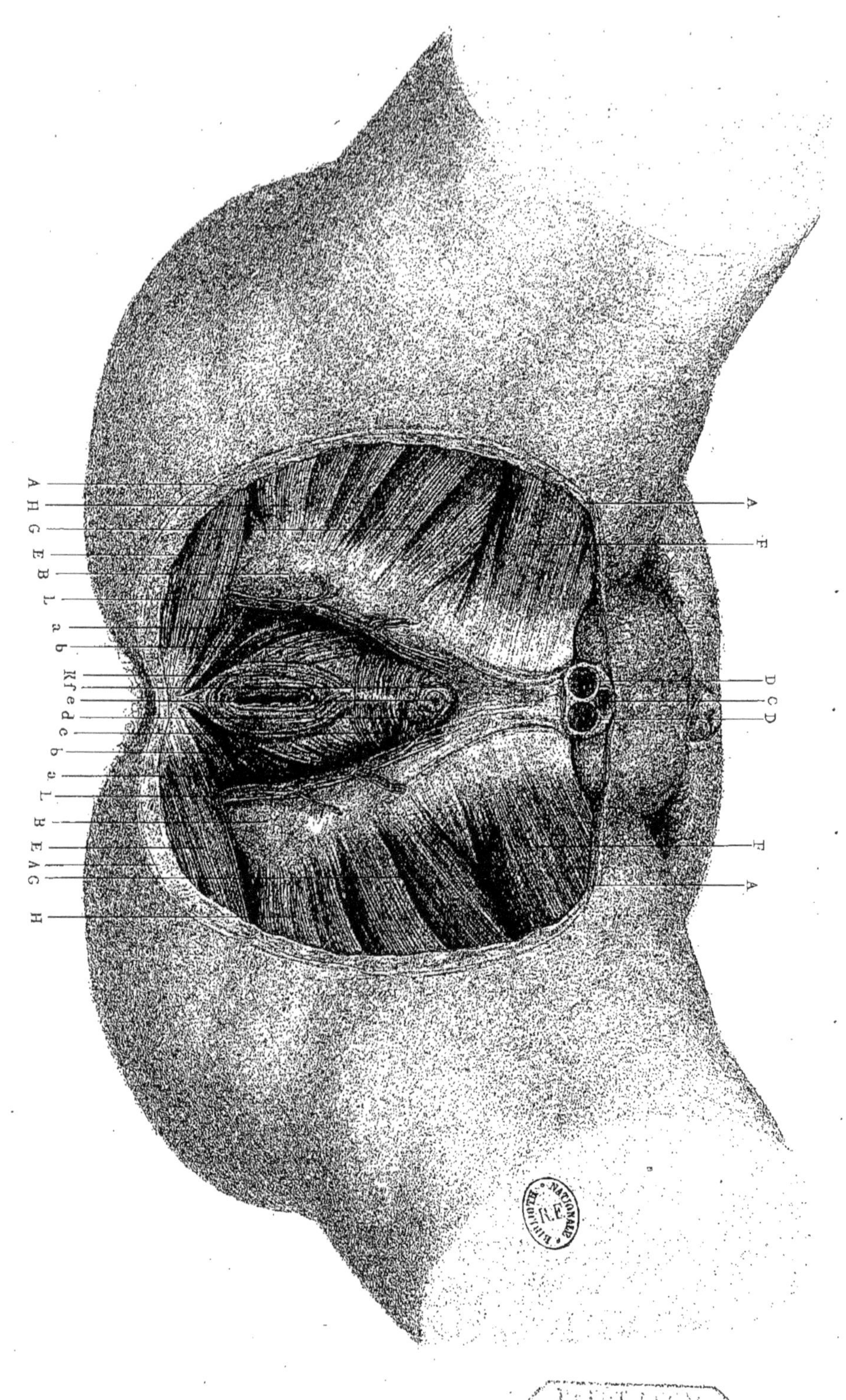

Dessiné d'après nature par J Sarazin — Préparé par Paulet — V Mercier Chromolith

BIBLIOTH. NATIONALE R.F.

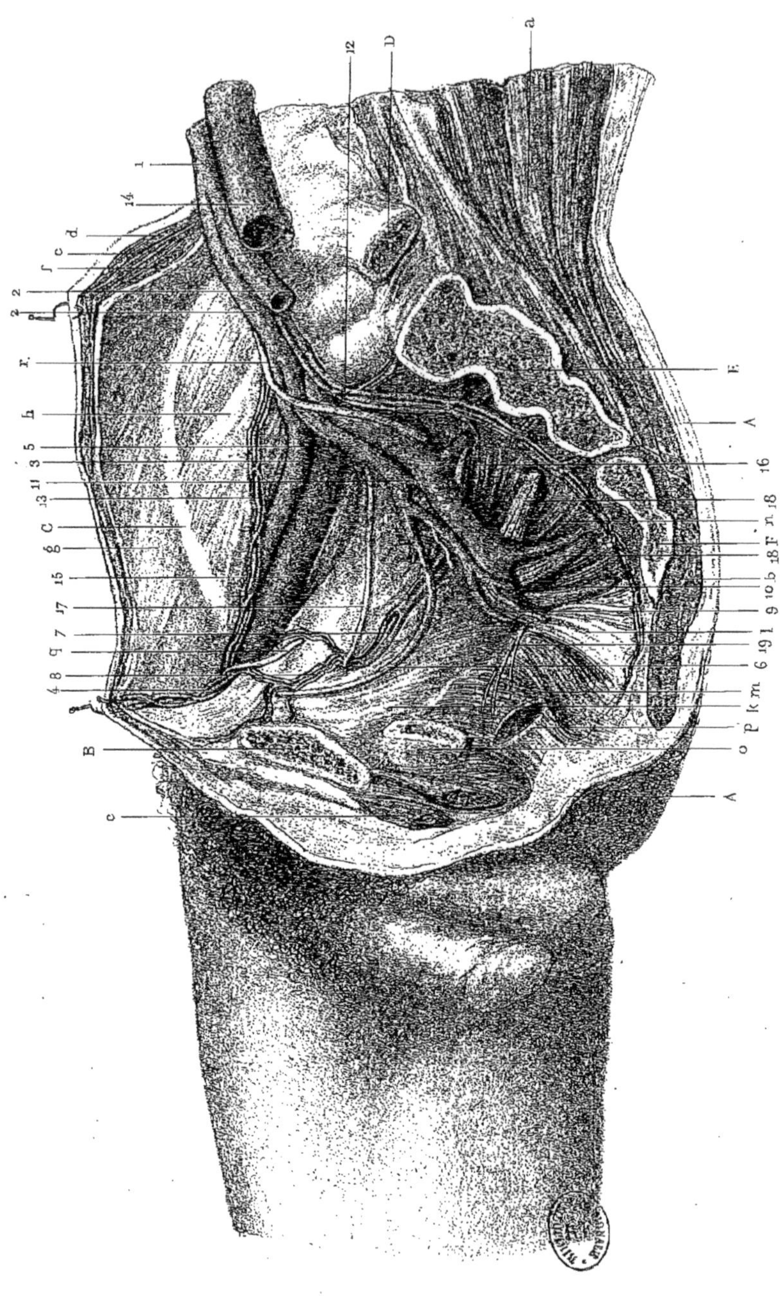

ssiné d'après nature par J. Sarazin. Préparé par Paulet V. Mercier Chromolith

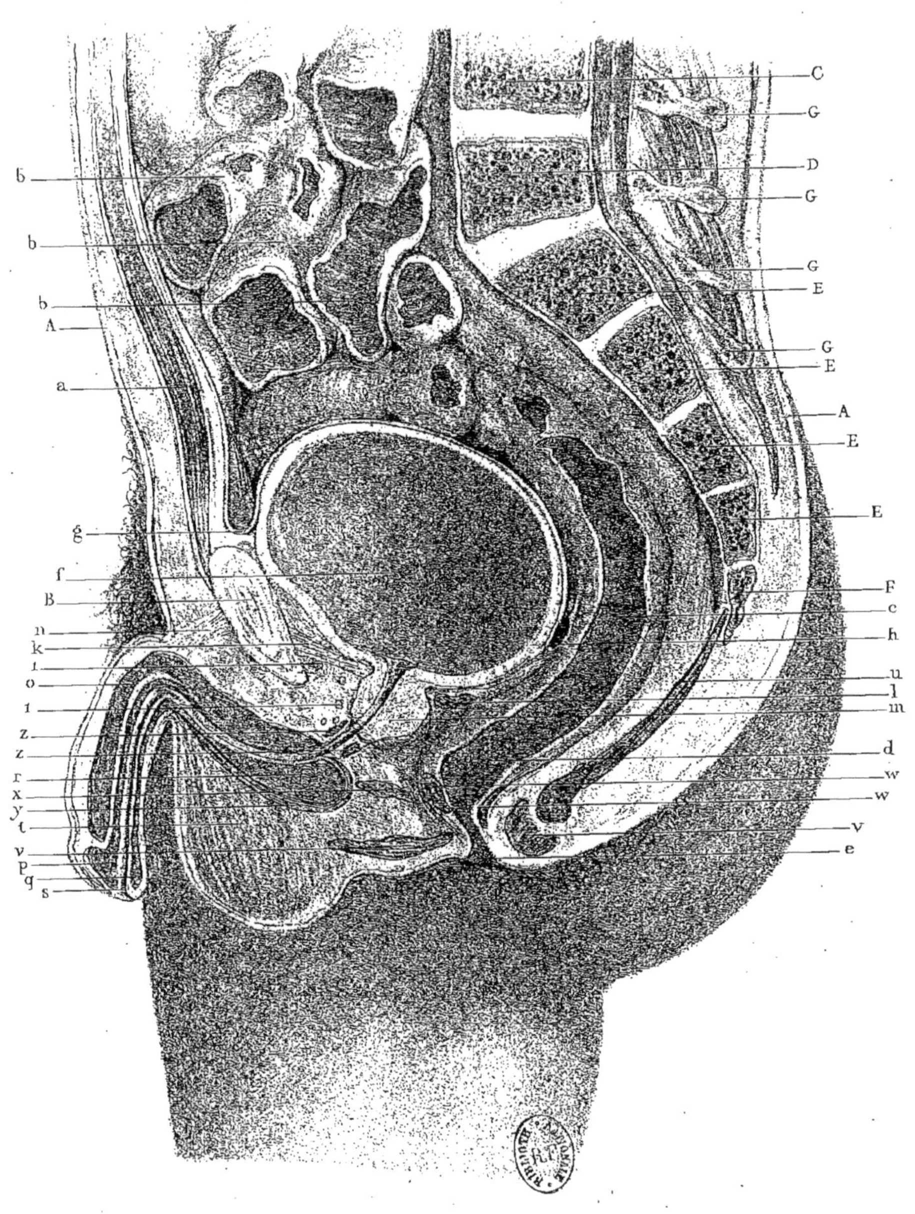

Dessiné d'après nature par J. Sarazin.   Préparé par Paulet   V. Mercier Chromolith

BIBLIOTHÈQUE NATIONALE R.F.

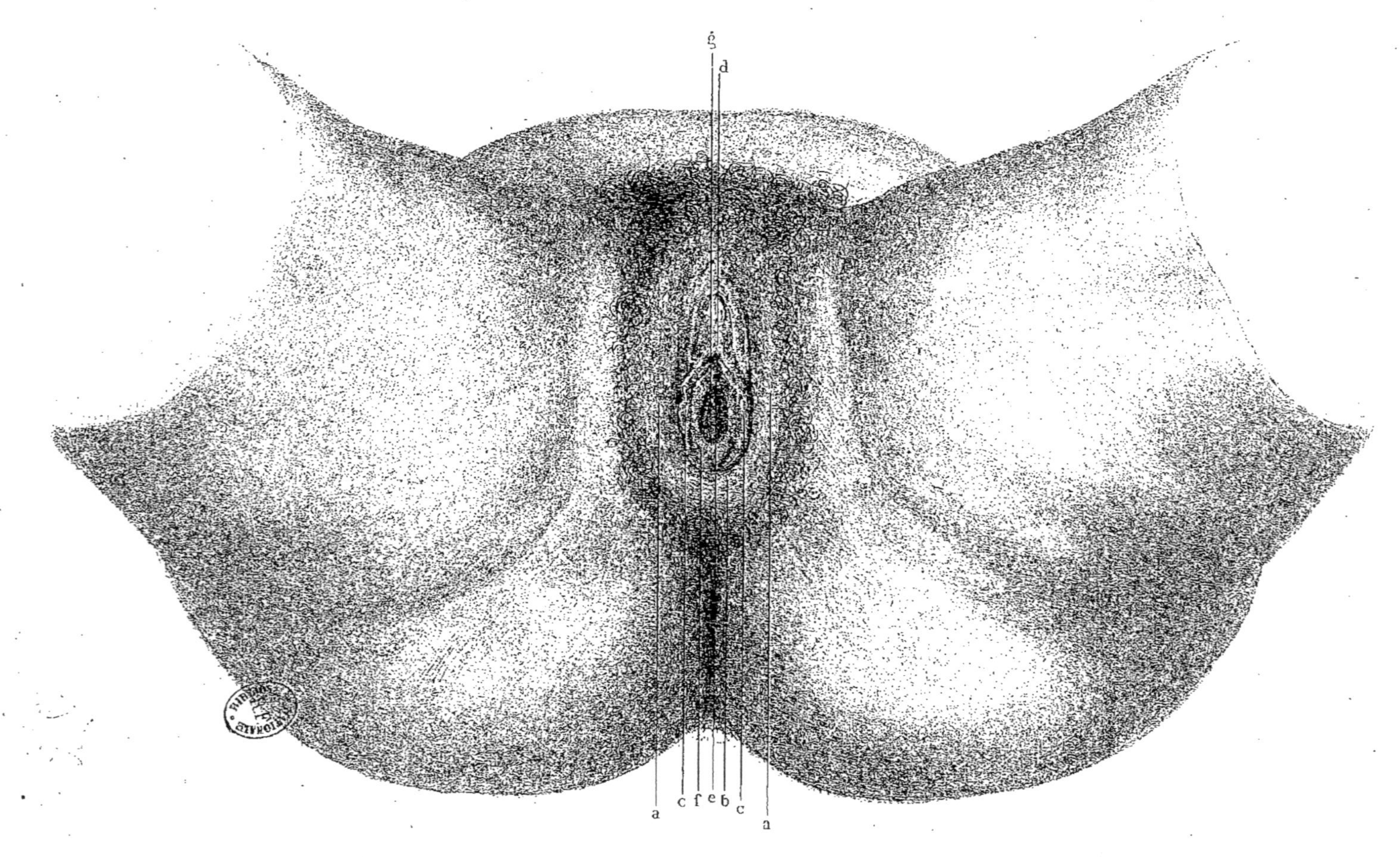
g
d
a
c
f
e
b
c
a

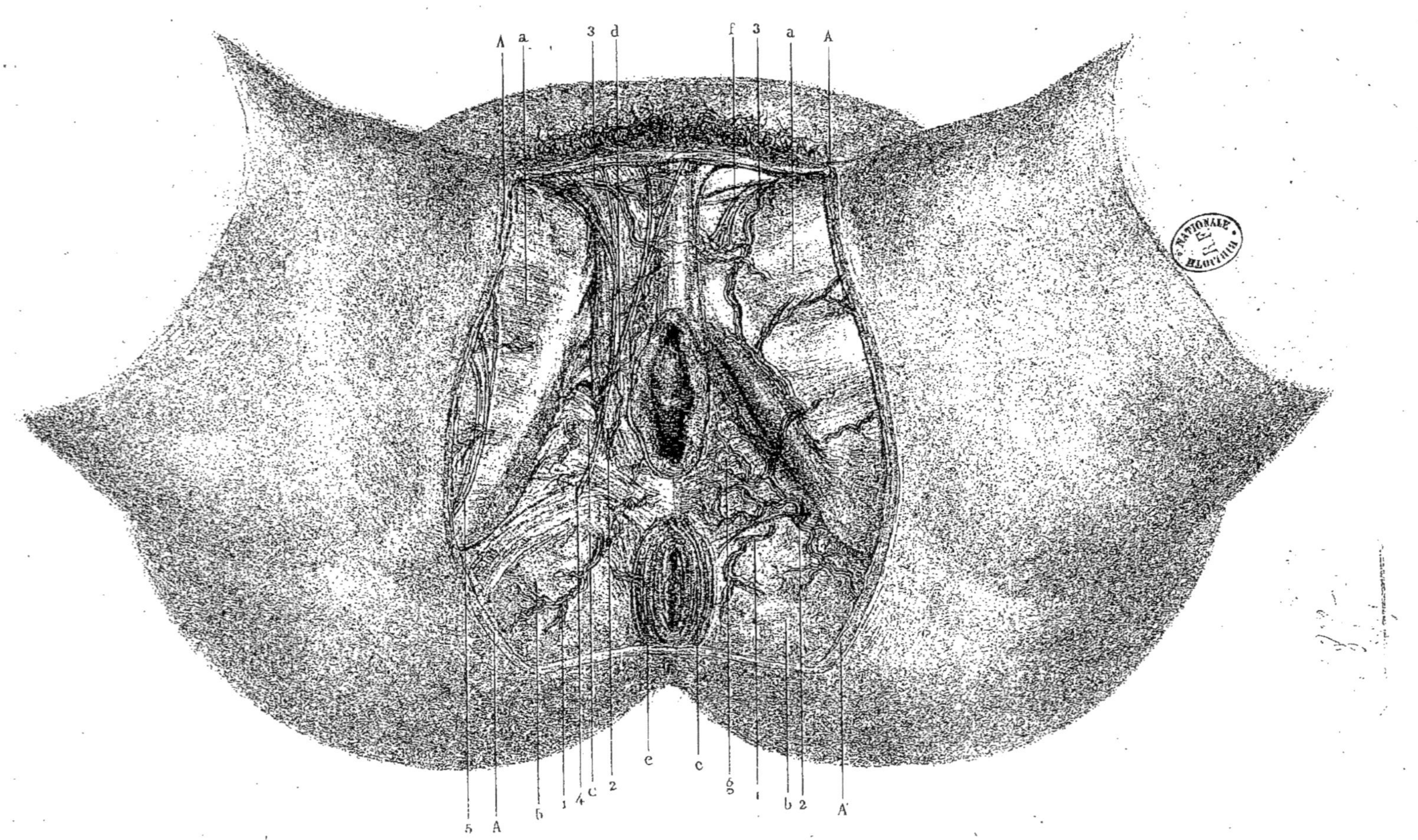

BIBLIOTH. NATIONALE R.F.

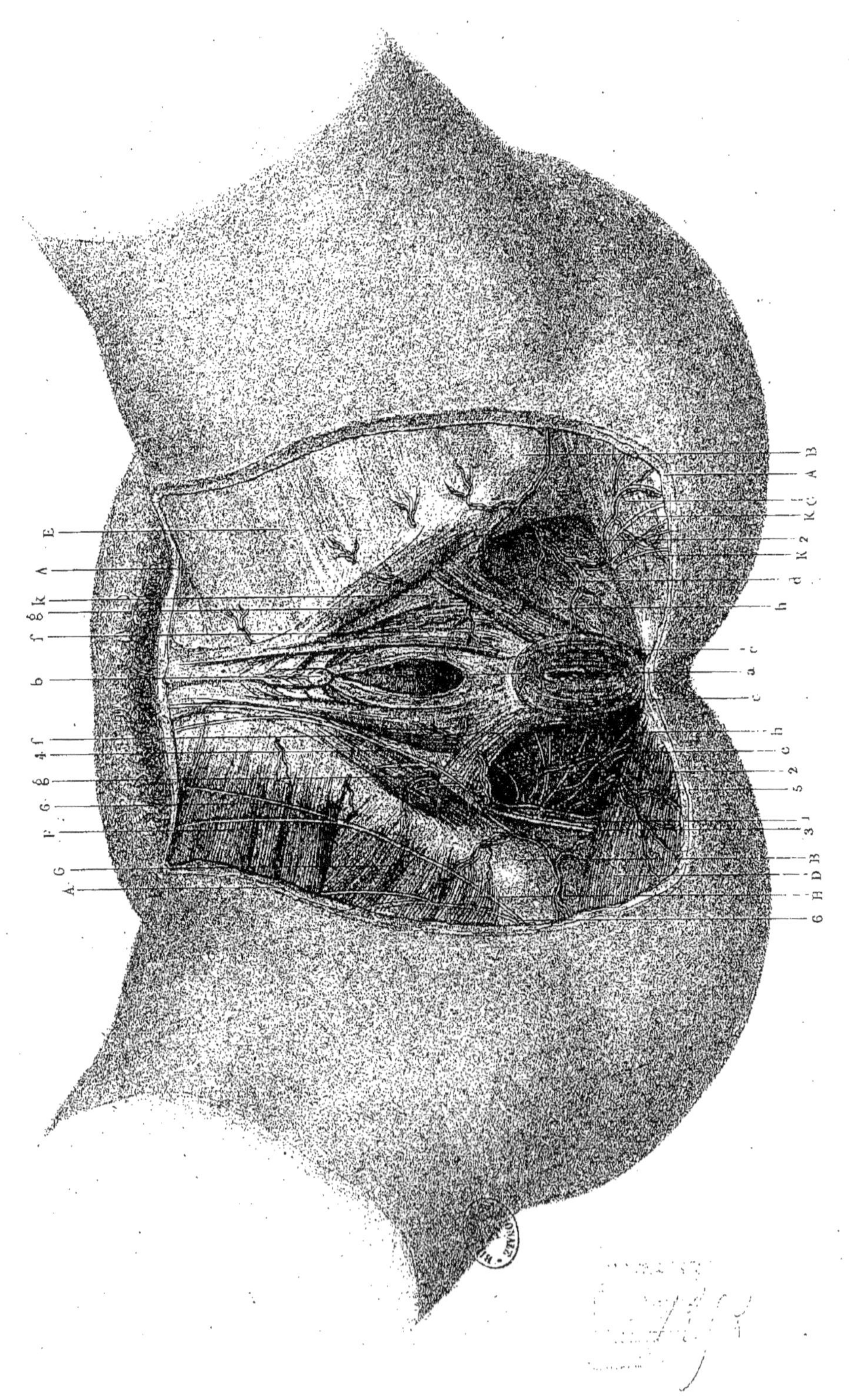

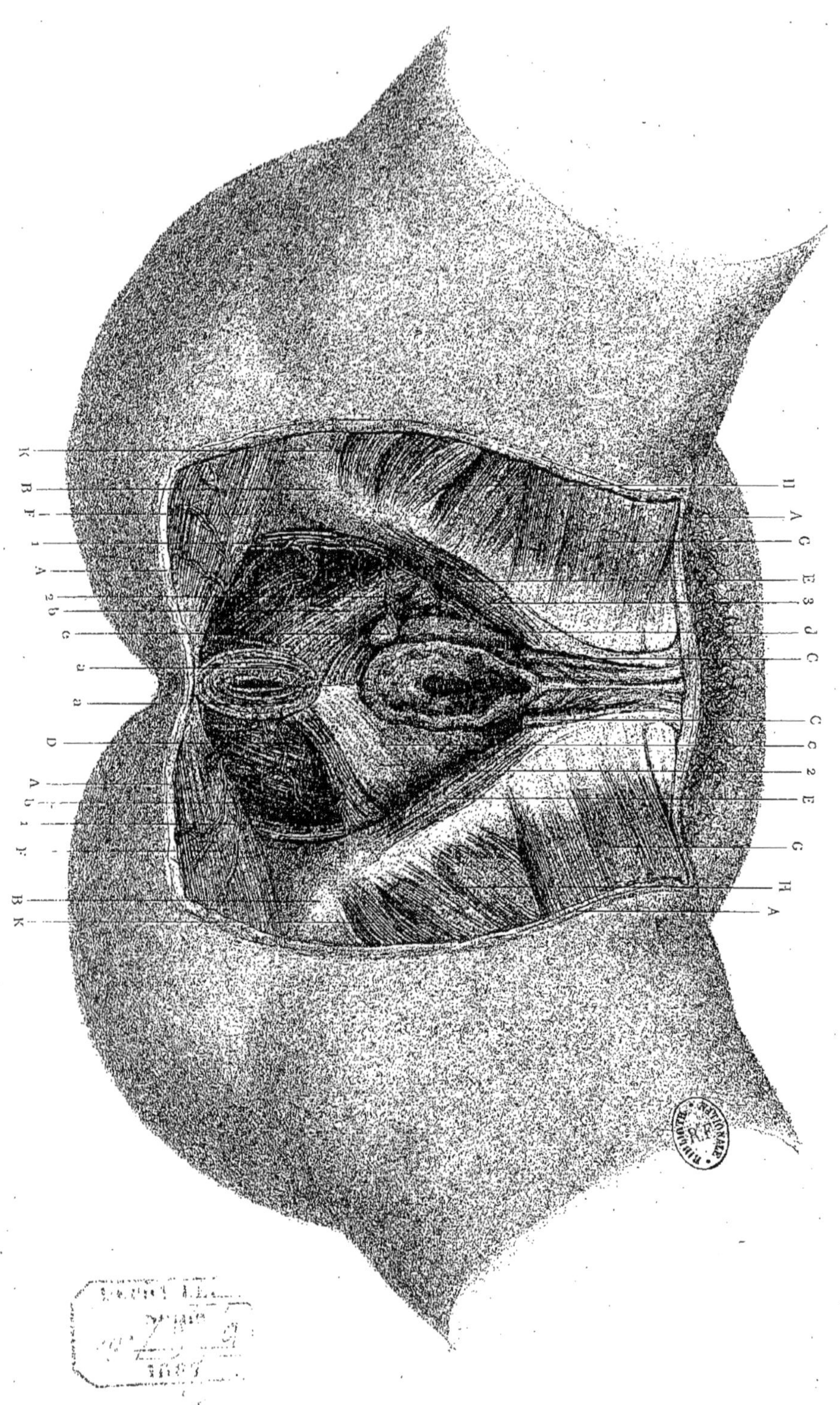
K
B
F
1
A
2
b
c
a
a
D
A
b
1
F
B
K
H
A
G
E
3
d
C
C
c
2
E
G
H
A

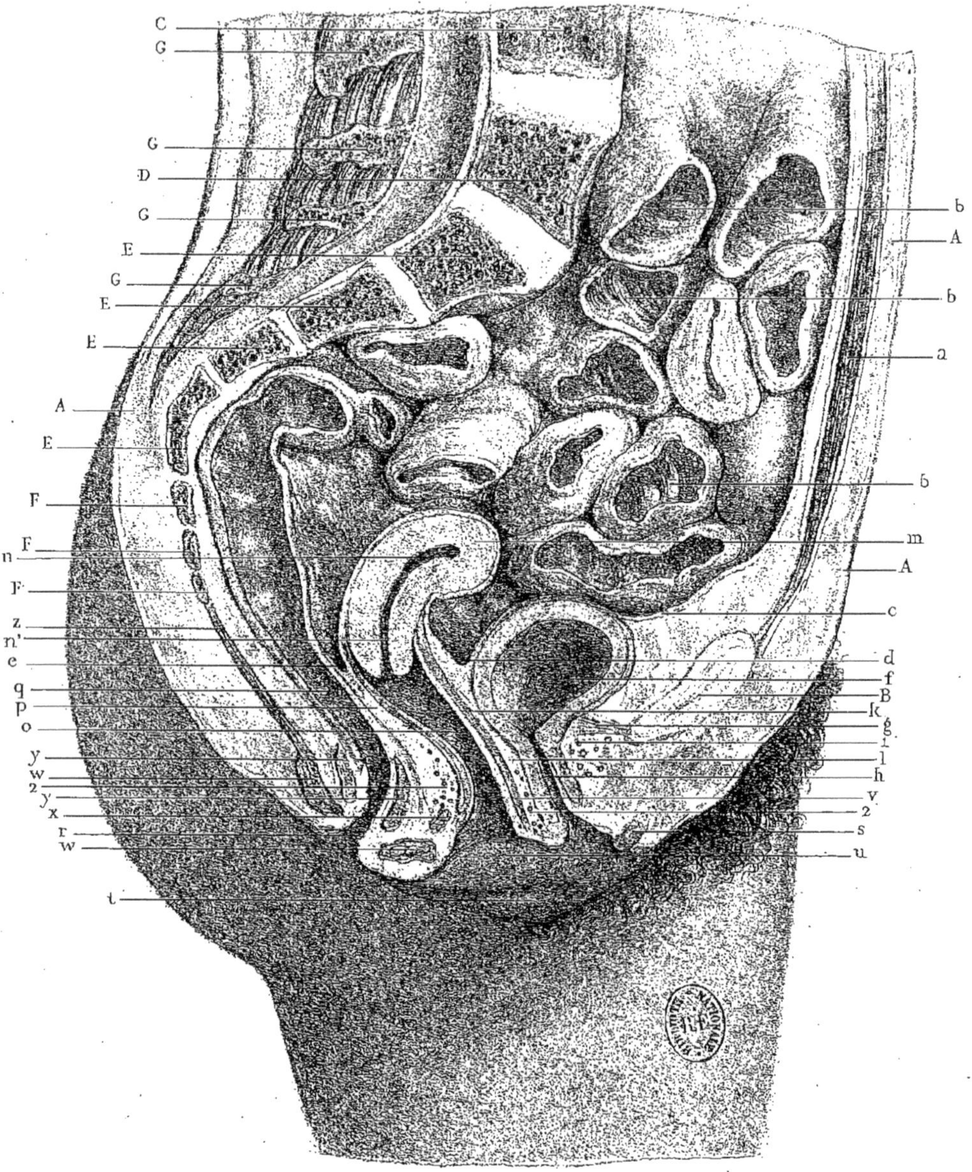

Dessiné d'après nature J. Sarazin — Préparé par Paulet — V. Mercier, Chromolith.

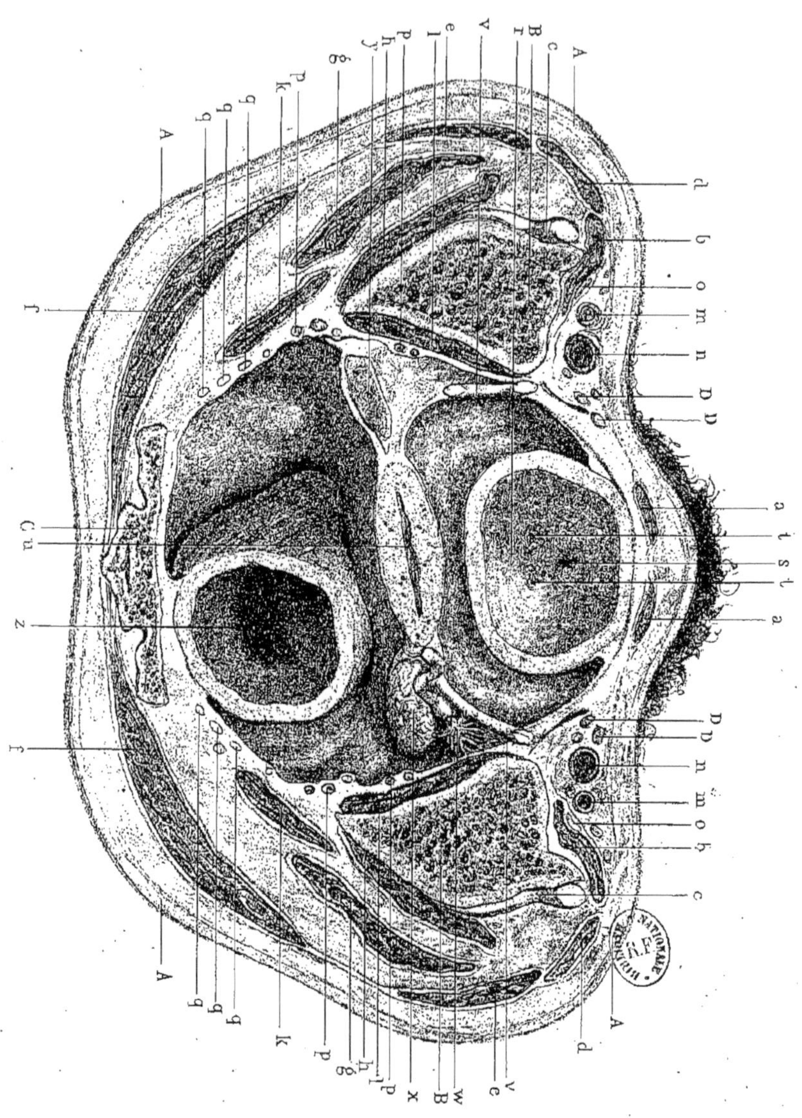

Bibliothèque Nationale R.F.

Dessiné d'après nature par J. Sarazin. Préparé par Sarazin. V. Mercier Chromolith.

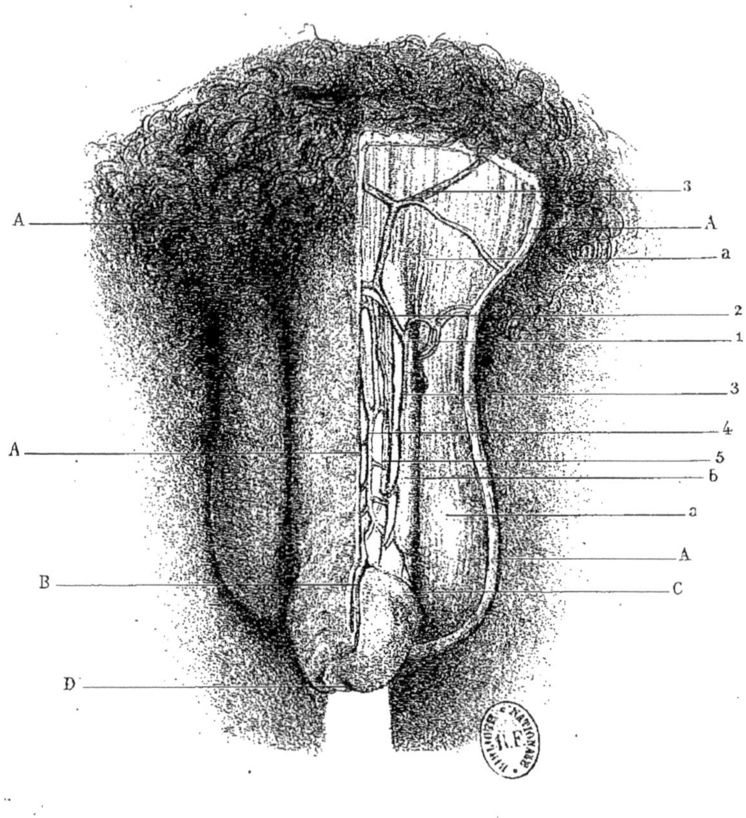

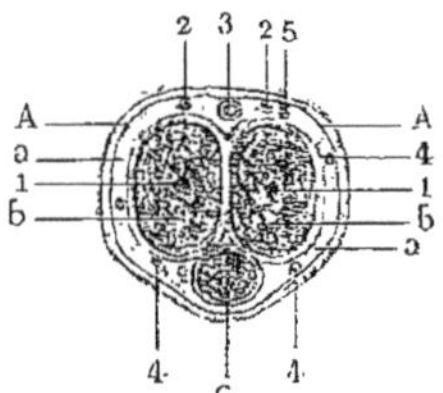

Dessiné d'après nature par J. Sarazin. Préparé par Sarazin V Mercier Chromolith.

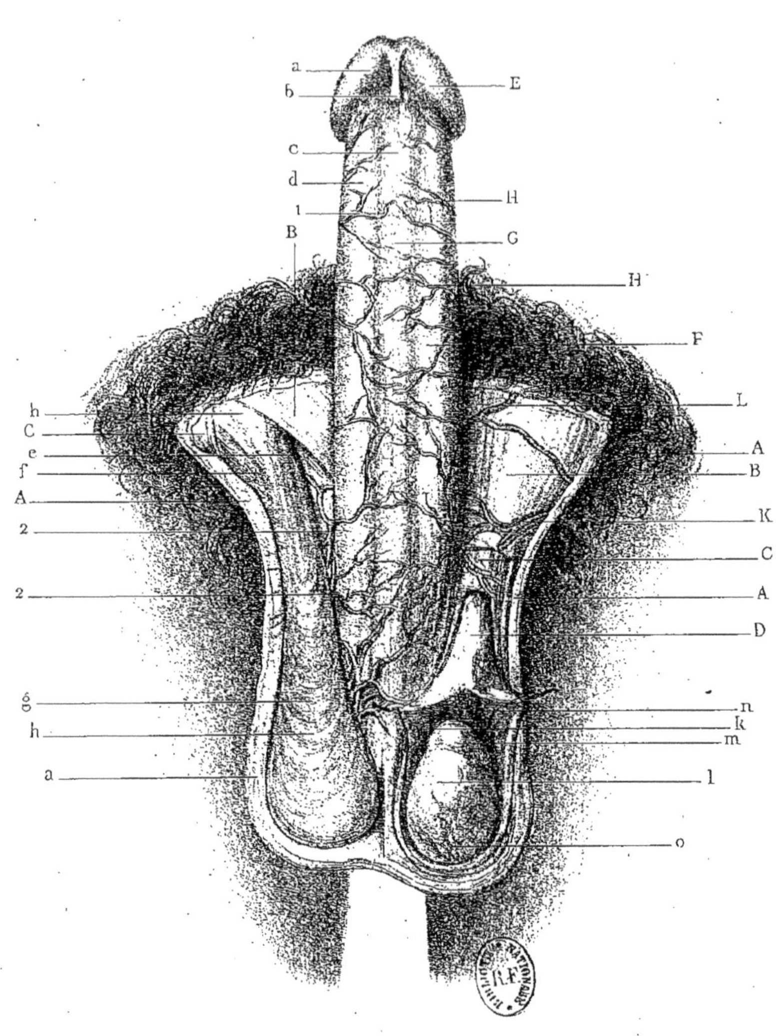

Dessiné d'après nature par J. Sarazin.   Préparé par Sarazin   V. Mercier Chromolith.